重症医学

关键决策与要点实践

主编 瞿星光 黄文钺 李 冲 亓 露

西北大学出版社
·西安·

图书在版编目（CIP）数据

重症医学关键决策与要点实践 / 瞿星光等主编 .
西安 ： 西北大学出版社， 2025. 4. -- ISBN 978-7-5604-5661-4

Ⅰ . R459. 7

中国国家版本馆 CIP 数据核字第 2025ZV2763 号

重症医学关键决策与要点实践
ZHONGZHENG YIXUE GUANJIAN JUECE YU YAODIAN SHIJIAN

主　　编　瞿星光　黄文铖　李　冲　亓　露
出版发行　西北大学出版社
地　　址　西安市太白北路 229 号
邮　　编　710069
电　　话　029-88303310
网　　址　http：//nwupress. nwu. edu. cn
电子邮箱　xdpress@nwu. edu. cn
经　　销　全国新华书店
印　　刷　陕西瑞升印务有限公司
开　　本　787mm×1092mm　1/16
印　　张　18
字　　数　350 千字
版　　次　2025 年 4 月第 1 版　2025 年 4 月第 1 次印刷
书　　号　ISBN 978-7-5604-5661-4
定　　价　98. 00 元

如有印装质量问题，请与西北大学出版社联系调换，电话 029-88302966。

编委会

主　编

瞿星光　三峡大学第一临床医学院（宜昌市中心人民医院）
黄文钺　中国人民解放军联勤保障部队第九一〇医院
李　冲　三峡大学第一临床医学院（宜昌市中心人民医院）
亓　露　郑州市第六人民医院

副主编

刘瑶瑶　深圳市第三人民医院
张盛涨　深圳市第三人民医院
曾海燕　深圳市第三人民医院
谭　宜　新疆医科大学第一附属医院
刘从丽　湖北医药学院附属襄阳市第一人民医院

主编简介

瞿星光

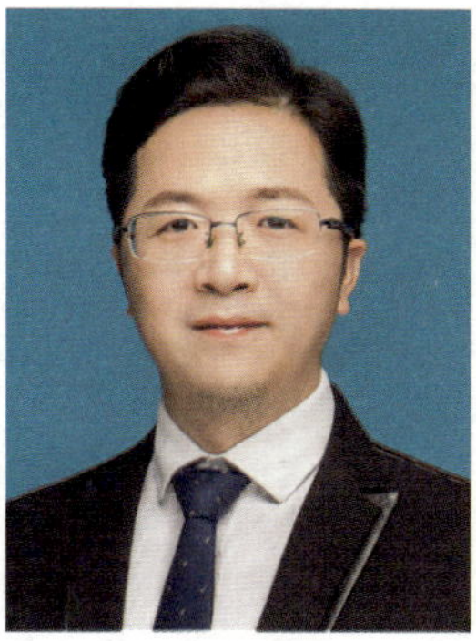

毕业于三峡大学医学院，大学本科学历，2009年及2015年先后取得武汉大学医学硕士及医学博士学位，2012年赴北京协和医院MICU进修半年，2017年赴美国杜克大学医学中心访学一年，2021年赴郑州大学第二附属医院重症医学科专修ECMO三个月。中共党员，医学博士，现就职于三峡大学第一临床医学院（宜昌市中心人民医院），急诊ICU主任，主任医师，硕士研究生导师。从事急诊及危重症工作24年，擅长各类中毒、严重多发伤、严重感染、神经重症、急性呼吸循环衰竭及MODS的救治。最早在宜昌地区开展床边重症超声的技术推广和ECMO在各类危重患者中的实际应用。现任中国研究型医院危重症医学专业委员会青年委员，湖北省微循环学会重症医学分会副主任委员，湖北省病理生理学会危重病医学专业委员会青年委员，湖北省病理生理学会危重病医学专业青年委员会常务委员，湖北省肝胆疾病学会重症与创伤医学分会常务委员，湖北省宜昌市医学会重症医学分会常务委员兼秘书。发表论文10余篇，参编著作2部；获国家实用新型专利2项。“Selective Sphingosine-1-Phosphate Receptor 1 Modulation Ameliorates TBI-induced Neurological Deficit after CCI”被国家卫生健康委脑卒中防治工程委员会评为2021年中国脑卒中防治百篇优秀论文。2021年荣获“全国卫生健康系统新冠肺炎疫情防控工作先进个人”称号。

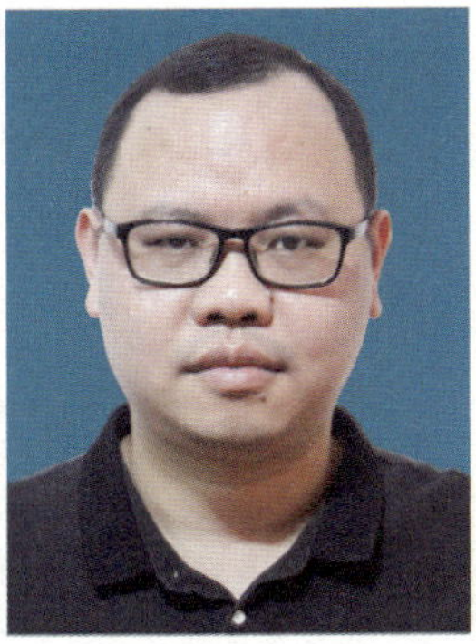

黄文铖

毕业于福建医科大学，大学本科学历，现就职于中国人民解放军联勤保障部队第九一〇医院呼吸与危重症医学科，副主任医师，华侨大学医学院副教授。擅长慢性呼吸道疾病（如慢性阻塞性肺疾病、哮喘、肺癌等）、呼吸道感染及呼吸危重症的诊治。现任福建省睡眠医学会睡眠呼吸障碍专业委员会委员，泉州市康复医学会肺康复专业委员会委员。近年来参与课题 2 项；发表论文 10 余篇，参编著作 2 部；获国家实用新型专利 1 项。获得医院“三爱先进个人”“科研之星”称号，以及“临床理论教学比赛三等奖”。

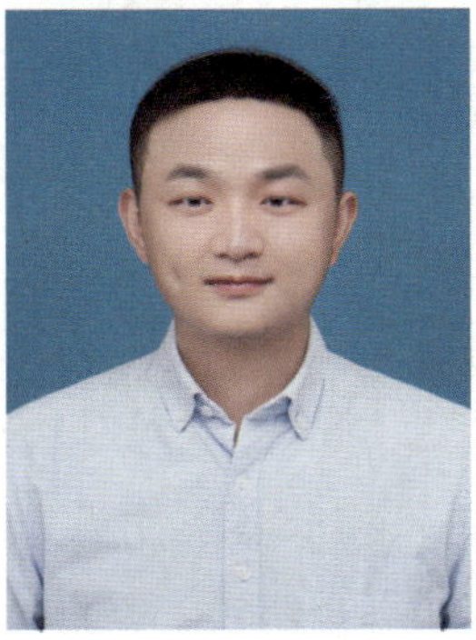

李　冲

毕业于遵义医科大学，硕士研究生学历，现就职于三峡大学第一临床医学院（宜昌市中心人民医院）重症医学科，主治医师。擅长诊治呼吸危重症、重症感染，以及运用机械通气技术等。发表论文 3 篇。

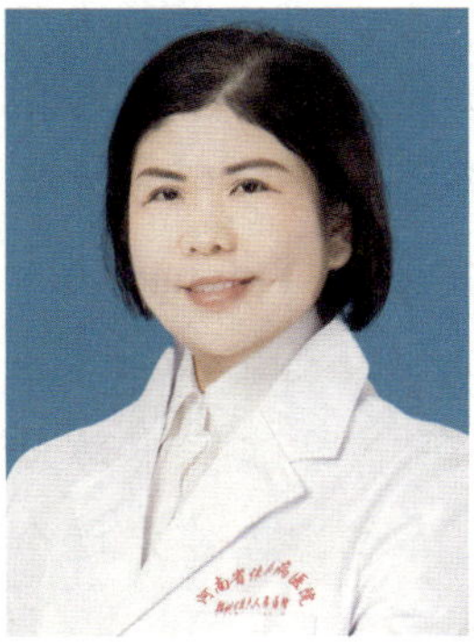

亓　露

毕业于华中科技大学同济医学院，大学本科学历，现就职于郑州市第六人民医院妇产科，科室副主任，副主任医师。从事妇产科工作多年，尤其擅长妇产科常见病和多发病的诊治、高危孕产妇的识别和管理，具有相当丰富的理论与实践经验。发表论文 10 余篇，编写科普作品 5 篇。2018 年被聘为国家医师资格考试实践技能考试临床类别考官。

前 言

随着医疗技术的飞速进步和人们对健康需求的日益提高，重症医学作为一门专注于救治危急重症患者的医学分支，正展现出前所未有的发展前景。在高科技医疗设备的辅助下，重症医学能够更有效地监测和干预患者的生理功能，为挽救生命提供了更多可能性。然而，重症医学也面临着诸多挑战和问题：一方面，随着患者病情的复杂化和多样化，临床工作者需要在极短时间内做出准确的诊断和有效的治疗决策，这对专业素养和应变能力提出了极高的要求；另一方面，重症医学领域的新技术、新疗法层出不穷，如何将这些前沿知识有效应用于临床实践，也是目前需要解决的问题。正是基于这样的背景，我们编写了此书，旨在为重症医学工作者提供一本全面、实用的参考书籍。

本书具有系统性与全面性，涵盖了呼吸科危重症、妇产科危重症、肿瘤科危重症、综合性急症、急性中毒、危重症患者输血与急救，包含了重症医学领域的核心内容和关键决策点；本书实用性与可操作性强，通过对临床病例进行汇总，将理论知识与实践经验相结合，提高读者的临床诊疗能力。本书非常适合重症医学科室的医护人员、急诊科医护人员、相关专业的医学生及对重症医学感兴趣的人群阅读和学习。

本书在编写过程中参考了大量国内外相关文献，但由于编写时间及篇幅有限，书中难免存在不足之处，恳请广大读者批评指正。

编　者

目 录

第一章 呼吸科危重症

第一节 急性呼吸窘迫综合征

一、概述

（一）病因

临床上可将急性呼吸窘迫综合征（ARDS）相关危险因素分为 9 类，见表 1-1。其中部分诱因易持续存在或者很难控制，是导致治疗效果不佳，甚至患者死亡的重要原因。严重感染、弥散性血管内凝血（DIC）、胰腺炎等是难治性 ARDS 的常见原因。

表 1-1 ARDS 的相关危险因素

项目	相关危险因素
感染	细菌（多为革兰氏阴性需氧菌和金黄色葡萄球菌），真菌和肺孢子菌，病毒，分枝杆菌，立克次体
误吸	胃酸，溺水，碳氢化合物和腐蚀性液体
创伤（通常伴有休克或多次输血）	软组织撕裂，烧伤，头部创伤，肺挫伤，脂肪栓塞
药物和化学品	鸦片制剂，水杨酸盐，百草枯（除草剂），三聚乙醛（副醛，催眠药），氯乙基戊烯炔醇（镇静药），秋水仙碱，三环类抗抑郁药

续表

项目	相关危险因素
DIC	血栓性血小板减少性紫癜（TTP），溶血性尿毒症综合征，其他血管炎性综合征，热射病
胰腺炎	
吸入	来自易燃物的烟雾，气体（NO_2、NH_3、Cl_2、Cd、$COCl_2$ 等）
代谢性疾病	酮症酸中毒，尿毒症
其他	羊水栓塞，妊娠物滞留体内，子痫，蛛网膜或颅内出血，白细胞凝集反应，反复输血，心肺分流

（二）发病机制

1. 炎症细胞、炎症介质及其作用

（1）中性粒细胞：中性粒细胞是 ARDS 发病过程中重要的效应细胞，其在肺泡内大量聚集是发病早期的组织学特征。中性粒细胞可通过许多机制介导肺损伤，包括释放活性氮、活性氧、细胞因子、生长因子等放大炎症反应。此外中性粒细胞还能大量释放蛋白水解酶，尤其是弹性蛋白酶，损伤肺组织。其他升高的蛋白酶包括胶原酶和明胶酶 A、B，同时也可检测到高水平的内源性金属酶抑制剂，如组织金属蛋白酶抑制物（TIMP），说明蛋白酶/抗蛋白酶平衡在中性粒细胞诱发的蛋白溶解性损伤中具有重要作用。

（2）细胞因子：ARDS 患者体液中有多种细胞因子的水平升高，并有研究发现细胞因子之间的平衡是炎症反应程度和持续时间的决定因素。患者体内的细胞因子反应相当复杂，包括促炎因子、抗炎因子，以及促炎因子内源性抑制剂等相互作用。在 ARDS 患者支气管肺泡灌洗液（BALF）中，炎症因子如白细胞介素 -1β（IL-1β）、肿瘤坏死因子 α（TNF-α）在肺损伤发生前后均有升高，但相关的内源性抑制剂如 IL-1β-受体拮抗药及可溶性 TNF-α-受体升高更为显著，提示在 ARDS 发病早期即有显著的抗感染反应。

虽然一些临床研究提示 ARDS 患者 BALF 中细胞群核因子 κB（NF-κB）的活性升高，但是后者的活化水平似乎与 BALF 中性粒细胞数量、IL-8 水平及病死率等临床指标并无相关性。而另一项对 15 例败血症患者外周血单核细胞核提取物中 NF-κB 活性的研究表明，NF-κB 的结合活性与急性生理和慢性健康状况Ⅱ评分（APACHE-Ⅱ score）类似，可以作为评价 ARDS 预后的精确指标。虽然该实验结果提示总 NF-κB 活性水平可能是决定 ARDS 预后的指标，但仍需要大量的研究证实。

（3）氧化 / 抗氧化平衡：ARDS 患者肺部的氧气和抗氧化反应严重失衡。正常情况下，活性氧、活性氮被复杂的抗氧化系统拮抗，如抗氧化酶（超氧化物歧化酶、过氧化氢酶）、低分子清除剂（维生素 E、维生素 C 和谷氨酰胺），清除或修复氧化损伤的分子〔多种脱氧核糖核酸（DNA）的蛋白质分子〕。研究发现，ARDS 患者体内氧化剂增加和抗氧化剂降低几乎同时发生。

内源性抗氧化剂水平改变会影响 ARDS 的患病风险，如长期饮酒者在遭受严重创伤、胃内容物误吸等刺激事件后易诱发 ARDS，但导致易患 ARDS 风险增加的内在机制尚不明确。近来有研究报道，长期饮酒者 BALF 中谷胱甘肽水平仅为健康人群的 1/7，而氧化谷氨酰胺比例则显著增高，提示体内抗氧化剂如谷胱甘肽水平发生改变的个体可能在特定临床条件下更易发生 ARDS。

（4）凝血机制：ARDS 患者凝血因子异常导致凝血与抗凝失衡，最终造成肺泡内纤维蛋白沉积。ARDS 的高危人群及 ARDS 患者 BALF 中凝血活性增强，组织因子（外源性凝血途径中血栓形成的启动因子）水平显著升高。ARDS 发生 3 天后凝血活性达到高峰，之后开始下降，同时伴随抗凝活性下降。ARDS 患者 BALF 中促进纤维蛋白溶解的纤溶酶原抑制剂 -1 水平降低。败血症患者中内源性抗凝剂如抗凝血酶Ⅲ和蛋白 C 含量降低，其低水平与较差的预后相关。

恢复凝血 / 抗凝平衡可能对 ARDS 有一定的治疗作用。给予严重败血症患者活化蛋白 C，其病死率从 30.8% 下降至 24.7%，其主要不良反应是出血。活化蛋白 C 还能使 ARDS 患者血浆 IL-6 水平降低，说明它除了抗凝效果外还具有抗感染效应。但活性蛋白 C 是否对各种原因引起的 ARDS 均有效尚待进一步研究。

2．肺泡毛细血管膜损害

（1）肺泡毛细血管内皮细胞：肺泡毛细血管内皮细胞损伤是 ARDS 发病过程中的一个重要环节，对其超微结构的变化特征也早有研究。同时测量肺泡渗出液及血浆中的蛋白含量能够反映毛细血管通透性增高的程度，早期 ARDS 中水肿液 / 血浆蛋白比＞0.75，相反压力性肺水肿患者的水肿液 / 血浆蛋白比＜0.65。ARDS 患者肺泡毛细血管的通透性较压力性肺水肿患者高，并且上皮细胞间形成了可逆的细胞间隙。

（2）肺泡上皮细胞：肺泡上皮细胞损伤在 ARDS 的形成过程中发挥了重要作用。正常肺组织中，肺泡上皮细胞是防止肺水肿的屏障。ARDS 发病早期，由于上皮细胞自身的受损、坏死及由其损伤造成的肺间质压力增高可破坏该屏障。肺泡Ⅱ型上皮细胞可产生并合成表面活性物质的蛋白质和脂质成分。ARDS 患者表面活性物质减少、成分改变及其功能抑制将导致肺泡萎陷及低氧血症。肺泡Ⅱ型上皮细胞的损伤造成表面活性物质生成减少及细胞代谢障碍。此外，肺泡渗出液中存在的蛋白酶和血浆蛋白通过破坏肺泡腔中的表面活性物质使其失活。

肺泡上皮细胞在肺水肿时有主动转运肺泡腔中水、盐的作用。肺泡Ⅱ型上皮细胞通过 Na^+ 的主动运输来驱动液体的转运。大多数早期 ARDS 患者肺泡液体主动清除能力下降，且与预后呈负相关。在肺移植后肺再灌注损伤患者中也存在类似的现象。虽然 ARDS 患者肺泡液主动清除能力下降的确切机制尚不明了，但推测其可能与肺泡上皮细胞间紧密连接或肺泡Ⅱ型上皮细胞受损的程度有关。

二、诊断

1967 年 Ashbaugh 等首次报道 ARDS，1994 年北美呼吸病 – 欧洲危重病学会专家联席评审会议发表了 ARDS 的诊断标准（AECC 标准），但其可靠性和准确性备受争议。2012 年修订的 ARDS 诊断标准（柏林标准）将 ARDS 定义为：① 7 天内起病，出现高危肺损伤、新发或加重的呼吸系统症状。②胸部 X 线片或 CT 示双肺透亮度下降且难以完全由胸腔积液、肺（叶）不张或结节解释。③肺水肿原因难以完全由心力衰竭或容量过负荷来解释，若不存在危险因素，则需要进行客观评估（如超声心动图），以排除静水压增高型水肿。④依据至少 0.49 kPa 呼气末正压机械通气（PEEP）下的氧合指数对 ARDS 进行分级，即轻度（氧合指数为 200 ～ 300 mmHg）、中度（氧合指数为 100 ～ 200 mmHg）和重度（氧合指数≤ 100 mmHg）。

中华医学会呼吸病分会也提出了类似的急性肺损伤（ALI）/ARDS 的诊断标准（草案）。

（1）有发病的高危因素。

（2）急性起病、呼吸急促和（或）呼吸窘迫。

（3）低氧血症，急性肺损伤时动脉血氧分压（PaO_2）/ 吸氧浓度（FiO_2）≤ 39.9 kPa（300 mmHg）；ARDS 时 PaO_2/FiO_2 ≤ 26.7 kPa（200 mmHg）。

（4）胸部 X 线片检查两肺浸润阴影。

（5）肺泡毛细血管楔压（PCWP）≤ 2.4 kPa（18 mmHg）或临床上能除外心源性肺水肿。

凡符合以上五项者可以诊断为 ALI 或 ARDS。

三、治疗

治疗基本原则：ARDS 治疗的关键在于控制原发病及其病因，如处理各种创伤，尽早找到感染灶，针对病原菌应用敏感的抗生素，制止严重反应进一步对肺的损伤；更紧迫的是要及时改善患者的严重缺氧，避免发生或加重多脏器功能损害。

（一）原发病治疗

全身性感染、创伤、休克、烧伤、急性重症胰腺炎等是导致 ALI 或 ARDS 的常见病因。严重感染患者有 25% ~ 50% 发生 ALI 或 ARDS，而且在感染、创伤等导致的多器官功能障碍综合征（MODS）中，肺往往也是最早发生衰竭的器官。目前认为，感染、创伤后的全身炎症反应是导致 ARDS 的根本原因。控制原发病，遏制其诱导的全身失控性炎症反应，是预防和治疗 ALI 或 ARDS 的必要措施。

（二）呼吸支持治疗

1．氧疗

ALI 或 ARDS 患者吸氧治疗的目的是改善低氧血症，使 PaO_2 为 8.0 ~ 10.7 kPa（60 ~ 80 mmHg）。可根据低氧血症改善的程度和治疗反应调整氧疗方式，首先使用鼻导管，当需要较高的吸氧浓度时，可采用可调节吸氧浓度的文丘里面罩或带储氧袋的非重吸式氧气面罩。ARDS 患者往往低氧血症严重，大多数患者一旦诊断明确，常规的氧疗常常难以奏效，机械通气仍然是最主要的呼吸支持手段。

2．无创机械通气

无创机械通气（NIV）可以避免气管插管和气管切开引起的并发症，近年来得到了广泛的推广应用。尽管随机对照试验（RCT）证实 NIV 治疗慢性阻塞性肺疾病（COPD）和心源性肺水肿导致的急性呼吸衰竭的疗效肯定，但是 NIV 在急性低氧性呼吸衰竭中的应用存在很多争议。迄今为止，尚无足够的资料显示 NIV 可以作为 ALI 或 ARDS 导致的急性低氧性呼吸衰竭的常规治疗方法。

不同研究中 NIV 对急性低氧性呼吸衰竭的治疗效果差异较大，可能与导致急性低氧性呼吸衰竭的病因不同有关。一项荟萃分析显示，在不包括 COPD 和心源性肺水肿的急性低氧性呼吸衰竭患者中，与标准氧疗相比，NIV 可明显降低气管插管率，并有降低重症监护病房（ICU）住院时间及住院病死率的趋势。但分层分析显示 NIV 对 ALI 或 ARDS 的疗效并不明确。最近 NIV 治疗 54 例 ALI 或 ARDS 患者的临床研究显示，70% 的患者应用 NIV 治疗无效。逐步回归分析显示，休克、严重低氧血症和代谢性酸中毒是 ARDS 患者 NIV 治疗失败的预测指标。一项 RCT 研究显示，与标准氧疗比较，NIV 虽然在应用第 1 小时明显改善 ALI 或 ARDS 患者的氧合，但不能降低气管插管率，也不改善患者预后。可见，ALI 或 ARDS 患者应慎用 NIV。

3．有创机械通气

（1）机械通气的时机选择：ARDS 患者经高浓度吸氧仍不能改善低氧血症时，应气管插管进行有创机械通气。ARDS 患者呼吸功明显增加，表现为严重的呼吸困难，早期气管插管机械通气可降低呼吸功，改善呼吸困难。虽然目前缺乏 RCT 研究评估早期气管插管对 ARDS 的治疗意义，但一般认为，气管插管和有创机械通气能更有效地改善低氧血症，降低呼吸功，缓解呼吸窘迫，并能够更有效地改善全身缺氧，防止肺外器官功能损害。

（2）肺保护性通气：由于 ARDS 患者大量肺泡塌陷，肺容积明显减少，常规或大潮气量通气易导致肺泡过度膨胀和气道平台压过高，加重肺及肺外器官的损伤。

（3）肺复张：充分复张 ARDS 塌陷肺泡是纠正低氧血症和保证 PEEP 效应的重要手段。为限制气道平台压而被迫采取的小潮气量通气往往不利于 ARDS 塌陷肺泡的膨胀，而 PEEP 维持肺复张的效应依赖吸气期肺泡的膨胀程度。目前临床常用的肺复张方法包括控制性肺膨胀、PEEP 递增法及压力控制法（PCV 法）。其中实施控制性肺膨胀采用恒压通气方式，推荐吸气压为 2.9 ~ 4.4 kPa（22 ~ 33 mmHg），持续时间为 30 ~ 40 秒。

（4）PEEP 的选择：ARDS 广泛肺泡塌陷不但可导致顽固的低氧血症，而且部分可复张的肺泡周期性塌陷开放而产生剪切力，会导致或加重呼吸机相关性肺损伤。充分复张塌陷肺泡后应用适当水平的 PEEP 防止呼气末肺泡塌陷，改善低氧血症，并避免剪切力，防治呼吸机相关性肺损伤。因此，ARDS 应采用能防止肺泡塌陷的最低 PEEP。

（5）自主呼吸：自主呼吸过程中膈肌主动收缩可增加 ARDS 患者肺重力依赖区的通气，改善通气血流比例失调，改善氧合。一项前瞻对照研究显示，与控制通气相比，保留自主呼吸的患者镇静剂使用量、机械通气时间和 ICU 住院时间均明显减少。因此，在循环功能稳定、人机协调性较好的情况下，ARDS 患者机械通气时有必要保留自主呼吸。

（6）半卧位：ARDS 患者合并呼吸机相关性肺炎（VAP）往往使肺损伤进一步恶化，因此预防 VAP 具有重要的临床意义，而机械通气患者平卧位易发生 VAP。研究表明，由于气管插管或气管切开导致声门的关闭功能丧失，机械通气患者胃肠内容物易反流误吸进入下呼吸道，导致 VAP。小于 30° 角的平卧位是院内获得性肺炎的独立危险因素。

（7）俯卧位通气：俯卧位通气通过降低胸腔内压力梯度、促进分泌物引流和促进肺内液体移动，可明显改善氧合。

（8）镇静镇痛：机械通气患者应考虑使用镇静镇痛剂，以缓解焦虑、躁动、疼痛，减少过度的氧耗。合适的镇静状态、适当的镇痛是保证患者安全和舒适的基本环节。

4．液体通气

部分液体通气是在常规机械通气的基础上经气管插管向肺内注入相当于功能残气量的全氟碳化合物，以降低肺泡表面张力，促进肺重力依赖区塌陷肺泡复张。

5．体外膜氧合技术（ECMO）

建立体外循环后可减轻肺负担，有利于肺功能恢复。

（三）ALI 或 ARDS 药物治疗

1．液体管理

高通透性肺水肿是 ALI 或 ARDS 的病理生理特征，肺水肿的程度与 ALI 或 ARDS 的预后呈正相关。因此，通过积极的液体管理，改善 ALI 或 ARDS 患者的肺水肿具有重要的临床意义。

研究显示，液体负平衡与感染性休克患者病死率的降低显著相关，且对于创伤导致的 ALI 或 ARDS 患者，液体正平衡使患者的病死率明显增加。应用利尿药减轻肺水肿可能改善肺部病理情况，缩短机械通气时间，进而减少呼吸机相关性肺炎等并发症的发生。但是，利尿减轻肺水肿的过程可能会导致心排血量下降，器官灌注不足。因此，ALI 或 ARDS 患者的液体管理必须考虑二者的平衡，必须在保证脏器灌注的前提下进行。

2．糖皮质激素

全身和局部的炎症反应是 ALI 或 ARDS 发生和发展的重要机制，研究显示血浆和肺泡灌洗液中的炎症因子浓度升高与 ARDS 的病死率呈正相关。长期以来，大量的研究试图应用糖皮质激素控制炎症反应，预防和治疗 ARDS。早期的三项多中心 RCT 研究观察了大剂量糖皮质激素对 ARDS 的预防和早期治疗作用，结果表明糖皮质激素既不能预防 ARDS 的发生，对早期 ARDS 也没有治疗作用。但是，对于过敏导致的 ARDS 患者，早期应用糖皮质激素经验性治疗可能有效。此外，感染性休克并发 ARDS 的患者，如合并有肾上腺皮质功能不全，可考虑应用替代剂量的糖皮质激素。

3．一氧化氮（NO）吸入

NO 吸入可选择性地扩张肺血管，而且 NO 分布于肺内通气良好的区域，可扩张该区域的肺血管，显著降低肺动脉压，减少肺内分流，改善通气血流比例失调，并且可减少肺水肿形成。临床研究显示，NO 吸入可使约 60% 的 ARDS 患者氧合改善，同时肺动脉压、肺内分流明显下降，但对平均动脉压和心排血量无明显影响。但是氧合改善效果也仅限于开始 NO 吸入治疗的 24 ～ 48 小时。两项 RCT 研究证实，NO 吸入并不能改善 ARDS 的病死率。因此，吸入 NO 不宜作为 ARDS 的常规治疗手段，仅在一般治疗无效的严重低氧血症时可考虑应用。

4. 肺泡表面活性物质

ARDS 患者存在肺泡表面活性物质减少或功能丧失，易引起肺泡塌陷。肺泡表面活性物质能降低肺泡表面张力，减轻肺炎症反应，阻止氧自由基对细胞膜的氧化损伤。目前肺泡表面活性物质的应用仍存在许多尚未解决的问题，如最佳用药剂量、具体给药时间、给药间隔和药物来源等。因此，尽管早期补充肺表面活性物质有助于改善氧合，但是还不能将其作为 ARDS 的常规治疗手段。有必要进一步研究，明确其对 ARDS 预后的影响。

5. 前列腺素 E_1

前列腺素 E_1（PGE_1）不仅是血管活性药物，而且具有免疫调节作用，可抑制巨噬细胞和中性粒细胞的活性，发挥抗感染作用。但是 PGE_1 没有组织特异性，静脉注射 PGE_1 会引起全身血管舒张，导致低血压。静脉注射 PGE_1 用于治疗 ALI 或 ARDS 目前已经完成多项 RCT 研究，但无论是持续静脉注射 PGE_1，还是间断静脉注射脂质体 PGE_1，与安慰剂组相比，PGE_1 组在 28 天的病死率、机械通气时间和氧合等方面并无益处。有研究报道吸入型 PGE_1 可以改善氧合，但这需要进一步的 RCT 来研究证实。因此，只有在 ALI 或 ARDS 患者低氧血症难以纠正时，可以考虑吸入 PGE_1 治疗。

6. N- 乙酰半胱氨酸和丙半胱氨酸

抗氧化剂 N- 乙酰半胱氨酸（NAC）和丙半胱氨酸通过提供合成谷胱甘肽（GSH）的前体物质半胱氨酸，提高细胞内 GSH 水平，依靠 GSH 氧化还原反应来清除体内氧自由基，从而减轻肺损伤。静脉注射 NAC 对 ALI 患者可以显著改善全身氧合和缩短机械通气时间。而在 ARDS 患者中进行的Ⅱ期临床试验证实，NAC 虽有缩短肺损伤病程和阻止肺外器官衰竭的趋势，但未能显著减少机械通气时间和降低病死率。丙半胱氨酸的Ⅱ、Ⅲ期临床试验也证实不能改善 ARDS 患者预后。因此，尚无足够证据支持 NAC 等抗氧化剂用于治疗 ARDS。

7. 环氧化酶抑制剂

布洛芬等环氧化酶抑制剂可抑制 ALI 或 ARDS 患者血栓素 A_2 的合成，对炎症反应有强烈的抑制作用。小规模临床研究发现，布洛芬可改善全身性感染患者的氧合与呼吸力学。对严重感染的临床研究也发现，布洛芬可以降低体温、减慢心率和减轻酸中毒，但是亚组分析（ARDS 患者 130 例）显示，布洛芬既不能降低危重 ARDS 患者的患病率，也不能改善 ARDS 患者的 30 天生存率。因此，布洛芬等环氧化酶抑制剂尚不能用于 ALI 或 ARDS 的常规治疗。

8．细胞因子单克隆抗体或拮抗药

炎症性细胞因子在 ALI 或 ARDS 发病中具有重要作用。动物实验应用单克隆抗体或拮抗药中和 TNF、IL-1 和 IL-8 等细胞因子可明显减轻肺损伤，但在多数临床试验中得到了阴性结果。细胞因子单克隆抗体或拮抗药是否能够用于 ALI 或 ARDS 的治疗，目前尚缺乏临床研究证据。因此，不推荐抗细胞因子单克隆抗体或拮抗药用于 ARDS 治疗。

9．己酮可可碱及其衍化物利索茶碱

己酮可可碱及其衍化物利索茶碱均可抑制中性粒细胞的趋化和激活，减少促炎因子 TNF-α、IL-1 和 IL-6 等释放，利索茶碱还可抑制氧自由基释放。但目前尚无 RCT 试验证实己酮可可碱对 ALI 或 ARDS 的疗效。因此，不推荐己酮可可碱或利索茶碱用于 ARDS 的治疗。

10．重组人活化蛋白 C

重组人活化蛋白 C（rhAPC）具有抗血栓、抗感染和纤溶特性，已被试用于治疗严重感染。Ⅲ期临床试验证实，持续静脉注射 rhAPC 24μg/（kg·h）×96 小时可以显著改善重度严重感染患者（APACHE Ⅱ > 25）的预后。基于 ARDS 的本质是全身性炎症反应，且凝血功能障碍在 ARDS 发生中具有重要地位，rhAPC 有可能成为 ARDS 的治疗手段。但是，目前尚无证据表明 rhAPC 可用于 ARDS 治疗，当然在严重感染导致的重度 ARDS 患者，如果没有禁忌证，可考虑应用 rhAPC。rhAPC 高昂的治疗费用也限制了它的临床应用。

11．酮康唑

酮康唑是一种抗真菌药，但可抑制白三烯和血栓素 A_2 合成，同时还可抑制肺泡巨噬细胞释放促炎因子，有可能用于 ARDS 的治疗。但是，目前没有证据支持酮康唑可用于 ARDS 的常规治疗，同时为避免耐药，对于酮康唑的预防性应用也应慎重。

12．鱼油

鱼油富含 ω-3 脂肪酸，如二十二碳六烯酸（DHA）、二十碳五烯酸（EPA）等，具有免疫调节作用，可抑制二十烷花生酸样促炎因子释放，并促进 PGE_1 生成。研究显示，通过肠道为 ARDS 患者补充 EPA、γ-亚油酸和抗氧化剂，可使患者肺泡灌洗液内中性粒细胞减少，IL-8 释放受到抑制，病死率降低。对机械通气的 ALI 患者的研究也显示，肠内补充 EPA 和 γ-亚油酸可以显著改善氧合和肺顺应性，明显缩短机械通气时间，但对生存率没有影响。

（黄文铖）

第二节　急性呼吸衰竭

一、概述

（一）病因与发病机制

急性呼吸衰竭（ARF）简称急性呼衰，是指患者既往无呼吸系统疾病，由于突发因素，在数秒或数小时内迅速发生呼吸抑制或呼吸功能突然衰竭，在海平面大气压、静息状态下呼吸空气时，由于通气和（或）换气功能障碍，导致缺氧伴或不伴二氧化碳蓄积，产生一系列病理生理改变的紧急综合征。

病情危重时，因机体难以得到代偿，如不及时诊断，尽早抢救，会发生多器官功能损害，乃至危及生命。必须注意在实际临床工作中，经常会遇到在慢性呼吸衰竭的基础上，由于某些诱发因素而发生急性呼吸衰竭。

1. 急性呼吸衰竭分类

一般呼吸衰竭分为换气功能衰竭和通气功能衰竭两大类，亦有人分为三类，即再加上一个混合型呼吸衰竭。其标准如下。

换气功能衰竭（Ⅰ型呼吸衰竭）以低氧血症为主，$PaO_2 < 8.0$ kPa（60 mmHg），动脉血 CO_2 分压（$PaCO_2$）< 6.7 kPa（50 mmHg），肺泡－动脉血氧分压差（$P_{A-a}DO_2$）$>$ 3.3 kPa（25 mmHg），$PaO_2/FiO_2 < 0.6$。

通气功能衰竭（Ⅱ型呼吸衰竭）以高碳酸血症为主，$PaCO_2 > 6.7$ kPa（50 mmHg），PaO_2 正常，$P_{A-a}DO_2 < 3.3$ kPa（25 mmHg），$PaO_2/FiO_2 > 0.6$。

混合型呼吸衰竭（Ⅲ型呼吸衰竭）：$PaCO_2 < 8.0$ kPa（60 mmHg），$PaCO_2 >$ 6.7 kPa（50 mmHg），$P_{A-a}DO_2 > 3.3$ kPa（25 mmHg）。

急性肺损伤和急性呼吸窘迫综合征属于Ⅰ型呼吸衰竭。

2. 急性呼吸衰竭的病因

可以引起急性呼吸衰竭的疾病很多，多数是呼吸系统的疾病。

（1）各种导致气道阻塞的疾病：急性病毒或细菌性感染或烧伤等物理化学性因子所引起的黏膜充血、水肿，造成上气道（指隆突以上至鼻的呼吸道）急性梗阻。异物阻塞也可以引起急性呼吸衰竭。

（2）引起肺实质病变的疾病：感染性因子引起的肺炎为此类常见疾病，误吸胃内容物、淹溺或化学毒性物质以及某些药物、高浓度长时间吸氧也可引起吸入性肺损伤而发生急性呼吸衰竭。

（3）肺水肿：①各种严重心脏病、心力衰竭引起的心源性肺水肿。②非心源性肺水肿，有人称之为通透性肺水肿，如急性高山病、复张性肺水肿等。ARDS 为此种肺水肿的代表。此类疾病可造成严重低氧血症。

（4）肺血管疾病：肺血栓栓塞是可引起急性呼吸衰竭的一种重要病因，还包括脂肪栓塞、气体栓塞等。

（5）胸部疾病：如胸壁外伤、连枷胸、自发性气胸或创伤性气胸、大量胸腔积液等影响胸廓运动，从而导致通气减少或吸入气体分布不均，均有可能引起急性呼吸衰竭。

（6）脑损伤：镇静药和对脑有毒性的药物、电解质平衡紊乱及酸碱中毒、脑和脑膜感染、脑肿瘤、脑外伤等均可导致急性呼吸衰竭。

（7）神经肌肉系统疾病：即便是气体交换的肺本身并无病变，因神经或肌肉系统疾病造成肺泡通气不足也可发生呼吸衰竭。如安眠药物或一氧化碳、有机磷等中毒，颈椎骨折损伤脊髓等直接或间接抑制呼吸中枢。也可因多发性神经炎、脊髓灰质炎等周围神经性病变，多发性肌炎、重症肌无力等肌肉系统疾病，造成肺泡通气不足而导致呼吸衰竭。

（8）睡眠呼吸障碍：表现为睡眠中呼吸暂停，频繁发生并且暂停时间显著延长，可引起肺泡通气量降低，导致氧气缺乏和二氧化碳蓄积。

（二）病理生理

1. 肺泡通气不足

正常成人在静息时有效通气量约为 4 L/min，若单位时间内到达肺泡的新鲜空气量减少到正常值以下，则为肺泡通气不足。

由于每分钟肺泡通气量的下降，引起缺氧和二氧化碳蓄积，PaO_2 下降，$PaCO_2$ 升高。同时，根据肺泡气公式：PaO_2=（PB−PH_2O）·FiO_2−$PaCO_2$/R（PaO_2、PB 和 PH_2O 分别表示肺泡气氧分压、大气压和水蒸气压力，FiO_2 代表吸入氧气浓度，R 代表呼吸商），由已测得的 $PaCO_2$ 值，就可推算出肺泡气氧分压理论值。如 $PaCO_2$ 为 9.3 kPa（70 mmHg），PB 为 10.108 kPa（76 mmHg），37 ℃ 时 PH_2O 为 6.3 kPa（47 mmHg），R 一般为 0.8，则 PaO_2 理论值为 7.2 kPa（54 mmHg）。假若 $PaCO_2$ 的升高单纯因每分钟肺泡通气量（VA）下降引起，不存在影响气体交换肺实质病变的因素，则说明肺泡气与动脉血的氧分压差应该在正常范围，一般为 0.4 ~ 0.7 kPa（3 ~ 5 mmHg），均在 1.3 kPa（10 mmHg）以内。所以，当 $PaCO_2$ 为 9.3 kPa（70 mmHg）时，PaO_2 为 7.2 kPa

（54 mmHg），动脉血氧分压应当在 6.7 kPa（50 mmHg）左右，则为高碳酸血症型的呼吸衰竭。

通气功能障碍分为阻塞性功能障碍和限制性功能障碍。阻塞性通气功能障碍多由气道炎症、黏膜充血水肿等因素引起的气道狭窄造成。由于呼吸道阻力与管径大小呈负相关，故管径越小，阻力越大，肺泡通气量越小，此为阻塞性通气功能障碍缺氧和二氧化碳蓄积的主要机制。而限制性通气功能障碍主要机制则是胸廓或肺的顺应性降低导致的肺泡通气量不足，进而导致缺氧或合并二氧化碳蓄积。

2. 通气 / 血流比值（V/Q）失调

肺泡的通气与其灌注周围的毛细血管血流的比例必须协调，才能保证有效的气体交换。正常肺泡每分通气量为 4 L，肺毛细血管血流量是 5 L，二者之比是 0.8。如肺泡通气量与血流量的比率＞ 0.8，示肺泡灌注不足，形成无效腔，此种无效腔效应多见于肺泡通气功能正常或增加，而肺血流减少的疾病（如换气功能障碍或肺血管疾病等），临床以缺氧为主。肺泡通气量与血流量的比率＜ 0.8，使肺动脉的混合静脉血未经充分氧合进入肺静脉，则形成肺内静脉样分流，多见于通气功能障碍，肺泡通气不足，临床以缺氧或伴二氧化碳蓄积为主。通气 / 血流比例失调，是引起低氧血症最常见的病理生理学改变。

3. 肺内分流量增加（右到左的肺内分流）

在肺部疾病如肺水肿、ARDS 中，肺泡无气导致肺毛细血管混合静脉血未经气体交换，流入肺静脉引起右至左的分流增加。动 – 静脉分流使静脉血失去在肺泡内进行气体交换的机会，故 PaO_2 可明显降低，但不伴有 $PaCO_2$ 的升高，甚至因过度通气反而降低，至病程晚期才出现二氧化碳蓄积。另外，用提高吸入氧气浓度的办法（氧疗）不能有效地纠正此种低氧血症。

4. 弥散功能障碍

肺在肺泡 – 毛细血管膜完成气体交换。它由六层组织构成，由肺泡侧向毛细血管侧向依次为肺泡表面活性物质、肺泡上皮细胞、肺泡上皮细胞基膜、肺间质、毛细血管内皮细胞基膜和毛细血管内皮细胞。弥散面积减少（肺气肿、肺实变、肺不张）和弥散膜增厚（肺间质纤维化、肺水肿）是引起弥散量降低的最常见原因。因氧的弥散能力仅为二氧化碳的 1/20，故弥散功能障碍只产生单纯缺氧。因正常人肺泡毛细血管膜的面积大约为 70 m^2，相当于人体表面积的 40 倍，故人体弥散功能的储备巨大，虽是发生呼吸衰竭病理生理改变的原因之一，但常需与其他三种主要的病理生理学变化同时发生，参与作用使低氧血症出现。吸氧可使 PaO_2 升高，提高肺泡膜两侧的氧分压时，弥散量随之增加，可以改善低氧血症。

5．氧耗量增加

氧耗量增加是加重缺氧的原因之一，发热、寒战、呼吸困难和抽搐均将增加氧耗量。寒战氧耗量可达 500 mL，健康者氧耗量为 250 mL/min。氧耗量增加，肺泡氧分压下降，健康者借助增加肺泡通气量代偿缺氧。氧耗量增加的通气功能障碍患者，肺泡氧分压得不到提高，故缺氧也难以缓解。

总之，不同的疾病发生呼吸衰竭的途径不全相同，经常是一种以上的病理生理学改变的综合作用。

6．缺氧、二氧化碳蓄积对机体的影响

（1）对中枢神经的影响：脑组织氧耗量占全身氧耗量的 1/5 ～ 1/4。中枢皮质神经原细胞对缺氧最为敏感，缺氧程度和发生的缓急对中枢神经的影响也不同。如突然中断供氧，改吸纯氮 20 秒可出现深昏迷和全身抽搐。逐渐降低吸氧的浓度，症状出现缓慢，轻度缺氧可引起注意力不集中、智力减退、定向障碍；随缺氧加重，PaO_2 低于 6.7 kPa（50 mmHg）可致烦躁不安、意识恍惚、谵妄；低于 4.0 kPa（30 mmHg）时，会使意识消失、昏迷；低于 2.7 kPa（20 mmHg）则会发生不可逆转的脑细胞损伤。

二氧化碳蓄积使脑脊液氢离子浓度增加，影响脑细胞代谢，降低脑细胞兴奋性，抑制皮质活动；随着二氧化碳的增加，对皮质下层刺激加强，引起皮质兴奋；若二氧化碳继续升高，皮质下层受抑制，使中枢神经处于麻醉状态。在出现麻醉前的患者，往往有失眠、精神兴奋、烦躁不安的先兆兴奋症状。

缺氧和二氧化碳蓄积均会使脑血管扩张，血流阻力减小，血流量增加以代偿之。严重缺氧会发生脑细胞内水肿，血管通透性增加，引起脑间质水肿，导致颅内压增高，挤压脑组织，压迫血管，进而加重脑组织缺氧，形成恶性循环。

（2）对心脏、循环的影响：缺氧可刺激心脏，使心率加快和每搏输出量增加，血压上升。冠状动脉血流量在缺氧时明显增加，心脏的血流量远超过脑和其他脏器。心肌对缺氧非常敏感，早期轻度缺氧可导致心室颤动或心搏骤停。缺氧和二氧化碳蓄积均能引起肺动脉小血管收缩而增加肺循环阻力，导致肺动脉高压和增加右心负荷。

吸入气中二氧化碳浓度增加，可使心率加快，每搏输出量增加，使脑、冠状动脉血管舒张，皮下浅表毛细血管和静脉扩张，而使脾和肌肉的血管收缩，再加上每搏输出量增加，故血压仍升高。

（3）对呼吸影响：缺氧对呼吸的影响远较二氧化碳蓄积的影响小。缺氧主要通过颈动脉窦和主动脉体化学感受器的反射作用刺激通气，如缺氧程度逐渐加重，则这种反射迟钝。

二氧化碳是强有力的呼吸中枢兴奋剂，吸入二氧化碳浓度增加，通气量成倍增加，急性二氧化碳蓄积出现深大快速的呼吸；但当吸入二氧化碳浓度超过 12% 时，通气量不再增加，呼吸中枢处于被抑制状态。而慢性高碳酸血症，并无通气量相应增加，反而有所下降，这与呼吸中枢反应性迟钝有关；通过肾脏对碳酸氢盐再吸收和 H^+ 排出，使血 pH 无明显下降；还与患者呼吸道阻力增加、肺组织损害严重、胸廓运动的通气功能减退有关。

（4）对肝、肾和造血系统的影响：缺氧可直接或间接损害肝功能使谷丙转氨酶上升，但随着缺氧的纠正，肝功能逐渐恢复正常。动脉血氧降低时，肾血流量、肾小球滤过量、尿排出量和钠的排出量均有增加；但当 $PaO_2 < 5.3$ kPa（40 mmHg）时，肾血流量减少，肾功能受到抑制。

组织低氧分压可增加红细胞生成素促使红细胞增生。肾脏和肝脏产生一种酶，将血液中非活性红细胞生成素的前身物质激活成生成素，刺激骨髓引起继发性红细胞增多。有利于增加血液携氧量，但亦增加血液黏稠度，加重肺循环和右心负担。

轻度二氧化碳蓄积会扩张肾血管，增加肾血流量，尿量增加；当 $PaCO_2$ 超过 8.7 kPa（65 mmHg），血 pH 明显下降，则肾血管痉挛，血流减少，HCO_3^- 和 Na^+ 再吸收增加，尿量减少。

（5）对酸碱平衡和电解质的影响：严重缺氧可抑制细胞能量代谢的中间过程，如三羧酸循环、氧化磷酸化作用和有关酶的活动。这不但降低能量产生效率，还因产生乳酸和无机磷引起代谢性酸中毒。由于能量不足，体内离子转运的钠泵遭到损害，使细胞内钾离子转移至血液，而 Na^+ 和 H^+ 进入细胞内，造成细胞内酸中毒和高钾血症。代谢性酸中毒产生的固定酸与缓冲系统中碳酸氢盐起作用，产生碳酸，使组织二氧化碳分压增高。

pH 取决于碳酸氢盐与碳酸的比值，前者靠肾脏调节（1 ~ 3 天），而后者靠肺调节（数小时）。健康人每天由肺排出碳酸达 15 000 mmol/L 之多，故急性呼吸衰竭二氧化碳蓄积对 pH 影响十分迅速，往往与代谢性酸中毒同时存在时，因严重酸中毒引起血压下降，心律失常，乃至心脏停搏。而慢性呼吸衰竭因二氧化碳蓄积发展缓慢，肾碳酸氢根排出减少，不致使 pH 明显降低。因血中主要阴离子 HCO_3^- 和 Cl^- 之和为一常数，当 HCO_3^- 增加，则 Cl^- 相应降低，产生低氯血症。

（三）临床表现

因低氧血症和高碳酸血症所引起的症状和体征是急性呼吸衰竭时最主要的临床表现。由于造成呼吸衰竭的基础病因不同，各种基础疾病的临床表现自然十分重要，需要注意。

1. 呼吸困难

呼吸困难是呼吸衰竭最早出现的症状，可表现为呼吸频率、节律和幅度的改变。早期表现为呼吸困难，呼吸频率可增加，深大呼吸、鼻翼扇动，进而辅助呼吸肌肉运动增强（三凹征），呼吸节律紊乱，失去正常规则的节律。呼吸频率增加（30 ~ 40 次 / 分）。中枢性呼吸衰竭，可使呼吸频率改变，如陈 – 施呼吸、比奥呼吸等。

2. 低氧血症

当动脉血氧饱和度低于 90%，PaO_2 低于 6.7 kPa（50 mmHg）时，可在口唇或指甲出现发绀，这是缺氧的典型表现。但是，患者的发绀程度与体内血红蛋白含量、皮肤色素和心脏功能相关，所以发绀是一项可靠但不特异的诊断体征。因神经与心肌组织对缺氧均十分敏感，在机体出现低氧血症时常出现中枢神经系统和心血管系统功能异常的临床征象。如判断力障碍、运动功能失常、烦躁不安等中枢神经系统症状。缺氧严重时，可表现为谵妄、癫痫样抽搐、意志丧失以致昏迷、死亡。肺泡缺氧时，肺血管收缩，肺动脉压升高，使肺循环阻力增加，右心负荷增加，乃是低氧血症时血流动力学的一项重要变化。在心血管方面常表现为心率增快、血压升高。缺氧严重时则可出现各种类型的心律失常，进而心率减慢，周围循环衰竭，甚至心搏停止。

3. 高碳酸血症

由于急性呼吸衰竭时，二氧化碳蓄积进展很快，因此会产生严重的中枢神经系统和心血管功能障碍。高碳酸血症出现中枢抑制之前的兴奋状态，如失眠、躁动等，但禁忌给予镇静或安眠药。严重者可出现肺性脑病（“二氧化碳麻醉”），临床表现为头痛、反应迟钝、嗜睡，以致神志不清、昏迷。急性高碳酸血症主要通过降低脑脊液 pH 而抑制中枢神经系统的活动。扑翼样震颤也是二氧化碳蓄积的一项体征。二氧化碳蓄积引起的心血管系统的临床表现因血管扩张或收缩程度而异，如多汗、球结膜充血水肿、颈静脉充盈、周围血压下降等。

4. 其他重要脏器的功能障碍

严重的缺氧和二氧化碳蓄积损伤肝、肾功能，出现血清转氨酶增高，碳酸酐酶活性增加，胃壁细胞分泌增多，出现消化道溃疡、出血。当 $PaO_2 < 5.3$（40 mmHg）时，肾血流减少，肾功能抑制，尿中可出现蛋白质、血细胞或管型，血液中尿素氮、肌酐含量增高。

5. 水、电解质和酸碱平衡的失调

严重低氧血症和高碳酸血症常有酸碱平衡的失调，如缺氧而通气增强可发生急性呼吸性碱中毒；急性二氧化碳蓄积可表现为呼吸性酸中毒。严重缺氧时无氧代谢引起乳酸堆积，肾功能障碍使酸性物质不能排出体外，二者均可导致代谢性酸中毒。代谢性和呼吸性酸碱失衡又可同时存在，表现为混合性酸碱失衡。

酸碱平衡失调的同时，将会发生体液和电解质的代谢障碍。酸中毒时钾从细胞内逸出，导致高血钾，pH 每降低 0.1，血清钾大约升高 0.7 mmol/L。酸中毒时发生高血钾，如同时伴有肾衰竭（代谢性酸中毒），易发生致命性高钾血症。在诊断和处理急性呼吸衰竭时均应予以足够的重视。

又如，当测得的 PaO_2 的下降明显超过理论上因肺泡通气不足所引起的结果时，则应考虑存在除肺泡通气不足以外的其他病理生理学变化，因在实际临床工作中，仅因肺泡通气不足引起呼吸衰竭并不多见。

二、诊断

一般说来，根据急性呼吸衰竭、慢性呼吸衰竭基础病史，如胸部外伤或手术后、严重肺部感染或重症革兰氏阴性杆菌败血症等，结合其呼吸系统、循环系统和中枢神经系统的有关体征，及时做出呼吸衰竭的诊断是可行的。但是，对某些急性呼吸衰竭早期的患者或缺氧、二氧化碳蓄积程度不十分严重时，单纯依据上述临床表现做出诊断有一定困难。动脉血气分析的结果直接提供动脉血氧和二氧化碳分压水平，可作为诊断呼吸衰竭的直接依据。而且，它还有助于我们了解呼吸衰竭的性质和程度，指导氧疗、呼吸兴奋剂和机械通气的参数调节，以及纠正电解质、酸碱平衡失调，故血气分析在呼吸衰竭的诊断和治疗上具有重要价值。

急性呼吸衰竭患者，只要动脉血气证实 $PaO_2 < 8.0$ kPa（60 mmHg），常伴 $PaCO_2$ 正常或 < 4.7 kPa（35 mmHg），则诊断为Ⅰ型呼吸衰竭，若伴 $PaCO_2 > 6.7$ kPa（50 mmHg），即可诊断为Ⅱ型呼吸衰竭。若缺氧程度超过肺泡通气不足所致的高碳酸血症，则诊断为混合型呼吸衰竭。

应当强调的是，不但要诊断呼吸衰竭的存在与否，尚需要判断呼吸衰竭的性质，是急性呼吸衰竭还是慢性呼吸衰竭基础上的急性加重，更应当判别产生呼吸衰竭的病理生理学过程，明确为Ⅰ型或Ⅱ型呼吸衰竭，以利采取恰当的抢救措施。

此外还应注意在诊治过程中，应当尽快去除产生呼吸衰竭的基础病因，否则患者经氧疗或机械通气后因得到足够的通气量维持氧和二氧化碳分压在相对正常的水平后可再次发生呼吸衰竭。

三、治疗

急性呼吸衰竭是需要抢救的急症，对它的处理要求迅速、果断。数小时或更短时间的犹豫、观望或拖延，可以造成脑、肾、心、肝等重要脏器因严重缺氧而发生不可逆性的损害。同时，及时、合宜的抢救和处置才有可能为去除或治疗诱发呼吸衰竭的基础病因争取到必要的时间。治疗措施集中于立即纠正低氧血症，如急诊插管或辅助通气、足够的循环支持。

（一）氧疗

通过鼻导管或面罩吸氧，提高肺泡氧分压，增加肺泡膜两侧氧分压差，增加氧弥散能力，可以提高动脉氧分压和血氧饱和度，是纠正低氧血症的一种有效措施。氧疗作为一种治疗手段使用时，要选择适宜的吸入氧流量，应以脉搏血氧饱和度＞90%为标准，并了解机体对氧的摄取与代谢以及它在体内的分布，注意可能产生的氧毒性作用。

由于高浓度（FiO_2＞21%）氧的吸入可以使肺泡气氧分压提高。若因 PaO_2 降低造成低氧血症或主因通气/血流失调引起的 PaO_2 下降，氧疗可以改善。氧疗可以治疗低氧血症，降低呼吸功和减轻心血管系统因低氧血症造成的负担。

根据肺泡通气和 PaO_2 的关系曲线，在低肺泡通气量时，吸入低浓度的氧气，即可显著提高 PaO_2，纠正缺氧。所以，通气与血流比例失调的患者吸低浓度氧气就能纠正缺氧。

弥散功能障碍患者，因二氧化碳的弥散能力为氧的弥散能力 20 倍，需要更大的肺泡膜分压差才足以增强氧的弥散能力，所以应吸入更高浓度的氧（＞35%）才能改善缺氧。

由肺内静脉分流增加的疾病导致的缺氧，因肺泡内充满水肿液，肺萎陷，尤其是肺炎症血流增多的患者，肺内分流更多，因此需要增加外源性呼气末正压（PEEP），才能使萎陷肺泡复张，增加功能残气量和气体交换面积，提高 PaO_2、动脉血氧饱和度（SaO_2），改善低氧血症。

（二）保持呼吸道通畅

进行各种呼吸支持治疗的首要条件是保持呼吸道通畅。呼吸道黏膜水肿、充血，以及胃内容物误吸或异物吸入都可使呼吸道梗阻。保证呼吸道的畅通才能保证正常通气，所以是急性呼吸衰竭处理的第一步。

1. 开放呼吸道

首先要注意清除口咽部分泌物或胃内反流物，预防呕吐物反流至气管，使呼吸衰竭加重。口咽部护理和鼓励患者咳痰很重要，可用多孔导管经鼻孔或经口腔负压吸引法，清除口咽部蓄积物。吸引前给患者吸高浓度氧，吸引后立即重新通气。无论是直接吸引或是经人工气道吸引均需注意操作技术，管径应适当选择，尽量避免损伤气管黏膜，在气道内一次负压吸引时间不宜超过 10 ~ 15 秒，以免引起低氧血症、心律失常或肺不张等因负压吸引造成的并发症。此法亦能刺激咳嗽，有利于气道内痰液的咳出。对于痰多、黏稠难以咳出者，要经常鼓励患者咳痰。多翻身拍背，协助痰液排出；给予祛痰药使痰液稀释。对于有严重排痰障碍者可考虑用纤维支气管镜吸痰。同时应重视无菌操作，使用一次性吸引管，或更换灭菌后的吸引管。吸痰时可同时作深部痰培养以分离病原菌。

2．建立人工气道

当以上措施仍不能使呼吸道通畅时，则需建立人工气道。所谓人工气道就是进行气管插管，气体可通过导管直接抵达下呼吸道，进入肺泡。其目的是解除上呼吸道梗阻、保护无正常咽喉反射患者不致误吸、进行充分有效的气管内吸引，以及为了提供机械通气时必要的通道。临床上常用的人工气道为气管插管和气管造口术后置入气管导管两种。

气管插管有经口插管和经鼻插管两种。前者借喉镜在直视下经声门插入气管，容易成功，较为安全。后者分为盲插或借喉镜、纤维支气管镜等的帮助，经鼻沿后鼻道插入气管。经鼻插管需要一定的技巧，但经鼻插管容易固定，负压吸引较为满意，与机械通气等装置衔接比较可靠，给患者带来的不适也较经口者轻，神志清醒患者常也能耐受。唯需注意勿压伤鼻翼组织或堵塞咽鼓管、鼻窦开口等，以免造成急性中耳炎或鼻窦炎等并发症。

近年来已有许多组织相容性较理想的高分子材料制成的导管与插管，为密封气道用的气囊也有低压、大容量的气囊问世，鼻插管可保留的时间也在延长。具体对人工气道方法的选择，应当根据病情的需要、手术医师和护理条件的可能，以及人工气道的材料性能来考虑。在 3 天（72 小时）以内可以拔管时，应选用经鼻或口插管；需要超过 3 周时当行气管造口置入气管导管；而 3 ~ 21 天的情况则当酌情灵活掌握。

在使用人工气道后，气道的正常防御机制被破坏，细菌可直接进入下呼吸道；声门由于插管或因气流根本不通过声门而影响咳嗽动作的完成，不能正常排痰，必须依赖气管负压吸引来清除气道内的分泌物；由于不能发音，失去语言交流的功能，影响患者的心理精神状态；人工气道的建立和维护过程中也可能出现多种并发症。因此人工气道的建立常是抢救急性呼吸衰竭所不可少的，但必须充分认识其弊端，慎重选择，尽力避免可能的并发症，及时撤管。

3．气道湿化

无论是经过患者自身气道或通过人工气道进行氧疗或机械通气，均必须充分注意到呼吸道黏膜的湿化。因为过分干燥的气体长期吸入将损伤呼吸道上皮细胞和支气管表面的黏液层，使黏膜纤毛清除能力下降，痰液不易咳出，肺不张，容易发生呼吸道或肺部感染。

保证患者足够液体摄入是保持呼吸道湿化最有效的措施。目前已有多种提供气道湿化用的温化器或雾化器装置，可以直接使用或与机械通气机连接应用。

湿化是否充分的标志就是观察痰液是否容易咳出或吸出。应用湿化装置后应当记录每日通过湿化器消耗的液体量，以免湿化过量。

（三）改善二氧化碳蓄积

高碳酸血症主要是由于肺泡通气不足引起，只有增加通气量才能更好地排出二氧化碳，改善高碳酸血症。现多采用呼吸兴奋剂和机械通气支持，以改善通气功能。

1．呼吸兴奋剂的合理应用

呼吸兴奋剂能刺激呼吸中枢或周围化学感受器，增强呼吸驱动、增加呼吸频率、潮气量，从而改善通气，同时氧耗量和二氧化碳的产出也随之增加。故临床上应用呼吸兴奋剂时要严格掌握适应证。

常用的药物有尼可刹米和洛贝林，用量过大可引起不良反应，近年来在西方国家几乎被淘汰。取而代之的有多沙普仑，对末梢化学感受器和延脑呼吸中枢均有作用，增加呼吸驱动和通气，对原发性肺泡低通气、肥胖低通气综合征有良好疗效，可防止COPD呼吸衰竭氧疗不当所致的二氧化碳麻醉。其治疗量和中毒量有较大差距，故安全性大，一般用0.5 ~ 2 mg/kg静脉注射，最大剂量不超过1.5 mg/kg，以后酌情加快，其可致心律失常，长期使用有肝毒性及并发消化性溃疡。阿米三嗪通过刺激颈动脉体和主动脉体的化学感受器兴奋呼吸，无中枢兴奋作用，对肺泡通气不良部位的血流重新分配而改善 PaO_2，阿米三嗪不用于哺乳妇女、孕妇和严重肝病者，也不主张长期应用以防止发生周围神经病变。

对于COPD并意识障碍的呼吸衰竭患者，临床上发现大多数COPD并意识障碍的呼吸衰竭患者的呼吸衰竭与意识障碍程度呈正相关，患者意识障碍后自主翻身、咳痰动作以及对呼吸兴奋剂的反应均迟钝，并易发生吸入感染。对此种病情，除呼吸兴奋剂可明显改善通气外，并有改善中枢神经和神志作用，因而患者的防御功能增强，呼吸衰竭的病情亦随之好转。

间质性肺疾病、肺水肿、ARDS等无气道阻塞但有呼吸中枢驱动增强，这种患者 PaO_2、$PaCO_2$ 常均降低。因患者呼吸功能已增强，故无应用呼吸兴奋剂的指征，且呼吸兴奋剂可加重呼吸性碱中毒的程度而影响组织获氧，故主要应给予氧疗。

COPD 合并膈肌疲劳、无心功能不全、无心律失常，心率≤ 100 次 / 分的呼吸衰竭可选用氨茶碱，其有舒张支气管、改善小气道通气、减少闭合气量，抑制炎性介质和增强膈肌、提高潮气量等作用，已观察到血药浓度达 13 mg/L 时对膈神经刺激则膈肌力量明显增强，且可加速膈肌疲劳的恢复。以上的茶碱综合作用使呼吸功减少、呼吸困难程度减轻，同时由于呼吸肌能力的提高对咳嗽、排痰等气道清除功能加强，还有助于药物吸入治疗，以及对呼吸机撤离的辅助作用；剂量以 5 mg/kg 于 30 分钟静脉滴注使达有效血浓度，继以 0.5 ~ 0.6 mg/（kg · h）静脉滴注维持有效剂量，在应用中注意对心率、心律的影响，及时酌情减量和停用。

COPD、肺心病呼吸衰竭合并左心功能不全、肺水肿的患者，应先用强心利尿剂使肺水肿消退以改善肺顺应性，用抗生素控制感染以改善呼吸道阻力，再使用呼吸兴奋剂才可取得改善呼吸功能的较好疗效。否则，呼吸兴奋剂虽可兴奋呼吸，但增加 PaO_2 有限，且呼吸功耗氧和生成二氧化碳量增多，反使呼吸衰竭加重。此类患者亦不可应用提高心率和影响心律的茶碱类和较大剂量的阿米三嗪。小剂量阿米三嗪（< 1.5 mg/kg）静脉滴注后即可达血药峰值，增强通气不良部位缺氧性肺血管的收缩、增加通气良好部位肺的血流，从而改善换气使 PaO_2 增高，且此种剂量很少发生不良反应，但剂量大于 1.5 mg/kg 可致全部肺血管收缩，且使肺动脉压增高、右心负荷增大。

不宜使用呼吸兴奋剂的情况。①使用肌肉松弛剂维持机械通气者：如破伤风肌强直时、有意识抑制自主呼吸者。②周围性呼吸肌麻痹者：多发性神经根神经炎、重症肌无力、高颈髓损伤所致呼吸肌无力、全脊髓麻痹等。③自主呼吸频率> 20 次 / 分，而潮气量不足者：呼吸频率能够增快，说明呼吸中枢对缺氧或二氧化碳蓄积的反应性较强，若使用呼吸兴奋剂不但效果不佳，而且加速呼吸肌疲劳。④中枢性呼吸衰竭的早期：如安眠药中毒早期。⑤患者精神兴奋、癫痫频发者。⑥呼吸兴奋剂慎用于缺血性心脏病、哮喘状态、严重高血压及甲状腺功能亢进患者。

2. 机械通气

符合下述条件应实施机械通气：①经积极治疗后病情仍继续恶化。②意识障碍。③呼吸形式严重异常，如呼吸频率> 35 次 / 分或< 6 次 / 分，或呼吸节律异常，或自主呼吸微弱或消失。④血气分析提示严重通气和（或）氧合障碍。PaO_2< 6.7 kPa（50 mmHg），尤其是充分氧疗后仍< 6.7 kPa（50 mmHg）。⑤ $PaCO_2$ 进行性升高，pH 动态下降。

机械通气初始阶段，可给高 FiO_2（100%）以迅速纠正严重缺氧，然后依据目标 PaO_2、PEEP 水平、平均动脉压水平和血流动力学状态，酌情降低 FiO_2 为 50% 以下。设法维持 SaO_2 > 90%，若不能达到上述目标，即可加用 PEEP、增加平均气道压，应用镇静剂或肌松剂。若适当 PEEP 和平均动脉压可以使 $SaO_2 > 90\%$，应保持最低的 FiO_2。

正压通气相关的并发症包括呼吸机相关肺损伤、呼吸机相关肺炎、氧中毒和呼吸机相关的膈肌功能不全。

（四）抗感染治疗

呼吸道感染是呼吸衰竭最常见的诱因。建立人工气道机械通气和免疫功能低下的患者易反复发生感染。如呼吸道分泌物引流通畅，可根据痰细菌培养和药物敏感试验结果，选择有效的抗生素进行治疗。

（五）营养支持

呼吸衰竭患者因摄入能量不足、呼吸做功增加、发热等因素，机体处于负代谢，出现低蛋白血症，机体的免疫功能降低，使感染不易控制，呼吸肌疲劳不易恢复。可常规给予高蛋白质、高脂肪、低糖并富含多种维生素和微量元素的饮食，必要时静脉内高营养治疗。

（黄文铖）

第三节　慢性呼吸衰竭

一、概述

（一）病因

慢性呼吸衰竭最常见的病因是支气管、肺疾病，如 COPD、重症肺结核、肺间质纤维化等，此外还有胸廓、神经肌肉病变及肺血管疾病，如胸廓、脊椎畸形，广泛胸膜肥厚粘连、肺血管炎等。

（二）发病机制与病理生理

1. 缺氧与二氧化碳蓄积的发生机制

（1）肺通气不足：在 COPD 时，细支气管慢性炎症所致管腔狭窄的基础上，感染使气道炎性分泌物增多，阻塞呼吸道造成阻塞性通气不足，肺泡通气量减少，肺泡氧分压下降，二氧化碳分压升高。

（2）通气 / 血流失调：正常情况下肺泡通气量为 4 L/min，肺血流量为 5 L/min，通气/血流比值为0.8。病理状态下，如慢性阻塞性肺气肿，由于肺内病变分布不均，有些区域有通气，但无血流或血流量不足，使通气/血流比值＞0.8，吸入的气体不能与血液进行有效的交换，形成无效腔效应。在另一部分区域，虽有血流灌注，但因气道阻塞，肺泡通气不足，使通气/血流比值＜0.8，静脉血不能充分氧合，形成动脉－静脉样分流。通气/血流失调的结果主要是缺氧，而不伴二氧化碳蓄积。

（3）弥散障碍：由于氧和二氧化碳通透肺泡膜的能力相差很大，氧的弥散力仅为二氧化碳的1/20。病理状态下，弥散障碍主要影响氧交换并产生以缺氧为主的呼吸衰竭。

（4）氧耗量增加：发热、寒战、呼吸困难和抽搐等均增加氧耗，正常人此时需要增加通气量以防止缺氧的发生。而COPD患者在通气功能障碍基础上，若出现氧耗量增加的因素，则可出现严重的缺氧。

2．缺氧对机体的影响

（1）对中枢神经系统的影响：缺氧对中枢神经系统影响的程度随缺氧的程度和急缓而不同。轻度缺氧仅有注意力不集中、智力减退、定向力障碍等。随着缺氧的加重可出现烦躁不安、神志恍惚、谵妄，甚至昏迷。各部分脑组织对缺氧的敏感性不一样，以皮质神经元最为敏感，因此临床上缺氧的最早期表现是精神症状。严重缺氧可使血管通透性增加，引起脑间质和脑细胞水肿，颅内压急剧升高，进而加重脑组织缺氧，形成恶性循环。

（2）对心脏、循环的影响：缺氧可使心率加快、血压升高、冠状动脉血流量增加，以维持心肌活动所必需的氧。心肌对缺氧十分敏感，早期轻度缺氧心电图即有变化，急性严重缺氧可导致心室颤动或心搏骤停。长期慢性缺氧可使心肌纤维化、硬化。肺小动脉可因缺氧收缩而增加肺循环阻力，引起肺动脉高压、右心肥厚，最终导致肺源性心脏病、右心衰竭。

（3）对呼吸的影响：轻度缺氧可通过颈动脉窦和主动脉体化学感受器的反射作用刺激通气。但缺氧程度缓慢加重时，这种反射会变得迟钝。

（4）缺氧对肝、肾功能和造血系统的影响：缺氧直接或间接损害肝细胞，使丙氨酸氨基转移酶升高，缺氧纠正后肝功能可恢复正常。缺氧可使肾血流量减少，肾功能受到抑制。慢性缺氧可引起继发性红细胞增多，在有利于增加血液携氧量的同时，亦增加了血液黏稠度，甚至可加重肺循环阻力和右心负荷。

（5）对细胞代谢、酸碱平衡和电解质的影响：严重缺氧使细胞能量代谢的中间过程受到抑制，同时产生大量乳酸，并且无机磷积蓄，引起代谢性酸中毒。因能量的不足，体内离子转运钠泵受到损害，使钾离子由细胞内转移到血液和组织间液，钠和氢离子进入细胞内，造成细胞内酸中毒及高钾血症。

3．二氧化碳蓄积对人体的影响

（1）对中枢神经的影响：轻度二氧化碳蓄积，可间接兴奋皮质，引起失眠、精神兴奋、烦躁不安等兴奋症状；随着二氧化碳蓄积的加重，皮质下层受到抑制，使中枢神经处于麻醉状态，表现为嗜睡、昏睡，甚至昏迷。二氧化碳蓄积可扩张脑血管，严重时可引起脑水肿。

（2）对心脏和循环的影响：二氧化碳蓄积可使心率加快，心排血量增加，脑血管、冠状动脉、皮下浅表毛细血管及静脉扩张，而部分内脏血管收缩，早期可引起血压升高，严重时则导致血压下降。

（3）对呼吸的影响：二氧化碳是强有力的呼吸中枢兴奋剂，随着吸入二氧化碳浓度的增加，通气量逐渐增加。但当其浓度持续升高至12%时通气量不再增加，呼吸中枢处于抑制状态。临床上Ⅱ型呼吸衰竭患者并无通气量的增加，其原因在于存在呼吸道阻力增高、肺组织严重损害和胸廓运动受限等多种因素。

（4）对肾脏的影响：轻度二氧化碳蓄积可使肾血管扩张，肾血流量增加，尿量增加。严重二氧化碳蓄积时，由于pH的下降，使肾血管痉挛，血流量减少，尿量也随之减少。

（5）对酸碱平衡的影响：二氧化碳蓄积可导致呼吸性酸中毒。血pH取决于碳酸氢盐和碳酸的比值，碳酸排出量的调节靠呼吸，故呼吸在维持酸碱平衡中起着十分重要的作用。慢性呼吸衰竭二氧化碳蓄积发展较慢，由于肾脏的调节使血pH维持正常称为代偿性呼吸性酸中毒。急性呼吸衰竭或慢性呼吸衰竭的失代偿期，肾脏尚未发生代偿或代偿不完全，使pH下降称为失代偿性呼吸性酸中毒。若同时有缺氧、摄入不足、感染性休克和肾功能不全等因素使酸性代谢产物增加，pH下降，则与代谢性酸中毒同时存在，即呼吸性酸中毒合并代谢性酸中毒。如在呼吸性酸中毒的基础上大量应用利尿药，而氯化钾补充不足，则导致低钾低氯性碱中毒，即呼吸性酸中毒合并代谢性碱中毒，此型在呼吸衰竭中很常见。

（三）临床表现

除引起慢性呼吸衰竭原发病的症状、体征外，主要是缺氧和二氧化碳蓄积引起的呼吸衰竭和多脏器功能紊乱的表现。

1．呼吸困难

呼吸困难是临床最早出现的症状，主要表现在呼吸节律、频率和幅度的改变。COPD所致的呼吸衰竭，开始只表现为呼吸费力伴呼气延长，严重时则为浅快呼吸，因辅助呼吸肌的参与可表现为点头或提肩样呼吸。并发肺性脑病、二氧化碳麻醉时，则出现呼吸浅表、缓慢，甚至呼吸停止。

2. 发绀

发绀是缺氧的典型症状。由于缺氧使血红蛋白不能充分氧合，当动脉血氧饱和度＜90%时，可在口唇、指端、耳垂、口腔黏膜等血流量较大的部位出现发绀。但因发绀主要取决于血液中还原血红蛋白的含量，故贫血患者即使血氧饱和度明显降低，也可无发绀表现，而COPD患者由于继发红细胞增多，即使血氧饱和度轻度降低也会有发绀出现。此外，发绀还受皮肤色素及心功能的影响。

3. 神经精神症状

缺氧和二氧化碳蓄积均可引起精神症状，但因缺氧及二氧化碳蓄积的程度、发生急缓及机体代偿能力的不同而表现不同。慢性缺氧多表现为记忆力减退，智力或定向力的障碍。急性严重缺氧可出现精神错乱、躁狂、昏迷、抽搐等症状。轻度二氧化碳蓄积可表现为兴奋症状，如烦躁、失眠，表现为昼睡夜醒；严重二氧化碳蓄积可导致肺性脑病的发生，表现为神志淡漠、肌肉震颤、抽搐、昏睡，甚至昏迷。肺性脑病是典型二氧化碳蓄积导致的病症，在肺性脑病前期，即发生二氧化碳麻醉状态之前，切忌使用镇静、催眠药，以免加重二氧化碳蓄积，以防诱发肺性脑病。

4. 血液循环系统

严重缺氧、酸中毒可引起心律失常、心肌损害、周围循环衰竭、血压下降。二氧化碳蓄积可使外周浅表静脉充盈、皮肤红润、潮湿、多汗、血压升高，因脑血管扩张可产生搏动性头痛。COPD因长期缺氧、二氧化碳蓄积，可导致肺动脉高压、右心衰竭。严重缺氧可导致循环淤滞，诱发DIC。

5. 消化和泌尿系统

由于缺氧使胃肠道黏膜充血水肿、糜烂渗血，严重者可发生应激性溃疡引起上消化道出血。严重呼吸衰竭可引起肝、肾功能异常，出现丙氨酸氨基转移酶、血尿素氮升高。

二、诊断

根据患者有慢性肺部疾病史或其他导致呼吸功能障碍的疾病，如COPD、严重肺结核等，新近呼吸道感染史以及缺氧、二氧化碳蓄积的临床表现，结合动脉血气分析，不难做出诊断。

血气分析在呼吸衰竭的诊断及治疗中是必不可少的检查项目，不仅可以明确呼吸衰竭的诊断，而且有助于了解呼吸衰竭的性质、程度，判断治疗效果，对指导氧疗、机械通气各种参数的调节、纠正酸碱失衡和电解质紊乱均有重要意义。常用血气分析指标如下。

（一）动脉血氧分压

动脉血氧分压是物理溶解于血液中的氧分子所产生的分压力，是决定血氧饱和度的重要因素，是反映机体氧合状态的重要指标，正常值为 12.7 ~ 13.3 kPa（95 ~ 100 mmHg）。随着年龄增长 PaO_2 逐渐降低。当 $PaO_2 < 7.98$ kPa（60 mmHg）时可诊断为呼吸衰竭。

（二）动脉血氧饱和度

SaO_2 是动脉血中血红蛋白实际结合的氧量与所能结合的最大氧量之比，即血红蛋白含氧的百分数，正常值为 96% ± 3%。SaO_2 作为缺氧指标不如 PaO_2 灵敏。

（三）pH

pH 是反映体液氢离子浓度的指标。动脉血 pH 是酸碱平衡中最重要的指标，它可反映血液的酸碱度，正常值为 7.35 ~ 7.45。pH 低于 7.35 为失代偿性酸中毒，大于 7.45 为失代偿性碱中毒。但 pH 的异常并不能说明酸碱失衡的性质，即是代谢性还是呼吸性；即使 pH 在正常范围，也并不能说明没有酸碱失衡。

（四）动脉血二氧化碳分压

$PaCO_2$ 是物理溶解于血液中的二氧化碳气体的分压力，是判断呼吸性酸碱失衡的重要指标，亦是衡量肺泡通气的可靠指标。正常值为 4.7 ~ 6.0 kPa（35 ~ 45 mmHg），平均值为 5.32 kPa（40 mmHg）。当 $PaCO_2 > 6.0$ kPa（45 mmHg）时，提示通气不足。如是原发性的，为呼吸性酸中毒；如是继发性的，可以是由于代偿代谢性碱中毒而引起的改变。如 $PaCO_2 < 4.7$ kPa（35 mmHg），提示通气增强，可以是原发性呼吸性碱中毒，也可以是为了代偿代谢性酸中毒而引起的继发性改变。当 $PaCO_2 > 6.7$ kPa（50 mmHg）时，可结合 $PaCO_2 < 8.0$ kPa（60 mmHg）诊断为呼吸衰竭（Ⅱ型呼吸衰竭）。

（五）碳酸氢根离子（HCO_3^-）

HCO_3^- 是反映代谢方面的指标，但也受呼吸因素的影响，$PaCO_2$ 增加时 HCO_3^- 也略有增加。正常值为 22 ~ 27 mmol/L，平均值为 24 mmol/L。

（六）剩余碱

剩余碱（BE）只反映代谢的改变，不受呼吸因素的影响。正常值为 –3 ～ +3 mmol/L。血液偏碱时为正值，偏酸时为负值；BE ＞ +3 mmol/L 为代谢性碱中毒，BE ＜ –3 mmol/L 为代谢性酸中毒。

（七）缓冲碱

缓冲碱（BB）指 1 L 全血（以 BBb 表示）或 1 L 血浆（以 BBp 表示）中所有具缓冲作用的阴离子总和，正常值为 45 ～ 55 mmol/L。

三、治疗

（一）保持气道通畅

保持气道通畅是纠正呼吸衰竭的重要措施。

1．清除气道分泌物

鼓励患者咳嗽，对于无力咳痰或意识障碍者应加强呼吸道护理，协助其翻身拍背。

2．稀释痰液、化痰祛痰

痰液黏稠不易咳出者给予口服化痰祛痰药（如强利痰灵片 1.0 g，每日 3 次；或盐酸氨溴索 15 mg，必要时用）或雾化吸入药物治疗。

3．解痉平喘

对有气道痉挛者，可雾化吸入 β_2 受体激动剂或溴化异丙托品，口服氨茶碱（成人常用量为每次 0.1 ～ 0.2 g，每日 0.3 ～ 0.6 g；儿童常用量为每次按体重 3 ～ 5 mg/kg，每日 3 次）或静脉滴注氨茶碱（每次 0.125 ～ 0.25 g，每日 0.5 ～ 1 g，以 5% ～ 10% 葡萄糖注射液稀释后缓慢滴注）、沙丁胺醇、特布他林等。

4．建立人工气道

经以上处理无效或病情危重者，应采用气管插管或气管切开，并给予机械通气辅助呼吸。机械通气的适应证：①意识障碍，呼吸不规则。②气道分泌物多而黏稠，不易排出。③严重低氧血症和（或）二氧化碳蓄积，危及生命〔如 PaO_2 ≤ 6.0 kPa（45 mmHg），$PaCO_2$ ≥ 9.3 kPa（70 mmHg）〕。④合并多器官功能障碍。在机械通气治疗过程中应密切观察病情，监测血压、心率，加强护理，随时吸痰，根据血气分析结果随时调整呼吸机治疗参数，预防并发症的发生。

（二）氧疗

吸氧是治疗呼吸衰竭必需的措施。

1．吸氧浓度

对于Ⅰ型呼吸衰竭，以缺氧为主，不伴有二氧化碳蓄积，应吸入较高浓度（大于35%）的氧，使 PaO_2 提高到 8.0 kPa（60 mmHg）或 SaO_2 在 90% 以上。对于既有缺氧又有二氧化碳蓄积的Ⅱ型呼吸衰竭，则应持续低浓度吸氧（小于 35%）。因慢性呼吸衰竭失代偿者缺氧伴二氧化碳蓄积是由通气不足所造成，由于二氧化碳蓄积，其呼吸中枢化学感受器对二氧化碳反应性差，呼吸的维持主要靠低氧血症对颈动脉窦、主动脉体化学感受器的驱动作用。若吸入高浓度氧，首先 PaO_2 迅速上升，使外周化学感受器丧失低氧血症的刺激，解除了低氧性呼吸驱动从而抑制呼吸中枢。患者的呼吸变浅变慢，$PaCO_2$ 随之上升，严重时可陷入二氧化碳麻醉状态。

2．吸氧的装置

一般使用双腔鼻管、鼻导管或鼻塞吸氧，吸氧浓度（%）=21+4× 吸氧流量（L/min）。对于慢性Ⅱ型呼吸衰竭患者，长期家庭氧疗（1 ~ 2 L/min，每天 16 小时以上），有利于降低肺动脉压，改善呼吸困难和睡眠，增强活动能力和耐力，提高生活质量，延长患者的寿命。

（三）增加通气量、减少二氧化碳蓄积

除治疗原发病、积极控制感染、通畅气道等治疗外，增加肺泡通气量是有效排出二氧化碳的关键。根据患者的具体情况，若有明显嗜睡，可给予呼吸兴奋剂，常用药物有尼可刹米与洛贝林〔如 5% 或 10% 葡萄糖液 300 mL+ 尼可刹米 0.375 g×（3 ~ 5）支，静脉滴注，每日 1 ~ 2 次〕。通过刺激呼吸中枢和外周化学感受器，增加呼吸频率和潮气量以改善通气。需注意必须在气道通畅的基础上应用，且患者的呼吸肌功能基本正常，否则治疗无效且增加氧耗量和呼吸功，对脑缺氧、脑水肿、有频繁抽搐者慎用。主要适用于以中枢抑制为主、通气量不足引起的呼吸衰竭，对以肺炎、弥散性肺病变等以肺换气障碍为主的呼吸衰竭患者不宜应用。近年来尼可刹米与洛贝林这两种药物在西方国家几乎被多沙普仑取代，此药对镇静催眠药过量引起的呼吸抑制和 COPD 并发急性呼吸衰竭有显著的呼吸兴奋作用，对于慢性呼吸衰竭患者可口服呼吸兴奋剂，阿米三嗪 50 ~ 100 mg，每日 2 次，该药通过刺激颈动脉体和主动脉体的化学感受器而兴奋呼吸中枢，从而增加通气量。

（四）水电解质紊乱和酸碱失衡的处理

多种因素均可导致慢性呼吸衰竭患者发生水电解质紊乱和酸碱失衡。

（1）应根据患者心功能状态酌情补液。

（2）未经治疗的慢性呼吸衰竭失代偿的患者，常表现为单纯性呼吸性酸中毒或呼吸性酸中毒合并代谢性酸中毒，此时治疗的关键是改善通气，增加通气量，促进二氧化碳的排出，同时积极治疗代谢性酸中毒的病因，补碱应适度。如 pH 过低，可适当补碱，先一次给予 5% 碳酸氢钠 100 ～ 150 mL 静脉滴注，使 pH 升至 7.25 左右即可。因补碱过量有可能加重二氧化碳蓄积。

（3）如经利尿药、糖皮质激素等药物治疗，又未及时补钾、补氯，则易发生呼吸性酸中毒合并代谢性碱中毒，此时除积极改善通气外，应注意补氯化钾，必要时（血 pH 明显增高）可补盐酸精氨酸（10% 葡萄糖溶液 500 mL+ 盐酸精氨酸 10 ～ 20 g），并根据血气分析结果决定是否重复应用。

（五）治疗原发病

呼吸道感染是呼吸衰竭最常见的诱因，故病因治疗首先是根据敏感致病菌选用有效抗生素，积极控制感染。

（黄文铖）

第四节　哮喘急性危重发作

一、概述

支气管哮喘（哮喘）是常见慢性呼吸道疾病，具有反复急性发作的特点，严重发作可威胁生命。哮喘发病率各地不一（20% ～ 30%），但均有不断增高趋势。20 世纪 90 年代，世界卫生组织与美国国家心肺血液研究所联合成立了全球哮喘防治创议（GINA），并于 1995 年首次发布了《全球哮喘管理和预防策略》报告，之后曾多次修订，对推动和规范哮喘防治，减轻和减少反复急性发作，提高生活质量，起到一定作用。许多国家和地区亦参照该文件，根据各自的具体条件制订相应指南。我国发布的《支气管哮喘防治指南》，对哮喘急性发作期的治疗较以往版本有更详细的阐述。虽然哮喘治疗策略不断完善，哮喘治疗药物不断发展，但是哮喘的死亡率仍高。患者多死于哮喘急性高危发作。提高急性危重发作的救治水平，避免或减少因哮喘急性发作所致死亡，是当前关注的课题。

哮喘急性危重发作有两种类型，即：①哮喘急性发作，经常规治疗无效，症状进行性加重，最终危及生命。②哮喘急性重度发作，在数小时甚至数分钟内心跳呼吸骤停导致死亡（哮喘猝死）。发生原因往往与患者对哮喘认识不足，以及对规范化长期计划治疗依从性差有关。因此，推行哮喘规范化治疗，加强患者教育宣传，增加治疗依从性，至关重要。另外，加强对哮喘急性发作严重程度客观评价和及时正确的抢救治疗措施，降低急性高危发作的病死率，甚为关键。

（一）哮喘急性危重发作的触发因素

重症哮喘形成的原因较多，发生机制也较为复杂。哮喘患者发展成为重症哮喘的原因往往是多方面的。作为临床医师，在抢救重症哮喘患者时应清醒地认识到，若要有效地控制病情，除对重症哮喘进行及时的诊治外，寻找每个患者发展成重症哮喘的病因并排除是非常重要的。目前已基本明确的病因主要有以下几点。

1. 变应原或其他致喘因素持续存在

哮喘是由于支气管黏膜感受器在特定的刺激后发生速发相及迟发相反应而引起支气管痉挛、气道炎症和气道高反应性，造成呼吸道狭窄所致。如果患者持续吸入或接触变应原或其他致喘因子（包括呼吸道感染），可导致支气管平滑肌的持续痉挛和进行性加重的气道炎症，上皮细胞剥脱并损伤黏膜，使黏膜充血水肿、黏液大量分泌甚至形成黏液栓，加上气道平滑肌极度痉挛，可严重阻塞呼吸道，引起哮喘持续状态而难以缓解。

2. β_2受体激动剂的应用不当和（或）抗感染治疗不充分

目前已证实，哮喘是一种气道炎症性疾病，因此抗感染药物已被推荐为治疗哮喘的第一线药物。然而，临床上许多哮喘患者长期以支气管扩张剂为主要治疗方案，抗感染治疗不充分或抗感染治疗药物使用不当，导致气道变态反应性炎症未能有效控制，使气道炎症日趋严重，气道高反应性加剧，哮喘病情日益恶化。而且长期盲目地大量应用β_2受体激动剂，可使β_2受体发生下调，导致其“失敏”。在这种情况下突然停止用药可造成气道反应性显著增高，从而诱发危重哮喘。

3. 脱水、电解质紊乱与酸中毒

哮喘发作时，患者出汗多和张口呼吸使呼吸道丢失水分增多；吸氧治疗时，加温湿化不足；氨茶碱等强心、利尿药使尿量相对增加；加上患者呼吸困难，饮水较少等因素。因此，哮喘发作的患者常存在不同程度的脱水。因而造成组织脱水，痰液黏稠，形成无法咳出的黏液痰栓，广泛阻塞中小气道，加重呼吸困难，导致通气功能障碍，形成低氧血症和高碳酸血症。同时，由于缺氧、进食少，体内酸性代谢产物增多，可并发代谢性酸中毒。在酸中毒情况下，气道对许多平喘药的反应性降低，进一步加重哮喘病情。

4. 突然停用激素，引起“反跳现象”

某些患者因对一般平喘药无效或因医师治疗不当，长期反复应用糖皮质激素，使机体产生依赖性或耐受性，一旦因某种原因（如缺药、手术、妊娠、消化道出血、糖尿病或治疗失误等）导致突然停用糖皮质激素，可使哮喘不能控制并加剧。

5. 情绪过分紧张

患者对病情的担忧和恐惧一方面可通过皮层和自主神经反射加重支气管痉挛和呼吸困难。另一方面昼夜不眠，使患者体力不支。此外，临床医师和家属的精神情绪也会影响患者，促使哮喘病情进一步地恶化。

6. 理化因素与因子的影响

有报道发现一些理化因素（如气温、湿度、气压、空气离子等）对某些哮喘患者可产生不同程度的影响，但发生机制尚不明确。有人认为，气候因素能影响人体的神经系统、内分泌体液中的 pH、钾与钙的平衡及免疫机制等。空气中阳离子过量也可使血液中钾与钙起变化，导致支气管平滑肌收缩。

7. 有严重并发症或伴发症

如并发气胸、纵隔气肿或伴发心源性哮喘发作、肾衰竭、肺栓塞或血管内血栓形成等均可使哮喘症状加重。

（二）哮喘急性发作的病理生理

哮喘急性发作时，常常有气道炎症的加重，黏膜及黏膜下组织水肿、充血，嗜酸性粒细胞等炎症细胞浸润，支气管平滑肌肥厚与痉挛，气道狭窄和肺泡过度膨胀。哮喘严重发作时，还可见广泛的支气管和细支气管内充满大量黏稠的黏液栓。气道的炎症加重和狭窄，导致气道阻塞，通气功能下降。广泛的气道内黏液栓可使阻塞持续并不断加重，通气功能严重降低。

哮喘轻度发作时，通气功能轻度受损，患者通过增加呼吸频率和幅度来增加通气量，肺血流量代偿性增加，与充气增加的肺泡保持通气和血流比例不变，随着哮喘发作的加重，呼吸道阻力进一步增加，通气功能障碍加重，峰值呼气流速（PEF）和第一秒用力呼气流量（FEV_1）逐渐下降。患者为呼气性呼吸困难，呼气时下肺区气道提前关闭，气流受限，吸入气量多于呼出气量，肺泡气体蓄积，肺泡过度充气膨胀，使功能残气量、残气量和肺总量，以及残气占肺总量百分比增加或显著增加。哮喘严重发作时，患者在高功能残气量下进行呼吸，其潮气量处于肺的压力容积曲线平坦段，易使呼吸肌发生疲劳，要以较大的经肺压才能得到足够的潮气量，增加呼吸功。

同时，哮喘急性发作状态下肺内各区域气道阻塞程度不一，不同区域肺泡气体滞留的量不同，使吸入气在肺内分布不均。由于各部位肺泡内压不等，对肺泡周围毛细血管血流灌注产生的压力不同，肺内血流分布也不均，这些变化利用核素扫描均已得到证实。肺内吸入气体分布不均和血流灌注不均导致通气与血流比例失调，引起低氧血症。当有黏液栓阻塞一部分气道，引起肺小叶不张，可加重通气与血流比例失调，增加肺内分流，并使肺内弥散面积减少，气体弥散量下降，进而加重低氧血症。低氧血症可刺激颈动脉窦和主动脉体化学感受器，使呼吸加深加快。哮喘急性发作初期，通气代偿性增加，可使二氧化碳排出增加，出现动脉血 $PaCO_2$ 下降（低碳酸血症）。但随着气道阻塞加重，气道陷闭，肺泡通气不足和通气血流比例失调加重，以及由于肺高度膨胀时，呼吸肌不仅要克服肺的弹性回缩力，还要克服胸廓的弹性回缩力，呼吸功明显增加，长时间必然发生呼吸肌疲劳，使低氧血症进一步加重，并出现二氧化碳蓄积（高碳酸血症），表现为呼吸性酸中毒及混合性酸中毒。

在重度和危重型哮喘中，由于气道陷闭和肺过度充气，吸气时胸腔负压加大，右心回心血流量增加，右心室充盈压升高，呼气时胸腔压力增高，过度充气的肺泡压迫肺泡间毛细血管，使肺血管阻力增加，导致肺动脉高压。同时，右心室充盈压增高使室间隔左移，左心室充盈不足，在吸气相胸腔负压的情况下，心脏收缩期左心排血量下降，造成吸气相收缩压明显下降，出现奇脉。

（三）哮喘急性发作的临床特征

1. 临床表现

哮喘急性发作时的症状有呼吸困难、喘息、咳嗽、胸闷，中至重度发作者不愿或不能平卧，烦躁不安、大汗淋漓、讲话不连贯，平时所用支气管舒张剂的剂量和次数增加。如果是由呼吸道感染诱发的哮喘发作，则有相应症状如流涕、咽痛、声嘶、咳痰，痰为黏脓性或脓性。体格检查时可见患者呼吸频率增快（严重时＞30次/分），呼吸窘迫，喘鸣，由于肺过度充气使胸廓前后径增大，运动幅度下降、出现三凹征、辅助呼吸肌参与工作（胸锁乳突肌收缩）、两肺听诊可闻哮鸣音，呼气延长，亦可有干啰音，心率增快。哮喘发作加重可出现奇脉，吸气相收缩压下降（≥10 mmHg），奇脉明显（≥25 mmHg）时多为重症哮喘。当出现发绀时，提示哮喘病情已属危重。此外，两肺哮鸣音消失和奇脉消失，除可能是经治疗病情改善的表现外，亦可以是病情极度恶化和危重的征象，须高度警惕，危重型哮喘气道内若有广泛的黏液栓塞和呼吸肌衰竭，可使两肺哮鸣音消失，称为“沉默胸”，同时还有胸腹矛盾运动，心动徐缓和意识障碍，如嗜睡、昏迷。

2. 辅助检查

（1）实验室检查：患者血清与痰中嗜酸性粒细胞及其活性产物如嗜酸细胞阳离子蛋白（ECP）含量增加。呼出气中一氧化氮水平升高，以及尿中白三烯代谢产物（LTE_4）水平增高反映了气道炎症加重，在急性发作期更为明显。同时应检测血清钾和血糖，大剂量使用 β_2 受体激动剂和糖皮质激素，以及患者有脱水和呼吸性碱中毒可引起低钾血症。全身使用糖皮质激素可引起血糖升高。

（2）肺功能测定：PEF 和 FEV_1 为诊断哮喘急性加重的常用肺功能指标。根据 PEF 和 FEV_1 下降的绝对值或占预计值的百分比来诊断并判断哮喘发作的严重程度，并可在使用支气管舒张剂治疗后，根据 PEF 或 FEV_1 的改善程度，来评估患者对治疗的反应，判断病情的严重性及预后，并以此来决定患者是否需住院治疗。

（3）动脉血气测定：在哮喘发作早期或轻度发作，动脉血气是正常的（Ⅰ期）。呼吸急促和情绪焦虑紧张使通气增强，出现低碳酸血症（呼吸性碱中毒）（Ⅱ期）。如果气道阻塞加重，呼吸肌疲劳，则 $PaCO_2$ 回至正常，称 $PaCO_2$ 假性正常，同时有 PaO_2 下降（Ⅲ期）。随着病情进展变得危重时，通气严重不足将导致二氧化碳蓄积（呼吸性酸中毒），PaO_2 进一步降低，此时为Ⅱ型呼吸衰竭（Ⅳ期）。

哮喘急性发作时，如一直在进行肺功能（PEF 或 FEV_1）监测则并不需要常规测定动脉血气。但如患者气道阻塞症状严重或进行性恶化，必须做出将患者收住医院的决定时，应测定动脉血气。脉氧仪具有移动方便，可无创持续监测的优点，尽管不能测定 $PaCO_2$，但也可依据 SaO_2 来判断有无缺氧及呼吸衰竭的发生。

（4）其他：胸部 X 线片检查显示两肺过度充气，当有黏液栓塞时可有灶性肺不张。有时危重型哮喘的原因为并发气胸和纵隔气肿，通过胸片可被检出。胸片还可发现并发的肺部感染。心电图检查可示窦性心动过速，严重哮喘发作时由于肺动脉高压使右心室负荷增大和两肺过度充气压迫心脏，心电图可表现有右心室肥大和心脏显著顺钟向转位，此类心电图改变在哮喘完全缓解后可恢复。

多数哮喘患者的肺功能是在几天内逐渐恶化的，但也有少数患者的哮喘急性发作病情演变迅速，在几分钟到数小时内即可出现呼吸、循环衰竭危象。因此有人将发生急性呼吸衰竭的哮喘分成两类，即急性严重哮喘和急性窒息性哮喘。

（四）哮喘急性发作严重程度客观评估

哮喘急性危重发作的病死率为 1% ~ 2%。准确估计病情严重程度，及时准确的治疗措施是成功救治的关键。对哮喘急性发作严重程度认识不足是影响预后的重要原因之一。患者往往习惯急性发作时在家自行吸入支气管舒张剂以缓解症状，并且在治疗无效或疗效不持久时反复使用，忽视对每次急性发作严重程度的自我评估，亦很少意识到哮喘急性发作可能威胁生命，以致延误就医。医务人员在诊治患者时亦可能忽视必要的检查和客观的评估，造成对发作严重程度估计不足。应详细询问病史，包括过去发作情况和近期用药情况，全面体检和必要的化验检查，尤应重视动脉血氧分析。《支气管哮喘防治指南》对哮喘病情的评估分两部分，即：①治疗前和治疗期间哮喘病情严重程度分级。②哮喘急性发作时病情严重程度的分级，见表 1–2。

表 1–2 哮喘急性发作时病情严重程度的分级

临床特点	轻度	中度	重度	危重
气短	步行、上楼时	稍事活动	休息时	休息时
体位	可平卧	喜坐位	端坐呼吸	端坐呼吸
讲话方式	连续成句	单词	单字	不能讲话
精神状态	可有焦虑，尚安静	时有焦虑或烦躁	常有焦虑，烦躁	嗜睡或意识模糊
出汗	无	有	大汗淋漓	大汗淋漓
呼吸频率	轻度增加	增加	常＞ 30 次 / 分	常＞ 30 次 / 分
辅助呼吸肌活动及三凹征	常无	可有	常有	胸腹矛盾呼吸
哮鸣音	散在，呼吸末期	响亮、弥漫	响亮、弥漫	减弱乃至无
脉率（次 / 分）	＜ 100	100 ～ 120	＞ 120	脉率变慢或不规则
奇脉	无，＜ 10 mmHg	可有，10 ～ 25 mmHg	常有，＞ 25 mmHg	无，提示呼吸肌疲劳
使用 β_2 激动剂后 PEF 预计值或个人最佳值%	＞ 80%	60% ～ 80%	＜ 60%或＜ 100 L/min 或作用时间＜ 2 小时	无法完成检测
PaO_2（吸空气，mmHg）	正常	≥ 60	＜ 60	＜ 60
$PaCO_2$（mmHg）	＜ 45	≤ 45	＞ 45	＞ 45
SaO_2（吸空气，%）	＞ 95	91 ～ 95	≤ 90	≤ 90
pH	正常	正常	正常或降低	降低

急性发作时除按照临床表现进行分级外，还根据动脉血气分析进行分级，动脉血气

分析是分级的量化指标。①轻度：PaO_2（吸空气）正常或轻度降低，$PaCO_2 < 45$ mmHg，SaO_2（吸空气）$> 95\%$。②中度：PaO_2（吸空气$\geqslant 60$ mmHg，$PaCO_2 \leqslant 45$ mmHg，SaO_2（吸空气）91% ~ 95%。③重度：PaO_2（吸空气）$\leqslant 60$ mmHg，$PaCO_2 > 45$ mmHg，SaO_2（吸空气）$\leqslant 90\%$。动脉血气分析的动态变化能较准确地反映病情。当 PaO_2 进一步降低而 $PaCO_2$ 由“轻度”时因过度通气而降低，以后因气道阻塞加重和发生呼吸肌疲劳，肺通气量不足，因此 PaO_2 进一步降低，而 $PaCO_2$ 由降低而逐步增高，最终因体内二氧化碳蓄积，$PaCO_2$ 明显增高，而发生通气衰竭，病情危重，甚至有生命危险，须及时抢救。传统上认为哮喘持续状态表示病情危重，但是哮喘持续状态的定义为哮喘持续> 24 小时，药物治疗无效，症状进行性加重。该定义缺乏客观量化指标，而且将时间限定在 24 小时以上不够合理，因为哮喘急性危重发作可在数小时内危及生命，拘泥于时间标准，可能延误治疗。

二、治疗

（一）一般综合治疗

1. 氧疗

重症哮喘常有不同程度的低氧血症存在，因此原则上都应吸氧。吸氧流量为 1 ~ 3 L/min，吸氧浓度一般不超过 40%。此外，为避免气道干燥，吸入的氧气应尽量温暖湿润。

2. β_2 受体激动剂

短效 β_2 受体激动剂吸入治疗药物能直接兴奋气道平滑肌和肥大细胞受体，舒张气道平滑肌，缓解喘息症状。

对于重症哮喘患者不宜经口服或直接经定量气雾剂（MDI）给药，因为此时患者病情重，无法深吸气、屏气，也不能协调喷药与呼吸同步。因此传统的压力型定量气雾剂（PMDI）和干粉吸入剂并不适用。可供选择的给药方式如下。

（1）持续雾化吸入：以高流量氧气（或压缩空气）为动力，雾化吸入 β_2 受体激动剂。一般情况下，成人每次雾化吸入沙丁胺醇或特布他林雾化溶液 1 ~ 2 mL，12 岁以下儿童减半，在第 1 个小时内每隔 20 分钟重复一次。中高档呼吸机一般配备可进行雾化吸入的装置，故对于插管的危重患者，雾化吸入也可经呼吸机相连的管道给药。

（2）借助储雾罐使用 MDI：给予 β_2 受体激动剂，每次 2 喷，必要时在第 1 个小时内每隔 20 分钟可重复 1 次。

（3）静脉或皮下给药：沙丁胺醇 0.5 mg（或特布他林宁 0.25 mg）皮下注射，以后再将沙丁胺醇 1 mg 加入 100 mL 液体内缓慢滴注（每分钟 2 ~ 8 μg）。无心血管疾病的年轻患者可皮下注射 1 ∶ 1000 肾上腺素 0.3 mL，1 小时后可重复注射 1 次。注意：高龄患者、有严重原发性高血压、心律失常的患者或成人心率超过 140 次 / 分时应慎将受体激动剂经静脉或皮下使用。此外尚应注意患者可能在来院前已反复自行使用短效 β_2 受体激动剂 PMDI 或干粉吸入治疗，导致呼吸道 β_2 受体功能下降，若继续使用大剂量雾化吸入剂非但无效，反可能增加不良反应的发生。

3．糖皮质激素的应用

糖皮质激素是最有效的抗变态反应炎症药物。哮喘急性危重发作患者因严重支气管平滑肌痉挛和气道变应性炎症而引起支气管广泛阻塞，若单用短效 β_2 激动剂或茶碱等支气管舒张剂，仅能暂时缓解症状，但未能有效控制气道变应性炎症，因此随病情发展，气道阻塞症状复现，且更严重，甚至引起死亡，应该根据病情，及早联合使用糖皮质激素口服或滴注。目前认为对哮喘急性危重发作应及早全身应用糖皮质激素与支气管舒张剂联合治疗，因为糖皮质激素抗炎作用起效较慢，通常需经 4 ~ 6 小时才起显效。因此二者联合使用可以达到即时舒张支气管平滑肌，并继而控制气道变应性炎症的作用。若按传统方法先用支气管舒张剂治疗无效后再用糖皮质激素治疗，则病情已进一步加重，失去早期有效治疗的机会。建议对哮喘急性危重发作或过去急性发作时曾用糖皮质激素治疗，以及近期口服糖皮质激素者应及时联合使用糖皮质激素和支气管舒张剂。

一旦确诊患者为重症哮喘，就应在应用支气管扩张剂的同时，及时足量从静脉快速给予糖皮质激素。糖皮质激素全身治疗的建议剂量为琥珀酸氢化可的松 400 ~ 1000 mg/d，或甲基泼尼松龙 80 ~ 160 mg/d，也可用地塞米松 5 ~ 10 mg 静脉注射，每 6 小时可重复 1 次。无糖皮质激素依赖者，可在短期内（3 ~ 5 天）停药，有糖皮质激素依赖倾向者，应延长给药时间，待症状控制后，改为口服给药，并逐渐减少激素用量。地塞米松虽然抗感染作用较强，但由于在血浆和组织中半衰期长，对脑垂体肾上腺轴的抑制时间长，故应尽量避免使用，或仅短时间使用。

4．静脉给予氨茶碱

首剂量氨茶碱 0.25 g 加入 100 mL 葡萄糖液中静脉注射（不少于 20 分钟），继而以 0.5 ~ 0.8 mg/（kg · h）的速度持续静脉滴注，建议成人每日氨茶碱总量不超过 1 g。由于茶碱治疗窗狭窄，茶碱代谢有较大个体差异，因此对于老年人、幼儿及肝肾功能障碍、甲状腺功能亢进或同时使用西咪替丁、喹诺酮或大环内酯类抗生素等药物者，应监测氨茶碱血药浓度，使血药浓度维持在 6 ~ 15 mg/L 以保障疗效和安全，严重不良反应包括心律失常和血压下降，甚至死亡。

5. 抗胆碱能药物

吸入抗胆碱能药物，如溴化异丙托品，可阻断节后迷走神经传出支，通过降低迷走神经张力而舒张支气管，其扩张支气管的作用较 β_2 受体激动剂弱，起效也较缓慢，但不良反应很少。可与 β_2 受体激动剂联合吸入治疗，使支气管扩张作用增强并持久。尤其适用于夜间哮喘及痰多的患者。可用 MDI，每次 2 ~ 3 喷，每日 3 次，或用 100 ~ 150μg/mL 的溶液 3 ~ 4 mL 加入雾化器持续雾化吸入。

6. 纠正脱水

重症哮喘患者由于存在摄水量不足，加之过度呼吸及出汗，常存在不同程度的脱水，使气道分泌物黏稠，痰液难以排出，影响通气，因此补液有助于纠正脱水，稀释痰液，防止黏液栓形成。根据心脏及脱水情况，一般每日输液 2000 ~ 3000 mL。

7. 积极纠正酸碱失衡和电解质紊乱

重症哮喘时，由于缺氧、过度消耗和入量不足等原因易于出现代谢性酸中毒，而在酸性环境下，许多支气管扩张剂将不能充分发挥作用，故及时纠正酸中毒非常重要。建议在 pH < 7.2 时可使用碱性药物，每次用 5% 碳酸氢钠溶液 40 ~ 60 mL 静脉注射。如果要立即实施机械通气，补碱应慎重，以避免过度通气又造成呼吸性碱中毒。由于进食不佳和缺氧造成的胃肠道反应，患者常伴呕吐，常出现低钾、低氯性碱中毒，故应予以补充。

8. 针对诱发发作的因素和并发症或伴发症进行预防及处理

如及时脱离致敏环境；对于感染导致哮喘加重的患者，应积极进行针对性的抗感染治疗，包括使用抗生素，但抗生素的使用不能泛滥，除非有证据表明患者存在肺部细菌性感染，否则不提倡常规使用抗生素。另外，也应对危重哮喘并发症或伴发症进行预防及处理，包括心律失常、颅内高压、脑水肿、消化道出血等。

（二）重症哮喘的机械通气治疗

对哮喘急性危重发作、出现急性呼吸衰竭者应进行通气支持治疗。鼻（面）罩等无创性通气方式使用方便，有利于早期进行机械通气治疗，但神志障碍、自主呼吸弱者不宜使用。对无创通气治疗无效或不宜做无创通气治疗者，应及时采取有创（经口、鼻气管插管或气管切开插管）机械通气治疗，以挽救垂危患者。

哮喘患者行机械通气的绝对适应证为心跳呼吸骤停，呼吸浅表伴神志不清或昏迷。一般适应证为患者具有前述临床表现，经氧疗、全身应用糖皮质激素、支气管舒张剂等药物治疗后，临床表现仍继续恶化，尤其是 PaO_2 进一步降低，而 $PaCO_2$ 进行性升高，甚至> 45 mmHg 伴酸中毒者，应及时使用辅助机械通气治疗。

1. 非浸入性正压通气（NIPPV）

由于气管插管具有一定的并发症，且呼吸道阻力可明显增加，重症哮喘者应尽早应用鼻或口（鼻）面罩机械通气。最理想的方法是先使用简易呼吸囊随患者的呼吸进行较高氧浓度的人工辅助呼吸，待患者适应，酸中毒缓解后再行呼吸机辅助通气则更为安全。现提倡持续气道正压通气（CPAP）联合压力支持通气（PSV），也称为双水平正压通气（BIPAP）。其方法为：起始 CPAP 水平为 0，PSV 为 10 cmH_2O。患者逐渐适应后，调节 CPAP 为 5 cmH_2O，以后 PSV 逐步增加以达到最大呼气潮气量（VT）≥ 7 mL/kg，呼吸频率< 25 次 / 分。但问题在于：①危重哮喘患者因面罩常觉憋气更严重而不能耐受。②由于患者呼吸频率快、焦虑烦躁，人机协调不好。③胃肠胀气时增加胃内容物吸入的危险性。④张口呼吸时，易出现气道分泌物干燥。另外，面罩不利于分泌物清除。⑤不利于气道给药。

下列情况不宜进行 NIPPV。

（1）收缩血压< 90 mmHg 或应用升压药物。

（2）心电图显示心肌缺血或严重心律失常。

（3）昏迷、抽搐或需建立人工气道以清除分泌物。

（4）危及生命的低氧血症。

2. 气管插管进行机械通气

对无创通气治疗无效或不宜做无创通气治疗者，应及时采取有创（经口、鼻气管插管或气管切开插管）机械通气治疗，以挽救垂危患者。

推荐经口气管插管，原因是：①经口插管相对容易，操作快，必要时给予镇静剂后再操作。②经口气管插管口径相对较大，有利于减少阻力并便于吸痰。再者，哮喘插管上机时间一般较短，无须长期进行口腔护理。

为避免肺过度膨胀，甚至造成气压伤，故目前多主张低通气、低频率、可允许性高碳酸血症（PHC）的通气策略。虽然各类文献中并未阐明最高安全的 $PaCO_2$ 及最低安全的 pH 范围，但许多报道指出，$PaCO_2$ 80 ~ 100 mmHg 及 pH 为 7.15 要比由于过高的通气压力所造成的肺损伤更为安全。也有学者认为，PHC 时主要注意的应当是 pH，而并非 $PaCO_2$ 的水平。呼吸机的起始设置模式以容量控制通气为宜，各参数可设置为：潮气量 8 ~ 10 mL/min，频率 10 ~ 15 次 / 分，每分通气量≤ 115 mL/kg（8 ~ 10 L），呼气末正压（PEEP）=0 cmH_2O，吸呼比 1 ∶ 3。通过调整吸气流速，或采用流量触发方式，在保持较合适的每分通气量的前提下，吸气末平台压应控制在< 30 cmH_2O。应强调 PHC 是为避免并发症的一个过渡阶段，待肺过度充气缓解，

胸廓运动幅度增大，气道压力降低，则不必去追求允许性高碳酸血症的应用，所以要结合不同患者及其不同阶段的具体情况来妥善地应用机械通气。

3. 镇静剂、肌松剂的应用

对危重哮喘患者在使用气管插管或气管切开行机械通气时要重视镇静剂及肌松剂的应用。镇静剂可使患者放松，提高舒适感，防止人机对抗，降低氧耗和 CO_2 的产生。常用的镇静药物有安定、咪达唑仑和异泊酚等。如安定常用剂量为 10 mg 静脉注射；与安定比较，咪达唑仑是一种快速和相对短效的药物，注射部位疼痛和血管刺激少，较安定而言，能让患者产生更舒适的催眠体验，同时有明显的抗焦虑作用。咪达唑仑达到中枢峰效应的时间为 2 ~ 4 分钟，其消除半衰期约 2 小时，多采用连续输注给药，先静注负荷量 0.025 ~ 0.05 mg/kg 后，以 1.0 ~ 2.0 μg/（kg · min）维持。患者血压低时应慎用安定、咪达唑仑。异泊酚具有起效快、过程平稳、不良反应少、镇静水平易于调节的特点，此外，该药还有一定的支气管扩张作用，应用时可连续输注给药约 50 μg/（kg · min），然后根据患者镇静状态进行调节。有时尽管已用镇静剂，但人机对抗仍未解决，造成气道高压，甚至 PaO_2 下降，此时需应用肌松剂，但肌松剂应用时间不宜太长，特别是在合并使用大剂量糖皮质激素治疗的危重哮喘患者，以免产生甾体类肌松药综合征，导致撤机困难。

4. 关于机械通气的撤离

一旦呼吸道阻力开始下降以及 $PaCO_2$ 恢复正常，镇静剂及肌松剂已撤除，症状也明显好转，则应考虑撤机。

哮喘急性重危发作时经正确药物治疗病情可缓解，辅助机械通气治疗帮助患者避免因严重通气衰竭对生命的威胁，随着病情的好转，缺氧和二氧化碳蓄积得到进一步纠正，并恢复正常，在数天内即可撤除辅助机械通气治疗，抢救成功率较高。但应注意正确操作，避免可能发生的机械通气并发症。

（三）重症哮喘的非常规治疗

1. 硫酸镁静脉注射

其作用机制尚未明确，可能与降低细胞内钙浓度致气道平滑肌舒张及其镇静作用有关。常用方法如下。

（1）静脉注射：25% 硫酸镁 5 mL 加入 10% 葡萄糖溶液 40 mL 中静脉注射，20 分钟左右推完。

（2）静脉滴注：25% 硫酸镁 10 mL 加入 5% 葡萄糖溶液 250 mL 中静脉滴注，滴速 30 ~ 40 滴 / 分。使用该药时，应注意低血压、心跳减慢的发生。

2. 吸入氦氧混合气

氦气密度较低，能使哮喘时小气道狭窄及黏膜表面分泌物增多所引起的涡流减轻，从而减低呼吸道阻力，减少呼吸功、氧耗和二氧化碳产量。此外，氦能加强二氧化碳的弥散，从而使单位时间内二氧化碳排出量增加。已有多个研究报道，气管插管或非气管插管哮喘患者伴高碳酸血症型呼吸衰竭时，在吸入氦氧混合气（氦浓度为60% ~ 80%）20分钟内 $PaCO_2$ 显著降低，pH增高。在治疗过程中需密切监测氧浓度。

（四）重症哮喘的监护

重症哮喘能引起呼吸衰竭，如不及时纠正，还可并发心、脑、肝、肾等重要脏器功能衰竭，从而危及生命，此外，在插管进行机械通气时，还应警惕出现机械通气相关肺损伤。因此，在有条件的地方，呼吸重症监护室（RICU）是最好的抢救场所，它集中了有经验的专科医护人员和有关的抢救、监护设备。在重症哮喘患者床边进行连续、密切的生理学及病理学监测，包括及时观察病情变化、心肺等重要脏器的功能变化以及呼吸力学参数等变化，随时采取必要的加强治疗措施，可使患者生命得到最大限度的高质量的保障和支持。

（五）重症哮喘的预后

对于哮喘发作前身体基础状况好的患者来说预后良好，而并发肺心病、严重肺部感染、中毒性心肌炎及伴有严重并发症的患者则预后不良。为了减少因延误治疗出现严重的并发症，建议在医疗条件允许的情况下，插管上机宜早不宜迟，当患者出现呼吸肌疲劳的迹象，估计 $PaCO_2$ 开始超过患者基础 $PaCO_2$ 时，就应准备插管上机，以免失去最佳抢救时机。

（黄文铖）

第五节 肺动脉高压

一、概述

肺动脉高压（PAH）是临床常见的一种病症，由多种心、肺或肺血管本身疾病所引起，表现为肺循环压力和阻力增加，可导致右心负荷增大，右心功能不全，肺血流减少，而引起一系列临床表现。由于肺静脉压力主要取决于左心房压力的变化，因此多以肺动脉压力表示肺静脉压力。目前广泛采用的 PAH 血流动力学定义为：静息状态下肺动脉平均压＞ 25 mmHg，或运动状态下肺动脉平均压＞ 30 mmHg。

（一）病理

各种 PAH 病理学改变相似，病变在肺血管床中的分布和所占比例不同。

1．肺动脉病变

肺动脉病变的主要组织病理学改变包括中膜增生肥厚、内膜增生、外膜增厚以及丛样病变。由于肌性动脉中膜内的平滑肌纤维肥厚、增生以及结缔组织基质和弹力纤维增多，肺泡前和泡内肺动脉中膜截面积增加，表现为中膜增厚；内膜增生细胞可呈现成纤维细胞、肌成纤维细胞、平滑肌细胞等特征，并表现为向心层状、非向心或向心性非层状增厚；外膜增厚较难判断，见于多数 PAH 患者；丛样病变是指局灶性内皮过度分化增生，并伴有肌成纤维细胞、平滑肌细胞、细胞外基质的增生；动脉炎以动脉壁炎症细胞浸润和纤维素样坏死为特征，可能与丛样病变有关。

2．肺静脉病变

肺静脉病变主要见于肺静脉闭塞症。特征表现为不同直径的肺静脉和肺小静脉出现弥漫性、不同程度的闭塞，可为完全性闭塞或偏心性层状阻塞；肺泡巨噬细胞、Ⅱ型肺泡细胞的胞质及细胞间质中含铁血黄素沉积；毛细血管扩张、突出变形，肺小动脉出现中膜肥厚和内膜纤维化；肺小叶间隔常出现渗出，进一步发展可出现肺间质纤维化。丛样病变和纤维素样动脉炎的改变不见于闭塞性肺静脉病。

3．肺微血管病变

肺微血管病变也称肺毛细血管瘤，是一种罕见的病理情况。主要表现为以肺内毛细血管局限性增生为特征，呈全小叶和部分小叶分布；异常增生的毛细血管可穿过动静脉壁，侵犯肌层，引起管腔狭窄；病变区域可见巨噬细胞和Ⅱ型肺泡细胞含铁血黄素沉积；肺动脉也可出现明显的肌层肥厚和内膜增生。

（二）病理生理与发病机制

PAH 的病理生理和发病机制一直是该领域研究热点。目前认为 PAH 的发生是一个多种因素参与的过程，涉及多种细胞和生物化学路径。肺血管阻力升高的机制包括血管收缩、肺血管壁闭塞性重塑、炎症反应和血栓形成。PAH 不同发病机制之间的相互作用并不明确，还有待进一步研究，以便确定引发 PAH 的最先触发点和最好的治疗靶点。

1．肺血管收缩

在 PAH 发生早期起主要作用，主要与以下因素有关：肺血管平滑肌细胞 K^+ 通道表达或功能异常；血管扩张剂和抗增生物如血管活性肠肽的血浆水平降低；血管内皮功能异常时缩血管物质血栓烷 TXA_2 和内皮素 –1（ET–1）生成增多，而舒血管物质 NO 和前列环素生成减少。

2. 肺血管重塑

PAH 随病情进展，出现内皮细胞、平滑肌细胞、成纤维细胞等过度分化增生，并累及血管壁各层，导致闭塞性病变；血管壁外膜细胞外基质产物如胶原、弹力蛋白、纤维连接蛋白及黏胶素增多；血管生成素 –1 是肺血管发育的关键细胞因子，PAH 患者血管生成素 –1 浓度增高，且与病情呈正相关。

3. 炎症反应

炎症细胞和血小板在 PAH 的发生中具有重要作用。炎症细胞在 PAH 的病变部位广泛存在，并且伴有促炎症介质明显升高。另外观察到血小板中的缩血管物质 5– 羟色胺（5–HT）的代谢途径在 PAH 时也发生了改变。

4. 原位血栓形成

研究证实 PAH 存在凝血状态异常，在弹性动脉和微循环血管中常可见血栓。在 IPAH 患者反映凝血酶活性的纤维蛋白肽 A 水平及 TXA_2 浓度均升高。

5. 遗传机制

研究发现家族性肺动脉高压（FPAH）存在 BMPR Ⅱ基因突变，但此突变和 PAH 发生之间的确切关系仍不明确。BMPR Ⅱ突变者中仅有 20% 发病，显然还有其他因素参与发病。与 PAH 相关的其他基因多态性包括 5–HT 转运体基因、一氧化氮合酶（NOS）基因、氨甲酰合成酶基因等，或任何能够破坏肺血管细胞生长调控的刺激。此外，在家族性或非家族性遗传性出血性毛细血管扩张症的 PAH 患者中发现有 TGF–β– 受体、激活素受体样激酶 –1（ALK–1）和内皮因子（与内皮细胞增生相关的抗原），调节组织修复和血管生成，被认为是一种 TGF–β– 受体突变。血管收缩、血管重塑、原位血栓形成导致肺血管阻力增加，K^+ 通道表达和功能异常以及内皮功能不全与过度的肺血管收缩有关，并且导致了血管舒张因子的缺乏，从而导致肺血管收缩和重塑、PAH 形成。PAH 患者体内可能存在血管舒张因子和收缩因子的失衡、生长抑制因子和促有丝分裂因子的失衡，以及抗栓和促凝因素的失衡。

二、诊断

PAH 病因复杂，临床表现也缺乏特异性。病理、病因识别技术的提高促进了 PAH 的临床诊断。PAH 的诊断应包括 4 个方面：结合临床表现和危险因素识别可疑的 PAH 患者；对高危或疑诊患者行血流动力学检查，明确是否存在 PAH；对证实 PAH 患者进行病因学分析和临床归类；对 PAH 进行临床评估和功能评价。

（一）结合临床表现和危险因素，进行初步检查识别可疑的 PAH

1. 临床表现

最常见症状为进行性活动后气短，以及乏力、晕厥、胸痛、咯血、雷诺现象等。临床上无基础心肺疾病的人出现呼吸困难，或出现不能单纯用心肺疾病来解释的呼吸困难，都应考虑到 PAH 的可能。严重患者会于静息状态下出现症状。出现右心衰竭时可表现为下肢水肿、腹胀、畏食等，相关疾病的某些症状如结缔组织病的皮疹、红斑、关节肿痛等。体征包括胸骨左缘抬举感、肺动脉瓣第 2 音（P_2）亢进、分裂，剑突下心音增强；胸骨左缘第 2 肋间收缩期喷射性杂音，肺动脉明显扩张时可出现肺动脉瓣关闭不全的舒张早期反流性杂音（graham-steel 杂音）；右心室扩张时，胸骨左缘第 4 肋间及三尖瓣全收缩期反流性杂音，吸气时增强。右心衰竭患者可见颈静脉充盈、肝脏肿大、外周水肿、腹腔积液及肢端发冷，可出现中心性发绀，肺部听诊往往正常。

2. 常规检查

（1）心电图：右心室肥大或负荷过重、右心房扩大改变可作为支持 PAH 的诊断依据，但心电图对诊断 PAH 的敏感性和特异性均不高，不能仅凭心电图正常就排除 PAH。

（2）胸部 X 线片：多可发现异常，包括肺门动脉扩张伴远端外围分支纤细（“截断”征）、右心房室扩大。还可排除中、重度肺部疾病及左心疾病所致肺静脉高压。胸片正常不能排除轻度的左心疾病所致或肺静脉闭塞性 PAH。

（3）动脉血气分析：PaO_2 通常正常或稍低于正常值，PaO_2 常因过度通气而降低。

（二）对高危或疑诊患者行血流动力学检查，明确是否存在 PAH

1. 超声心动图

经胸多普勒超声心动图（TTE）是一项无创筛查方法，可以较清晰地显示心脏各腔室结构变化、各瓣膜运动变化及大血管内血流频谱变化，间接推断肺循环压力的变化。超声心动图能够间接定量测定肺动脉压。常用方法包括：三尖瓣反流压差法，通过伯努利方程（$4V^2$，V 表示三尖瓣反流峰速）计算收缩期右心房室压差，加上右心房压即等于肺动脉收缩压；右心室射血间期法，运用右心室射血前期、右心室射血时间、血流加速时间、血流减速时间等参数，通过建立的回归方程式估测肺动脉压。肺动脉压力增高引起的某些间接征象包括右心室肥大、肺动脉内径增宽和膨胀性下降、三尖瓣和肺动脉瓣反流等有助于诊断。超声心动图有助于鉴别诊断和病情评估，可发现左、右心室结构和功能的异常，三尖瓣、肺动脉瓣和二尖瓣的异常，右心室射血分数和左心室充盈情况，下腔静脉直径以及心包积液等，还能够直接判断心脏瓣膜和左心室舒缩功能，明确是否存在肺静脉高压的因素；TTE 有助于左心瓣膜性心脏病、心肌病所致肺静脉高压以及先天性体 – 肺分流性心脏病的确诊；明确分流性先天性心脏病，有助于先天性心脏病的诊断。声学造影有助于卵圆孔开放或小的静脉窦型房间隔缺损的诊断。而经食管超声可用于小的房间隔缺损的诊断和缺损大小的确定。

2. 右心漂浮导管检查

右心漂浮导管测压是目前临床测定肺动脉压力最为准确的方法，也是评价各种无创性测压方法准确性的“金标准”。除准确测定肺动脉压力外，其在 PAH 诊断中的作用还包括：①测定肺动脉楔压，提示诊断肺静脉性 PAH。②测定心腔内血氧含量，有助于诊断先天性分流性心脏病。严格讲，如无右心导管资料，不能诊断 PAH。ACCP 诊治指南建议，所有拟诊 PAH 者均需行右心导管检查以明确诊断、明确病情严重程度及指导治疗。

右心导管可用于证实 PAH 的存在、评价血流动力学受损的程度、测试肺血管反应性。右心导管检查时应测定的项目包括心率、右心房压、肺动脉压（收缩压、舒张压、平均玉）、肺毛细血管楔压（PCWP）、心排血量（用温度稀释法，但有先天性体 – 肺循环分流时应采用 Fick 法）、血压、肺血管阻力（PVR）和体循环阻力、动脉及混合静脉血氧饱和度（如存在体 – 肺循环分流，静脉血标本应取上腔静脉血）。PAH 的判定标准：静息平均肺动脉压（mPAP）＞ 25 mmHg，或运动时 mPAP＞30 mmHg，并且 PCWP ≤ 15 mmHg，PVR ＞ 3 mmHg · min/L。

（三）对证实 PAH 患者进行病因学分析和临床归类

不同类型 PAH 的治疗原则不同，因此当明确 PAH 后还应做出分类诊断。一方面，应仔细询问病史，如有无减肥药物服用史，有无肝脏或心脏基础疾病、结缔组织病、血栓危险因素等相应病史；另一方面，各型 PAH 具有相应不同的临床特点，需要仔细鉴别。如不能明确，应进行相应辅助检查以助于进一步分类诊断。

1. 血液学检查

血常规、血生化应作为常规检查；对于诊断结缔组织病相关性 PAH，检测某些自身抗体如抗 Scl–70 抗体、抗 RNP 抗体、抗核抗体（包括抗 dsDNA 抗体、抗 Sm 抗体等）以及类风湿因子具有重要意义，对于抗核抗体滴度有意义升高和（或）有可疑结缔组织病临床征象的患者，都应进一步行血清学检查；肝功能与肝炎病毒标志物、甲状腺功能、HIV 抗体的检查也可提示门静脉高压、甲状腺疾病及 HIV 感染相关性 PAH

的可能；抗磷脂抗体检查，即狼疮抗凝物和抗心磷脂抗体等有助于筛查有无易栓症。右心室负荷过重的PAH患者脑钠肽（BNP）升高，且与右心功能不全严重程度及病死率相关，PAH患者治疗前和治疗后肌钙蛋白升高提示预后不佳。神经内分泌激素如去甲肾上腺素、ET-1血浆水平与生存率相关。

2. 肺功能测定

PAH患者一般呈轻度限制性通气障碍和弥散功能障碍，无气道阻塞，肺一氧化碳弥散量（DL_{CO}）通常降低，占预期值的40% ~ 80%；如表现为阻塞性通气障碍或严重限制性通气障碍，为提示存在COPD、间质性肺疾病（ILD）等诊断提供帮助，多为低氧性PAH。

3. 多导睡眠监测

对伴有打鼾的PAH患者应行多导睡眠监测，以诊断睡眠呼吸障碍引起的低氧性PAH。

4. 肺通气/灌注扫描

如果肺通气/灌注扫描表现为不同程度的肺段或肺叶灌注缺损，提示存在慢性血栓栓塞性肺动脉高压（CTEPH），而其他类型的PAH无此表现。PAH患者肺通气/灌注显像结果可完全正常。鉴别CTEPH与IPAH的敏感性和特异性分别高达90% ~ 100%和94% ~ 100%。需注意，肺静脉闭塞症同样可见通气/灌注不匹配现象，因此需要进一步检查。

5. CT检查

CT检查包括普通CT、高分辨CT（HRCT）及CT肺动脉造影（CTPA），根据不同的临床情况选用。HRCT能发现嗜酸性肺部疾病（EPLD）、肺气肿，以及淋巴结疾病、胸膜阴影、胸腔积液。当出现双侧小叶间隔线增厚、小叶中心边界不清的小结节状模糊影，常提示肺毛细血管瘤。对肺实质性疾病（如COPD、弥漫性ILD）的诊断意义重大，此外对肿瘤、纤维纵隔炎等引起的PAH也有较高的诊断价值。如肺灌注显像提示段或亚段肺灌注缺损，而通气正常，即通气/灌注不匹配，应选择行CTPA，为判定CTEPH的存在及病变程度提供依据。

6. 肺动脉造影和MRI

经CTPA仍不能明确诊断的患者，应行肺动脉造影检查。肺动脉造影应作为CTEPH的常规检查，用于判定CTEPH患者能否进行肺动脉血栓内膜剥脱术。MRI在PAH患者的应用呈增加趋势，可用来评价心肺循环病理改变和功能状态，但目前尚不成熟。

（四）对 PAH 患者进行病情严重程度的评估和功能评价

PAH 尤其是 PAH 严重度的评估对治疗方案的选择以及预后判断具有重要意义。

1．肺动脉压力

PAH 的血流动力学分级，根据静息状态下肺动脉平均压将 PAH 分为三级，轻度：26 ~ 35 mmHg；中度：36 ~ 45 mmHg；重度：＞45 mmHg。

2．靶器官损害

靶器官损害主要指右心结构和功能的改变。肺动脉压力的增加，右心后负荷加大，出现代偿性右心室肥大；随病情进展，肺动脉压进一步增加，右心失代偿出现形态学改变即右心房和右心室扩大；最终出现右心衰竭。超声心动图及右心导管检查有助于右心功能的判断。

3．功能分级

参照纽约心脏学会（NYHA）心功能分级标准，即Ⅰ级，体力活动不受限，日常活动不引起过度的呼吸困难、乏力、胸痛或晕厥；Ⅱ级，体力活动轻度受限，休息时无症状，日常活动即可引起呼吸困难、乏力、胸痛或晕厥；Ⅲ级，体力活动明显受限，休息时无症状，轻于日常活动即可引起上述症状；Ⅳ级，不能从事任何体力活动，休息时亦有呼吸困难、乏力等症状以及右心衰竭体征，任何体力活动后加重。

4．运动耐量

运动试验能够客观评估患者的运动耐量，对于判定病情严重程度和治疗效果有重要意义。常用检查包括 6 分钟步行试验（6–MWT）和心肺运动试验。

6–MWT 是评价 PAH 患者活动能力的客观指标，简单易行且经济，结果与 NYHA 分级呈负相关，并能预测 IPAH 患者的预后。6–MWT 通常与 Borg 评分共同评估劳力性呼吸困难的程度。针对 IPAH 的研究表明，6–MWT 结果与肺血管阻力显著相关，对 IPAH 预后的判断具有重要意义。

心肺运动试验通过测量运动时肺通气和气体交换，能够提供更多的病理生理信息。PAH 患者峰值氧耗、最大做功、无氧阈及峰值氧脉搏降低；而代表无效通气的 VE 或 VCO_2 斜率增加。峰值氧耗与患者的预后相关。

三、治疗

不同类型 PAH 的治疗原则不尽相同。对于低氧、肺静脉瘀血及栓塞相关性 PAH，基础疾病改善后 PAH 多可缓解，因此应以治疗基础疾病、去除引起肺血管改变的原因为主；对于直接影响肺血管功能或结构的 PAH，治疗上以纠正或逆转肺血管改变为主；对于严重的 PAH，可以考虑介入或手术治疗。

（一）一般治疗

1．活动和旅行

适当调整日常活动，体力活动强度不应过强。避免在餐后、气温过高及过低情况下进行活动。低氧能够加重 PAH 患者肺血管收缩，尽量避免到海拔 1500 ~ 2000 米的低压低氧区。尽量避免乘飞机旅行，如必须乘坐时应吸氧。

2．预防感染

PAH 易发生肺部感染，肺炎占总死亡原因的 7%，推荐使用流感和肺炎球菌疫苗。采用静脉导管持续给予前列环素的患者，若出现持续发热，应警惕导管相关感染。

3．避孕、绝经期后激素替代治疗

怀孕和分娩会使患者病情恶化。育龄期女性应采取适宜方法避孕。若怀孕应及时终止妊娠。若采用激素药物避孕，应考虑到对凝血功能的影响。绝经期女性能否采用激素替代治疗尚不明确。

4．降低血液黏度

PAH 患者长期处于低氧血症（如存在右向左分流），往往出现红细胞增多症，血细胞比容升高。当患者出现头痛、注意力不集中等症状，伴有血细胞比容＞65% 时，可考虑放血疗法以降低血液黏度，增加血液向组织释放氧的能力。

5．抗凝治疗

PAH 患者容易发生肺动脉原位血栓形成，加重 PAH，需要抗凝治疗。常用口服抗凝剂华法林，一般认为 INR 目标值为 1.5 ~ 2.5。但对于门静脉高压相关性 PAH 患者，由于消化道出血概率增加，应慎用抗凝药物。影响抗凝剂药效或增加胃肠道出血风险的药物应避免使用。

6．氧疗

对于各型 PAH 患者，低氧均是加重肺循环压力的一个重要因素，一般认为应给予氧疗以使 SaO_2 达到 90% 以上。

7．抗心力衰竭治疗

利尿剂可消除水肿，减少血容量，减轻右心负荷，改善患者症状，对于存在右心功能不全的患者尤为适用，但应避免使用过快，以免引起低血压、电解质紊乱及肾功能不全；存在右心功能不全的患者可以小剂量应用洋地黄类药物，但应注意密切监测血药浓度；多巴胺、多巴酚丁胺能够增强心肌收缩、增加肾血流量，增大剂量尚能够维持血压，在晚期 PAH 患者适当应用有利于改善症状；血管紧张素转换酶抑制剂和

β－受体阻滞剂对于PAH的疗效还没有得到证实。

8. 心理治疗

PAH患者发病年龄较早（年龄中位数为40岁），因体力活动受限、生活方式打乱，且常受到一些不良预后信息的影响，所以许多患者存在不同程度的焦虑和（或）抑郁。应为患者提供足够信息，并与家属配合治疗。必要时建议患者接受心理医师的治疗。

9. 病因治疗

低氧性PAH应治疗基础肺部疾病，纠正缺氧是最主要的治疗方法。如继发于COPD的PAH患者，直接治疗措施应是积极控制呼吸道感染、改善通气、减轻组织缺氧等。

左心系统疾病引起的肺静脉淤血和压力增高是形成PAH的主要原因。积极治疗左心病变为三，包括增强心肌收缩力、及时治疗左心瓣膜病等。

对于急性肺血栓栓塞所致的PAH，溶栓和抗凝治疗疗效显著；对肺动脉近端的慢性机化血栓可以行肺动脉血栓内膜剥脱术，有效的抗凝治疗可以防止疾病进一步发展。

有明确相关疾病或危险因素者，应治疗相关疾病如结缔组织病、肝病等，去除相关危险因素如减肥药、毒素等。

（二）药物治疗

1. 钙通道阻滞剂（CCB）

CCB通过抑制Ca^{2+}进入肺血管平滑肌细胞，扩张肺动脉，降低肺血管阻力，可明显降低静息及运动状态肺动脉压力和阻力。常用的CCB有硝苯地平和地尔硫䓬。心率较慢时通常选择硝苯地平，心率较快时选用地尔硫䓬。IPAH患者的有效剂量通常较大，如硝苯地平为120～240 mg/d，地尔硫䓬为240～720 mg/d。急性血管反应试验阳性患者治疗宜从较小剂量开始（硝苯地平30 mg，每日2次；地尔硫䓬60 mg，每日3次），数周内增加至最大耐受剂量。对新一代CCB如氨氯地平和非洛地平的有效性、耐受性及有效剂量尚缺乏评价。仅有少数患者，即急性血管反应试验阳性，对长期CCB治疗能持续保持反应，长期服用CCB使生存率得到改善。

2. 前列环素类药物

前列环素可能通过以下机制起作用：松弛血管平滑肌、抑制血小板聚集、修复内皮细胞、抑制细胞迁移和增生而逆转肺血管的重塑、改善肺部对ET-1的清除能力、增加肌肉收缩力、增强外周骨骼肌的氧利用、改善运动时血流动力学情况。前列环素类似物包括依前列醇、曲前列环素、贝前列环素钠、伊洛前列素等。

（1）依前列醇：半衰期短（在循环中仅3 ~ 5分钟），需持续中心静脉泵入，治疗可以从2 ~ 4 ng/（kg · min）开始，根据不良反应的情况逐渐加量至目标剂量，最初2 ~ 4周剂量为10 ~ 15 ng/（kg · min），为达到最佳疗效应继续加量，理想剂量为20 ~ 40 ng/（kg · min）。部分患者可能因突然停药而出现PAH反弹，使病情恶化甚至死亡，因此应避免突然停药。适用于各种类型的PAH，包括特发性PAH、结缔组织病所致PAH、体－肺分流的先天性心脏病所致PAH，以及门静脉高压、代谢病、HIV感染等所致PAH。

（2）曲前列环素：是一种三苯环的前列环素类似物，室温下仍保持稳定，可以采用皮下注射。不良反应与依前列醇类似，皮下注射部位的疼痛常限制剂量增加。

（3）贝前列环素钠：是第一个化学性质稳定、口服具有活性的前列环素类似物。空腹吸收迅速，口服后30分钟血药浓度达峰值，单剂口服的半衰期为35 ~ 40分钟。

（4）伊洛前列素：是一种化学性质稳定的前列环素类似物，可通过雾化吸入给药。雾化吸入伊洛前列环素（万他维）可以选择性地作用于肺循环，具有一定优势。吸入沉积在肺泡的伊洛前列环素可以直接作用于肺泡壁上的小动脉而产生舒张作用。为确保药物能沉积在肺泡，应使雾化颗粒直径足够小（3 ~ 5μm）。单次吸入伊洛前列环素可以使mPAP降低10% ~ 20%，作用持续45 ~ 60分钟，需多次吸入才能维持疗效（每日6 ~ 12次），该药耐受性较好。不良反应常有咳嗽、面部潮红和头痛。静脉用伊洛前列环素疗效与依前列醇相当。

3．ET-1受体阻滞剂

ET-1是强血管收缩剂，并能刺激肺血管平滑肌细胞增生。ET-1有α和β两种受体，激活ETα－受体使血管收缩，血管平滑肌细胞增生；激活ETβ－受体则能促进血管扩张和NO释放。波生坦是最早合成的具有口服活性的ET-1受体阻滞剂，同时阻滞ETα－受体和ETβ－受体。常用初始剂量为62.5 mg，每日2次。4周后增量至125 ~ 250 mg，每日2次，至少服药16周。波生坦的量－效关系不明显，但其肝功能损害却与剂量成正比。除肝功损害外，其不良反应还包括贫血、致畸、睾丸萎缩、男性不育、液体滞留和下肢水肿等。

西他生坦是一种具有口服活性的选择性ETα－受体阻滞剂。剂量为100 ~ 300 mg，每日1次，共12周，肝功能损害发生率与剂量明显相关。西他生坦能够抑制华法林代谢过程中的肝药酶CYP2C9，与华法林同用时应减少华法林用量。安立生坦是另一种选择性的、具有口服活性的ETα－受体阻滞剂，初步研究显示其能改善患者的运动耐量、血流动力学状态。

4．磷酸二酯酶抑制剂 -5（PDE-5）

西地那非是具有口服活性的选择性环磷鸟苷（cGMP）-PDE-5 抑制剂，通过增加细胞内 cGMP 浓度使平滑肌细胞松弛、增生受抑而发挥药理作用。25 ~ 75 mg，每日 3 次，均能改善心肺血流动力学状态和运动耐量，且不良反应发生率很低（如头痛、鼻腔充血和视力异常）。对于不适合应用已批准的治疗 PAH 的药物或治疗失败的患者，可考虑使用西地那非。

5．一氧化氮与 L- 精氨酸

一氧化氮是一种血管内皮舒张因子，吸入一氧化氮可激活肺血管平滑肌细胞内鸟苷酸环化酶，使细胞内 cGMP 水平增高，游离钙浓度降低，从而选择性扩张肺血管。L- 精氨酸为一氧化氮的前体物质，口服或注射 L- 精氨酸可促进一氧化氮合成。吸入一氧化氮或应用 L- 精氨酸均能不同程度地降低肺动脉压。一氧化氮的长期应用价值尚无充分证据。

6．急性血管扩张试验与药物策略选择

PAH 病变早期血管平滑肌收缩经常存在，对药物治疗反应较好；晚期血管内膜和中层纤维化、血栓形成等限制了血管扩张，对治疗反应不佳，甚至出现矛盾反应。因此，ACCP 建议对所有 PAH 患者包括特发性 PAH 及结缔组织病、先天性体 - 肺分流、门静脉高压、HIV 感染、药物、毒素等危险因素相关性 PAH 均应进行急性血管扩张试验。急性血管扩张试验的首要目标就是筛选出可能对口服 CCB 治疗有效的患者，并通过试验选择进一步治疗方案。不应根据经验应用 CCB，以免加重患者病情。如特发性 PAH 患者病情不稳定或合并严重右心衰竭而无法接受 CCB 治疗时，则不必进行血管扩张试验。肺静脉高压、低氧性 PAH、栓塞性 PAH 以及其他类型 PAH，由于治疗原则不同，无须进行试验；对于合并严重右心衰竭或病情不稳定而无法接受 CCB 治疗者，也不必进行试验。

（1）试验药物和方法

1）一氧化氮吸入：10 ~ 20 ppm。

2）静脉应用依前列醇：初始 2 ng/（kg · min）持续静脉滴注，以后每 10 ~ 15 分钟增加 2 ng/（kg · min），一般不超过 12 ng/（kg · min）。

3）静脉应用腺苷：初始 50 μg/（kg · min），以后每 2 分钟增加 50 μg/（kg · min），最大不超过 500 μg/（kg · min）。用药过程中应用右心导管每 10 ~ 15 分钟监测一次血流动力学指标，当发生下列任何一种情况时中止试验：①肺动脉压下降达到目标值。②体循环收缩压下降 30% 或 < 85 mmHg。③心率增加 > 40%。④心率 < 65 次 / 分并出现低血压症状。⑤发生不可耐受的头痛、头晕、恶心等不良反应。

⑥血管扩张剂已用至最大剂量。

（2）判断标准：通过常规右心导管检查测量肺动脉压及肺血管阻力。其敏感性的评价标准尚未完全统一，ACCP 及 ESC 的评价标准为：应用血管扩张剂后肺动脉压力下降 10 ~ 35 mmHg，心排血量增加或不变，表示肺血管对药物治疗反应良好，即急性血管反应性试验阳性。有研究表明，急性反应越敏感的患者，预示 CCB 长期有效的可能性越大。

急性血管扩张试验阳性患者选择长期应用 CCB，其生存率能明显提高。目前主张小剂量开始，逐渐加大剂量，心功能不全患者慎用。对于 CCB 疗效判定，目前尚无统一的标准，多数资料建议 CCB 治疗过程中监测血流动力学变化，如治疗 12 ~ 16 周后 PAH 功能分级达到或维持Ⅰ或Ⅱ级、血流动力学接近正常者为有效，否则应改用其他药物治疗。

急性血管反应性试验阴性及 CCB 疗效不佳者，治疗上根据 PAH 功能分级的不同而不同。急性血管反应性试验阴性而 PAH 功能分级为Ⅰ级或Ⅱ级者，可口服非选择性 ET–1 受体阻滞剂波生坦治疗，能阻止甚至逆转肺血管重塑及右心室肥大。选择性 ETα – 受体阻滞剂西他生坦能明显改善心功能Ⅱ级 PAH 患者的血流动力学，提高其 6 分钟步行距离。

PAH 功能Ⅲ级或Ⅳ级患者的治疗药物包括前列环素类药物及 ET 受体阻滞剂。急性血管反应性试验阴性患者长期应用前列环素类药物仍然有效。ET 受体阻滞剂也适用于 PAH 功能分级Ⅲ级或Ⅳ级的患者，能明显改善血流动力学，改善其功能分级。

以上治疗效果不佳者可考虑选择 PDE–5，西地那非能降低 PAH 患者平均肺动脉压和肺血管阻力，但它对体循环血流动力学也产生一定影响，ACCP 建议对于其他药物治疗无效的 PAH 患者可考虑应用西地那非。

7. 联合用药

恰当的联合用药可增加疗效，减少药物剂量，减轻不良反应。西地那非能增强一氧化氮吸入的降压疗效，并能防止一氧化氮突然停用时的肺血管收缩；西地那非联合吸入依洛前列素较两者单用时肺血管阻力降低更为显著。长期静脉应用依前列醇效果不佳者，加用西地那非后血流动力学明显改善。其他药物的联合应用尚在进一步研究中。

（三）介入及手术治疗

1. 房间隔球囊造口术

尽管右向左分流使体动脉血氧饱和度下降，但心房之间的分流可增加体循环血流量，使氧运输增加。因此，房间隔缺损存在对严重 PAH 者可能有益。此外，心房水平分流能缓解右心房、室压力，减轻右心衰竭的症状和体征。适应证为晚期 NYHA 功能Ⅲ、Ⅳ级，反复出现晕厥和（或）右心衰竭者；肺移植术前过渡或其他治疗无效者。

2. 肺移植或心肺联合移植

肺和心肺移植术后 3 年和 5 年存活率分别为 55% 和 45%。目前更多实施双肺移植，对于艾森门格综合征以及终末期心力衰竭患者，应考虑施行心肺联合移植；对某些复杂缺损及某些室间隔缺损的患者，心肺联合移植存活率更高。肺移植或心肺联合移植适应证为晚期 NYHA 功能Ⅲ、Ⅳ级，经现有治疗病情无改善的患者。

3. 肺血栓动脉内膜剥脱术

对于明确的 CTEPH，且病变部位在近端，可考虑进行肺血栓动脉内膜切除术。

（李 冲）

第六节 慢性阻塞性肺疾病急性加重

一、概述

慢性阻塞性肺疾病急性加重（AECOPD）是一种急性起病的过程，是慢性阻塞性肺疾病（COPD）患者呼吸系统症状出现急性加重，典型表现为呼吸困难、咳嗽、痰量增多和（或）痰液呈脓性，超出日常的波动范围，并且需要改变药物治疗。AECOPD 是一种临床除外诊断，临床和（或）实验室检查没有发现其他可以解释的特异性疾病。通过治疗，呼吸系统症状的恶化可能改善。AECOPD 发病与气道炎症加重有关。细菌、病毒感染以及空气污染均可诱发急性加重，肺部病毒细菌的感染和定植常伴随慢性阻塞性肺疾病气道炎症的加剧。

二、诊断

1. 症状体征

COPD 急性加重是患者就医住院的主要原因，但目前尚无明确的判断标准。一般来说，是指原有的临床症状急性加重，包括短期内咳嗽、咳痰、痰量增加、喘息和呼吸困难加重，痰液呈脓性或黏液脓性，痰液的颜色变为黄色或绿色预示有细菌感染，有些患者会伴有发热、白细胞升高等感染征象。此外亦可出现全身不适、下肢水肿、失眠、嗜睡、日常活动受限、疲乏抑郁和精神紊乱等症状。

2. 辅助检查

（1）肺功能测定：急性加重期患者，常难以满意地完成肺功能检查。当 $FEV_1 < 50\%$ 预计值时，提示为严重发作。

（2）动脉血气分析：静息状态下在海平面呼吸空气条件下，$PaO_2 < 60$ mmHg 和（或）$SaO_2 < 90\%$，提示呼吸衰竭。如 $PaO_2 < 50$ mmHg，$PaCO_2 > 70$ mmHg，$pH < 7.3$ 提示病情危重，需进行严密监护或入住 ICU 行无创或有创机械通气治疗。

（3）胸部 X 线片、心电图（ECG）检查：胸部 X 线片影像有助于 COPD 加重与其他具有类似症状的疾病相鉴别。ECG 对心律失常、心肌缺血及右心室肥大的诊断有帮助。螺旋 CT、血管造影和血浆 D- 二聚体检测在诊断 COPD 加重患者发生肺栓塞时有重要作用，低血压或高流量吸氧后 PaO_2 不能升至 60 mmHg 以上提示可能存在肺栓塞，如果临床上高度怀疑合并肺栓塞，则应同时处理 COPD 和肺栓塞。

（4）血液分析：血红细胞计数及血细胞比容有助于了解有无红细胞增多症或出血。部分患者血白细胞计数增高及中性粒细胞核左移可为气道感染提供佐证。但通常白细胞计数并无明显改变。

（5）细菌学检查：对 COPD 急性加重，有脓性痰者，在给予抗生素治疗的同时应进行痰培养及细菌药物敏感试验，若患者对初始抗生素治疗反应不佳时，可根据痰培养结果和药敏试验，及时换用敏感的抗菌药物。

3. COPD 严重程度分级

COPD 严重程度评估分级需根据患者的症状、肺功能改变程度、是否存在并发症（呼吸衰竭、心力衰竭）等确定，其中反映气流受限程度的 FEV_1 下降有重要参考意义。根据肺功能检测结果，将 COPD 严重性分为 4 级。

（1）Ⅰ级（轻度 COPD）：其特征为轻度气流受限，患者的 $FEV_1/FVC < 70\%$，但 $FEV_1 \geqslant 80\%$ 预计值，通常可伴有或不伴有咳嗽、咳痰。此时患者本人可能还没认识到自己的肺功能是异常的。

（2）Ⅱ级（中度 COPD）：其特征为气流受限进一步恶化，$50\% \leqslant FEV_1 < 80\%$ 预计值，并有症状进展和气短，运动后气短更为明显。此时，由于呼吸困难或疾病的加重，患者常会去医院就诊。

（3）Ⅲ级（重度 COPD）：其特征为气流受限进一步恶化，$30\% \leqslant FEV_1 < 50\%$ 预计值，气短加剧，并且反复出现急性加重，影响患者的生活质量。

（4）Ⅳ级（极重度 COPD）：为严重的气流受限，$FEV_1 < 30\%$ 预计值，或者合并有慢性呼吸衰竭。此时，患者的生活质量明显下降，如果出现急性加重则可能有生命危险。

三、治疗

1. 控制性氧疗

氧疗是 COPD 急性加重期患者的基础治疗。无严重并发症的 COPD 急性加重期患者氧疗后易达到满意的氧合水平（PaO_2 > 60 mmHg 或 SaO_2 > 90%）。但宜给予低浓度吸氧，吸入氧浓度一般不超过 35%，吸入氧浓度过高，可能发生潜在的二氧化碳蓄积及呼吸性酸中毒。给氧途径包括鼻导管或文丘里面罩，其中文丘里面罩能更精确地调节吸入氧浓度。氧疗 30 分钟后应复查动脉血气，以确认氧合满意，且未引起二氧化碳蓄积和（或）呼吸性酸中毒。

2. 抗感染

COPD 急性加重多由细菌感染诱发，故抗生素在 COPD 急性加重期治疗中具有重要地位。当患者呼吸困难加重，咳嗽伴有痰量增多及脓性痰时，应根据 COPD 严重程度及相应的细菌分布情况，结合当地常见致病菌类型及耐药流行趋势和药物敏感情况尽早选择敏感抗生素。如对初始治疗方案反应欠佳，应及时根据细菌培养及药敏试验结果调整抗生素。

通常 COPD Ⅰ级（轻度）或Ⅱ级（中度）患者加重时，主要致病菌为肺炎链球菌、流感嗜血杆菌及卡他莫拉菌；Ⅲ级（重度）及Ⅳ级（极重度）COPD 急性加重时，除以上常见细菌外，尚可有肠杆菌科细菌、铜绿假单胞菌及耐甲氧西林金黄色葡萄球菌。发生铜绿假单胞菌感染的危险因素有：近期住院、频繁应用抗菌药物、以往有铜绿假单胞菌分离或定植的病史等。要根据细菌可能的分布采用适当的抗菌药物治疗。抗菌治疗应尽可能将细菌负荷降低至最低水平，以延长 COPD 临床缓解期的持续时间。长期应用广谱抗生素和糖皮质激素易继发深部真菌感染，应密切观察真菌感染的临床征象并及时采用防治真菌感染的措施。

3. 支气管舒张剂的应用

短效 β_2 受体激动剂较适用于 COPD 急性加重期的治疗，若效果不显著，可加用抗胆碱能药物，如异丙托溴铵、噻托溴铵等。对于较严重的 COPD 急性加重者，可考虑静脉注射茶碱类药物，由于茶碱类药物血药浓度个体差异较大，治疗窗较窄，监测血清茶碱浓度对于评估疗效和避免不良反应的发生都有一定意义。β_2 受体激动剂、抗胆碱能药物及茶碱类药物由于作用机制不同，药代动力学及药动学特点不同，且分别作用于不同大小的气道，所以联合应用可获得更大的支气管舒张作用，但联合应用 β_2 受体激动剂和茶碱类药物时，应注意心脏方面的不良反应。

4．糖皮质激素的应用

COPD 急性加重期患者宜在应用支气管舒张剂的基础上，口服或静脉注射糖皮质激素，激素的剂量要权衡疗效及安全性，建议口服泼尼松 30 ～ 40 mg/d，连续用药 7 ～ 10 天后逐渐减量停药；也可以静脉给予甲泼尼龙 40 mg，每日 1 次，3 ～ 5 天后改为口服。需注意延长激素给药时间或加大用量并不能增加疗效，反而会使不良反应增加。

5．无创性机械通气（NIPPV）

COPD 急性加重期患者应用 NIPPV 可增加潮气量，提高 PaO_2，降低 $PaCO_2$，减轻呼吸困难，从而降低气管插管和有创机械通气的使用，缩短住院天数，降低患者病死率。使用 NIPPV 要注意掌握合理的操作方法，提高患者依从性，避免管路漏气，从低压力开始逐渐增加辅助吸气压力和采用有利于降低 $PaCO_2$ 的方法，从而提高 NIPPV 的效果。

（1）NIPPV 的适应证（至少符合其中 2 项）：①中至重度呼吸困难，伴辅助呼吸肌参与呼吸，并出现胸腹矛盾运动；②中至重度酸中毒（pH 7.30 ～ 7.35）和高碳酸血症（$PaCO_2$ 45 ～ 60 mmHg）；③呼吸频率大于 25 次 / 分。

（2）NIPPV 的禁忌证（符合下列条件之一）：①呼吸抑制或停止；②心血管系统功能不稳定，如出现低血压、心律失常、心肌梗死等；③嗜睡、神志障碍及不合作者；④易误吸者（吞咽反射异常，严重上消化道出血）；⑤痰液黏稠或有大量气道分泌物，不易自行排出者；⑥近期曾行面部或胃食管手术者；⑦头面部外伤，固有的鼻咽部异常；⑧极度肥胖；⑨严重的胃肠胀气。

（3）NIPPV 临床应用要点

1）呼吸机的选择：要求能提供双水平正压通气（BIPAP）模式，提供的吸气相气道压力（IPAP）可为 20 ～ 30 cmH_2O，能满足患者吸气需求的高流量气体（大于 100 L/min）。

2）通气模式：持续气道正压通气（CPAP）和 BIPAP 是最常用的两种通气模式，后者最为常用。BIPAP 有两种工作方式：自主呼吸通气模式〔S 模式，相当于压力支持通气（PSV）+PEEP〕和后备控制通气模式（T 模式，相当于 PCV +PEEP）。急性心源性肺水肿（ACPE）患者应首选 CPAP，如果存在高碳酸血症或呼吸困难不缓解时可考虑换用 BIPAP。

3）参数调节：IPAP、呼气相压力（EPAP）均从较低水平开始，患者耐受后再逐渐上调，直到达满意的通气和氧合水平。IPAP 10 ～ 25 cmH_2O；EPAP 3 ～ 5 cmH_2O；吸气时间 0.8 ～ 1.2 秒；后备控制通气频率（T 模式）10 ～ 20 次 / 分。

4）及时改为有创通气时机：应用无创正压通气（NPPV）1 ～ 2 小时（短期），动脉血气中的氧分压、二氧化碳分压等指标和病情的呼吸困难、神志等方面不能改善应转为有创通气。

6. 有创性机械通气

（1）有创机械通气的应用指征：①严重呼吸困难，辅助呼吸肌参与呼吸，并出现胸腹矛盾运动；②呼吸频率大于 35 次 / 分；③危及生命的低氧血症〔PaO_2 小于 40 mmHg 或氧合指数（PaO_2/FiO_2）小于 200 mmHg〕；④严重的呼吸性酸中毒（pH 小于 7.25）及高碳酸血症；⑤呼吸抑制或停止；⑥嗜睡、神志障碍；⑦严重心血管系统并发症（低血压、心律失常、心力衰竭）；⑧其他并发症，如代谢紊乱、脓毒症、肺炎、肺血栓栓塞症、气压伤、大量胸腔积液等；⑨无创通气失败或存在无创通气的禁忌证。

（2）有创机械通气临床应用要点：①采用经鼻气管插管，可改善患者的舒适度和降低气管切开的概率。②使用最广泛的三种通气模式为辅助 / 控制通气（A 或 CMV）、同步间歇指令通气（SIMV）与 PSV 联合模式（SIMV+PSV）、压力支持通气（PSV）。③因 COPD 患者广泛存在内源性呼气末正压（PEEPi），为减少因 PEEPi 所致吸气功耗增加和人机不协调情况，可常规加用一适度水平（为 PEEPi 的 70% ～ 80%）的外源性呼气末正压（PEEP）。④气道压应严密监测，限制气道峰压（$<$ 35 cmH_2O）和平台压（小于 30 cmH_2O），以避免气压伤的发生。对于 AECOPD 患者，若在机械通气过程中出现气道峰压和平台压的同步增加，提示患者呼吸道阻力的增加，必须解除气道痉挛或阻塞，调节呼吸机参数，防止气胸等气压伤。⑤通常采用 SIMV+PSV，或者单纯 PSV 模式撤机，再拔出气管插管。⑥掌控间歇正压通气（IPPV）转为 NPPV 的切换点，有创 – 无创序贯机械通气用于帮助插管患者脱机和拔出气管插管，避免再次气管插管的可能。插管时间延长可并发呼吸机相关性肺炎（VAP）。⑦充分进行痰液引流、加强营养支持、增强机体免疫功能、合理应用抗生素，为脱离呼吸机及拔出气管插管奠定良好基础。

（3）有创正压通气的撤离条件：①呼吸衰竭的诱发因素得到有效控制；②神志清楚；③自主呼吸能力有所恢复；④通气及氧合功能良好，氧合指数 PaO_2/FiO_2 大于 250 mmHg，PEEP 小于 5 cmH_2O，pH 大于 7.35，$PaCO_2$ 达缓解期水平；⑤血流动力学稳定，无活动性心肌缺血，未使用升压药治疗或升压药剂量较小。

（李　冲）

第七节　急性上呼吸道感染

一、概述

急性上呼吸道感染简称上感，为外鼻孔至环状软骨下缘包括鼻腔、咽或喉部急性炎症的概称。上感是呼吸道最常见的一种传染病，主要病原体是病毒，少数由细菌引起。患者不分年龄、性别、职业和地区，免疫功能低下者易感。本病全年皆可发病，冬春季节多发，多为散发，但常在气候突变时小规模流行。人体对其感染后产生的免疫力较弱、短暂，病毒间也无交叉免疫，故可反复发病。主要通过患者喷嚏和含有病毒的飞沫经空气传播，或经污染的手和用具接触传播。

（一）病因与发病机制

急性上呼吸道感染有 70% ~ 80% 由病毒引起，主要有鼻病毒、腺病毒、呼吸道合胞病毒、流感病毒（甲、乙、丙）、副流感病毒、冠状病毒等。另有 20% ~ 30% 由细菌引起，细菌感染可以是原发的，也可以继发于病毒感染，以溶血性链球菌为最常见，其次是流感嗜血杆菌、金黄色葡萄球菌、肺炎链球菌、卡他莫拉菌等，偶见革兰氏阴性杆菌。肺炎支原体和肺炎衣原体较少见。

接触病原体后是否发病，还取决于传播途径和人群易感性。各种可导致全身或呼吸道局部防御功能降低的因素，如受凉、气温变化、淋雨、疲劳等，致使原已存在于上呼吸道的病毒或细菌迅速繁殖，或者直接接触含有病原体的患者喷嚏、空气及污染的手和用具诱发本病。老幼体弱、免疫功能低下或有慢性呼吸道疾病如鼻窦炎、扁桃体炎者更易发病。

（二）病理生理与病理

组织学上可无明显病理改变，亦可出现上皮细胞的破坏。当病毒到达咽喉部腺体区时，病毒与气道上皮细胞特异性结合。病毒在呼吸道的上皮细胞及局部淋巴组织中复制，引起细胞病变及炎症反应。病毒感染后释放的炎性介质包括激肽、白三烯、IL-1、IL-6、IL-8 和 TNF-α 等，导致血管通透性增加，使鼻腔及咽黏膜充血、水肿、上皮细胞破坏，伴单核细胞浸润，有浆液性及黏液性渗出。临床上出现流清涕、鼻塞等呼吸道症状，并产生发热、全身疼痛等全身症状。症状往往在病毒感染机体后的 16 小时内出现，并在 24 ~ 48 小时达高峰，在 2 ~ 3 天内达到病毒排出高峰。继发细菌感染者可有中性粒细胞浸润及脓性分泌物。

（三）临床表现与辅助检查

1．临床表现

根据病因不同，临床表现可有不同的类型，主要分为5种类型。

（1）普通感冒：普通感冒为病毒感染引起，俗称“伤风”，又称急性鼻炎或上呼吸道卡他。起病较急，早期主要表现为鼻部卡他症状，如喷嚏、鼻塞、流清水样鼻涕，也可表现为咳嗽、咽干、咽痒或烧灼感甚至鼻后滴漏感。咽干、咳嗽和鼻后滴漏与病毒诱发的炎症介质导致的上呼吸道传入神经高敏状态有关。2～3天后鼻涕变稠，可伴咽痛、头痛、流泪、味觉迟钝、呼吸不畅、声嘶等，有时由于咽鼓管炎致听力减退。严重者有发热、畏寒、四肢酸痛、头痛及食欲缺乏等全身症状。无并发症的普通感冒一般5～7天后可痊愈。老年人和儿童容易出现感冒并发症。若伴有基础疾病的普通感冒患者则临床症状较重，容易出现并发症，使病程延长。体检可见鼻腔黏膜充血、水肿、有分泌物，咽部可为轻度充血，胸部体检多无异常。伴有基础疾病或出现并发症者可以查到相应体征。

（2）急性病毒性咽炎和喉炎：由鼻病毒、腺病毒、流感病毒、副流感病毒以及肠病毒、呼吸道合胞病毒等引起。临床表现为咽痒和灼热感，咽痛不明显，咳嗽少见。急性喉炎多由流感病毒、副流感病毒及腺病毒等引起，临床表现为明显声嘶、讲话困难，可有发热、咽痛或咳嗽，咳嗽时咽喉疼痛加重。体检可见喉部充血、水肿，局部淋巴结轻度肿大和触痛，有时可闻及喉部的喘息声。

（3）急性疱疹性咽峡炎：多由柯萨奇病毒A引起，临床表现为明显咽痛、发热，病程约为1周。查体可见咽部充血，软腭、腭垂、咽及扁桃体表面有灰白色疱疹及浅表溃疡，周围伴红晕。多发于夏季，多见于儿童，偶见于成人。

（4）急性咽结膜炎：主要由腺病毒、柯萨奇病毒等引起。表现为发热、咽痛、畏光、流泪、咽及结膜明显充血。病程4～6天，多发于夏季，由游泳传播，儿童多见。

（5）急性咽扁桃体炎：病原体多为溶血性链球菌，其次为流感嗜血杆菌、肺炎链球菌、葡萄球菌等。起病急，咽痛明显，伴发热、畏寒，体温可达39℃以上。查体可发现咽部明显充血，扁桃体肿大、充血，表面有黄色脓性分泌物。有时伴有颌下淋巴结肿大、压痛，而肺部查体无异常体征。

2．辅助检查

（1）血液检查：因多为病毒性感染，白细胞计数常正常或偏低，伴淋巴细胞比例升高，严重病毒感染时淋巴细胞比例可降低。细菌感染时血白细胞计数与中性粒细胞比例升高，出现核左移现象。

（2）病原学检查：因病毒类型繁多，且明确类型对治疗无明显帮助，一般无须明确病原学检查。需要时可用免疫荧光法、酶联免疫吸附法、血清学诊断或病毒分离鉴定等方法确定病毒的类型。脓性分泌物可做细菌培养和药物敏感试验，有助于判断细菌类型，指导临床用药。

二、诊断

（一）诊断依据

1. 危险因素

各种可导致全身或呼吸道局部防御功能降低的因素均可诱发本病，如受凉、气温变化、淋雨、疲劳、人群拥挤的环境、久坐的生活方式、免疫力低下、与高危人群接触或营养不良等。

2. 症状

以鼻部卡他症状为主，如鼻塞、流鼻涕、打喷嚏。根据病毒或细菌侵犯的部位不同，症状有所不同。如病毒侵犯鼻腔，鼻黏膜受刺激后可有鼻塞、流清水样鼻涕、打喷嚏等；如病毒侵犯咽部，则可出现咽部干燥、灼热感、咽痛等；如病毒侵犯喉部，则可出现声音嘶哑、咳嗽咳痰、喉部不适等；急性扁桃体炎的症状主要为咽痛、发热、吞咽困难等；急性上呼吸道感染时可伴有不同程度的全身症状，如发热、畏寒、头痛、四肢酸痛、咳嗽和疲乏等。

3. 体征

普通感冒时鼻腔黏膜充血、水肿、有分泌物、咽部轻度充血；急性咽炎时可见咽部明显充血、水肿；急性扁桃体炎时可见扁桃体肿大、充血、表面有或无脓性分泌物；急性喉炎时可见喉部充血、水肿、有黏液性分泌物或黏膜溃疡。

具备上述危险因素并根据鼻咽部的症状和体征，结合血常规和阴性胸部 X 线片检查可做出临床诊断。一般无需病因诊断，特殊情况下可进行细菌培养和病毒分离，或病毒血清学检查等确定病原体。但须与初期表现为感冒样症状的其他疾病鉴别。

（二）鉴别诊断

1. 流行性感冒（以下简称流感）

起病急，具有较强的传染性，以全身中毒症状为主，呼吸道症状较轻。老年人及伴有慢性呼吸道疾病、心脏病者易并发肺炎。普通感冒与流感的鉴别诊断见表 1–3。

表 1-3　普通感冒与流感的鉴别诊断

症状	普通感冒	流感
发热	少见	常见
鼻塞	很常见，且通常在 1 周内症状自然缓解	常见
打喷嚏	常见	常见
咽痛	常见	常见
头痛	少见	非常常见
咳嗽	通常为间断性、排痰性（有黏液产生）咳嗽	通常为间断性干咳
寒战	少见	有轻度至中度寒战症状
疲倦	较轻微	通常为中度疲倦，且常伴有乏力
胸部不适	轻度至中度	中度

2．急性细菌性鼻窦炎

急性细菌性鼻窦炎致病菌多为肺炎链球菌、流感嗜血杆菌、葡萄球菌、大肠埃希菌及变形杆菌等，临床多见混合感染。多在病毒性上呼吸道感染后症状加重。主要症状为鼻塞、脓性鼻涕增多、嗅觉减退和头痛。急性鼻窦炎患者可伴有发热和全身不适症状。

3．过敏性鼻炎

过敏性鼻炎分为季节性和常年性，多于接触过敏原后（如花粉等）出现症状，主要症状为阵发性喷嚏、流清水样鼻涕，发作过后如健康人。仅表现为鼻部症状或感疲劳，一般无发热等全身症状，且病程较长，常年反复发作或季节性加重。

4．链球菌性咽炎

链球菌性咽炎主要致病菌为 A 组溶血性链球菌。其症状与病毒性咽炎相似，发热可持续 3 ~ 5 天，所有症状将在 1 周内缓解。好发于冬、春季节；以咽部炎症为主，可有咽部不适、发痒、灼热感、咽痛等，可伴有发热、乏力等；检查时有咽部明显充血、水肿，颌下淋巴结肿大并有触痛。链球菌性咽炎的诊断主要靠咽拭子培养或抗原快速检测。

5．疱疹性咽峡炎

疱疹性咽峡炎多发于夏季，常见于儿童，偶见于成人；咽痛程度较重，多伴有发热，病程约 1 周；有咽部充血，软腭、腭垂、咽及扁桃体表面有灰白色疱疹及浅表溃疡，周围环绕红晕；病毒分离多为柯萨奇病毒 A。

6. 急性传染病前驱症状

如麻疹、脊髓灰质炎、脑炎、肝炎、心肌炎等病，患病初期可有鼻塞、头痛等类似症状，应予重视。如果在上呼吸道症状 1 周内，呼吸道症状减轻但出现新的症状，需进行必要的实验室检查，以免误诊。

三、治疗

（一）治疗原则

本病的治疗原则以对症处理为主。首选口服药物，一般不需要静脉补液。对于急性上呼吸道病毒感染不应用抗菌药物，可选用口服制剂的中成药。同时戒烟、注意休息、多饮水、保持室内空气流通和预防继发细菌感染。

（二）治疗方法及具体措施

1. 对症治疗

（1）休息：发热、病情较重或年老体弱的患者应卧床休息，多饮水，保持室内空气流通和防止受寒。

（2）对症药物治疗：急性上呼吸道感染使用药物治疗时应以对症治疗药物为主，且首选口服药物，避免无根据的盲目静脉补液。静脉补液仅适用于以下几种情况：①因感染导致患者原有基础疾病加重，或出现并发症，需要静脉给药；②由于患者严重腹泻或高热导致脱水、电解质紊乱，需补充水和电解质；③由于胃肠不适、呕吐而无法进食，需要通过补液维持机体基础代谢。

1）解热镇痛：主要针对普通感冒患者的发热、咽痛和全身酸痛等症状，可酌情应用解热镇痛类药物如对乙酰氨基酚、布洛芬等。该类药物通过减少前列腺素合成，使机体产生周围血管扩张、出汗与散热而发挥解热作用，通过阻断痛觉神经末梢的冲动而产生镇痛作用。对乙酰氨基酚是其中较为常用的药物，但应注意对乙酰氨基酚超量使用可能造成肝损伤甚至肝坏死。有报道，布洛芬可增加感染的严重性。

2）缓解鼻塞：对于有鼻塞、鼻黏膜充血、水肿，咽痛等症状者，可应用盐酸伪麻黄碱等选择性收缩上呼吸道黏膜血管的药物，对血压的影响较小。也可用 1% 麻黄碱滴鼻。一般连续使用不宜超过 7 天。

3）抗过敏：对于有频繁喷嚏、流涕量多等症状的患者，可酌情选用第一代抗组胺药马来酸氯苯那敏或苯海拉明等。该类药物具有穿过血 – 脑屏障、渗透进入中枢神经细胞与组胺受体结合的能力，因其具有一定程度的抗胆碱作用，通过阻断组胺受体抑制小血管扩张，降低血管通透性，有助于减少分泌物、减轻咳嗽症状，因此推荐其为急性上呼吸道感染的首选药物。该类药物的常见不良反应包括嗜睡、疲乏等，从事车船驾驶、登高作业或操作精密仪器等工作者慎用。为了减轻这类药物引起的头晕、嗜睡等不良反应，宜在临睡前服用。第二代抗组胺药尽管具有非嗜睡、非镇静的优点，但因其无抗胆碱的作用，故不能镇咳。抗组胺的鼻喷剂局部作用较强，而全身不良反应较少。

4）镇咳：对于咳嗽症状较为明显者，可予镇咳药。常用的镇咳药根据其药理学作用特点分为两大类。①中枢性镇咳药：常用的中枢性镇咳药为吗啡类生物碱及其衍生物。该类药物直接抑制延髓咳嗽中枢而产生镇咳作用。根据其是否具有成瘾性和麻醉作用又可分为依赖性和非依赖性两类。依赖性镇咳药：如可待因，可直接抑制延髓中枢，镇咳作用强而迅速，并具有镇痛和镇静作用。由于具有成瘾性，仅在其他治疗无效时短暂使用。非依赖性镇咳药：多为人工合成的镇咳药。如右美沙芬，是目前临床上应用最广的镇咳药，作用与可待因相似，但无镇痛和镇静作用，治疗剂量对呼吸中枢无抑制作用，亦无成瘾性。英国胸科学会（BTS）指南和世界卫生组织（WHO）均指出：阿片类镇咳药可待因和福尔可定疗效并不优于右美沙芬，且不良反应更多，不推荐用于咳嗽治疗，推荐右美沙芬作为可取代可待因的中枢镇咳药。多种非处方性复方镇咳剂均含有本品。②周围性镇咳药：通过抑制咳嗽反射弧中的感受器、传入神经及效应器中的某一环节而起到镇咳作用。这类药物包括局部麻醉药和黏膜防护剂。那可丁：阿片所含的异喹啉类生物碱，作用与可待因相当，无依赖性，对呼吸中枢无抑制作用。适用于不同原因引起的咳嗽。苯丙哌林：非麻醉性镇咳药，可抑制外周传入神经，亦可抑制咳嗽中枢。

5）祛痰药：祛痰治疗可提高咳嗽对气道分泌物的清除率。祛痰药的作用机制包括：增加分泌物的排出量，降低分泌物黏稠度，增加纤毛的清除功能。常用祛痰药包括愈创木酚甘油醚、氨溴索、溴己新、乙酰半胱氨酸、羧甲司坦等；其中愈创木酚甘油醚是常用的复方感冒药成分，可刺激胃黏膜，反射性引起气道分泌物增多，降低黏滞度，有一定的舒张支气管的作用，达到增加黏液排出的效果。

鉴于急性上呼吸道感染患者常常同时存在上述多种症状，可用由上述数种药物组成的复方制剂。常用抗感冒药物见表1–4。为了避免抗过敏药物引起的嗜睡作用对白天工作和学习的影响，有一些复方感冒药物分为白片和夜片，仅在夜片中加入了抗过敏药。对于无发热的患者应该使用不含解热镇痛药成分的复方制剂。对有急性咳嗽、鼻后滴漏和咽干的患者应给予伪麻黄碱治疗以减轻鼻部充血，亦可局部滴鼻应用。

表 1-4 常用抗感冒药物

药品名称	组方成分					
	解热镇痛药	缩血管药	镇咳药	抗组胺药	抗病毒药	其他成分
惠菲宁		伪麻黄碱 6 mg/mL	右美沙芬 2 mg/mL	氯苯那敏 0.4 mg/mL		
惠菲芬	布洛芬 20 mg/mL 200 mg（片）	伪麻黄碱 3 mg/mL 30 mg（片）		氯苯那敏 0.2 mg/mL 2 mg(片)		
新康泰克（红装）	对乙酰氨基酚 500 mg	伪麻黄碱 30 mg	右美沙芬 15 mg	氯苯那敏 2 mg		
新速效伤风胶囊	对乙酰氨基酚 250 mg			氯苯那敏 2 mg	金刚烷胺 100 mg	咖啡因 15 mg 人工牛黄 10 mg
泰诺感冒片	对乙酰氨基酚 325 mg	伪麻黄碱 30 mg	右美沙芬 15 mg	氯苯那敏 2 mg		
日夜百服咛	对乙酰氨基酚 500 mg	伪麻黄碱 30 mg	右美沙芬 15 mg	氯苯那敏 2 mg（仅夜片）		
快克	对乙酰氨基酚 250 mg			氯苯那敏 2 mg	金刚烷胺 100 mg	咖啡因 15 mg 人工牛黄 10 mg
感冒通	双氯芬酸 15 mg			氯苯那敏 2.5 mg		人工牛黄 10 mg
感康片	对乙酰氨基酚 250 mg				金刚烷胺 100 mg	咖啡因 15 mg 人工牛黄 10 mg
白加黑	对乙酰氨基酚 325 mg	伪麻黄碱 30 mg	右美沙芬 15 mg	苯海拉明 25 mg（仅夜片）		

6）疗程：由于感冒是一种自限性疾病，因此普通感冒用药不应超过 7 天，如果 1 周后上述症状仍未明显好转或消失，应及时去医院明确诊断，给予进一步治疗。

2．抗菌药物治疗

急性上呼吸道感染是一种自限性疾病，多由病毒感染引起，抗菌药物不能杀灭病毒，抗菌药物对预防细菌感染是无效的。抗菌药物在应用过程中会产生消化道不良反应，滥用抗菌药物还易诱导细菌耐药发生。只有当合并细菌感染时，才考虑应用抗菌药物治疗，如鼻窦炎、中耳炎、肺炎等，有白细胞升高、咽部脓苔、咯黄痰和流脓鼻涕等细菌感染证据，可根据当地流行病学史和经验用药，选择口服青霉素、第一代头孢菌素、大环内酯类或喹诺酮类。极少需要根据病原菌选用敏感的抗菌药物。

急性细菌性上呼吸道感染如细菌性咽炎、扁桃体炎，可以使用抗菌药物。建议使用以下治疗方案：可选用苄星青霉素，也可肌内注射普鲁卡因青霉素或口服青霉素V，或口服阿莫西林、阿莫西林/克拉维酸；青霉素过敏患者可选用口服大环内酯类、克林霉素或喹诺酮类药物；可选用口服第一代或第二代头孢菌素，但不能用于有青霉素过敏性休克史的患者。此外，磺胺类药不易清除咽部细菌，A组化脓性链球菌对四环素类、氨基糖苷类耐药者多见，这几类抗菌药物均不宜选用；可选用头孢曲松或头孢噻肟钠静脉注射；治疗疗程一般为3～7天，病情严重时可延长至14天。

3．抗病毒药物治疗

由于目前存在因滥用抗病毒药物导致流感病毒耐药的现象，所以如无发热，免疫功能正常，一般无须应用。对于免疫缺陷患者，可早期常规使用。利巴韦林和奥司他韦有较广的抗病毒谱，对流感病毒、副流感病毒和呼吸道合胞病毒等有较强的抑制作用，可缩短病程。急性上呼吸道病毒感染（除流行性感冒病毒外）目前尚无特效的抗病毒药物。利巴韦林虽然在体外有广谱的抗病毒活性，但临床疗效不确定，吸入该药后仅对婴幼儿呼吸道合胞病毒引起的呼吸道感染有治疗效果。因此，不推荐利巴韦林用于治疗急性上呼吸道病毒感染。过度使用抗病毒药物有明显增加相关不良反应的风险。

4．中医中药治疗

具有清热解毒和抗病毒作用的中药亦可选用，有助于改善症状，缩短病程。急性上呼吸道感染尤其是病毒感染可以选用中成药治疗，有较好的临床疗效。

5．特殊人群用药注意事项

由于非处方感冒药物在2岁以下幼儿中应用的安全性尚未被确认，因此不能用于幼儿的普通感冒。若其症状必须应用药物控制，则应使用国家药政部门批准在幼儿中使用的药物。对于2～5岁的儿童，伪麻黄碱的剂量为成人的1/4；对于6～12岁的儿童，伪麻黄碱的剂量为成人的1/2，尽量使用糖浆或混悬液制剂。儿童发热应慎用阿司匹林等水杨酸类药物，因为后者可诱发Reye综合征并导致患儿死亡。

孕妇、哺乳期女性应特别慎用感冒药物。孕妇尽量不使用阿司匹林、双氯芬酸钠、苯海拉明、布洛芬、右美沙芬等，以免影响胎儿发育或导致孕期延长。妊娠3个月内禁用愈创木酚甘油醚。哺乳期女性尽量不使用苯海拉明、马来酸氯苯那敏、金刚烷胺等，因为这些药物能通过乳汁影响幼儿。

肝肾功能不全、血小板减少、有出血症状者和（或）有溃疡病穿孔病史者应慎用含有对乙酰氨基酚、阿司匹林、布洛芬等成分的感冒药物。

从事驾驶、高空作业或操作精密仪器等工作者应慎用含有马来酸氯苯那敏、苯海拉明的感冒药物，因第一代抗组胺药具有抗胆碱能作用，影响神经元或神经肌肉接头的传导，可导致神经功能一过性紊乱和注意力不集中等。

未控制的严重高血压或心脏病及同时服用单胺氧化酶抑制剂的患者，禁用含有伪麻黄碱成分的感冒药物，甲状腺功能亢进、糖尿病、缺血性心脏病及前列腺增生的患者，慎用含有伪麻黄碱成分的感冒药物。青光眼患者不建议使用伪麻黄碱作为局部用药。

慢性阻塞性肺疾病和重症肺炎呼吸功能不全的患者应慎用含有可待因和右美沙芬的感冒药物，因为可待因和右美沙芬的中枢镇咳作用可影响痰液的排出。

总之，应根据不同人群的特点及普通感冒的不同症状，特别是针对特殊人群，制订个体化的治疗策略。

（李　冲）

第八节　急性气管－支气管炎

一、概述

急性气管－支气管炎是由生物、物理、化学刺激或过敏等因素引起的气管－支气管黏膜的急性炎症。临床主要症状有咳嗽和咳痰，常见于寒冷季节或气候突变时，也可由急性上呼吸道感染蔓延而来。

二、诊断

（一）症状与体征

1．症状

起病一般先有急性上呼吸道感染的症状，如鼻塞、流涕、喷嚏、咽痛、声嘶等，伴畏寒、发热、头痛及全身酸痛。咳嗽多呈刺激性，有少量黏液痰，伴有胸骨后不适或钝痛。感染蔓延至支气管时，咳嗽加重，2 ~ 3 天后痰量增多呈黏液性或黏液脓性。伴发支气管痉挛时，可有哮喘和气急。

2．体征

体检双肺可闻散在干湿啰音，咳嗽后可减少或消失。急性气管－支气管炎一般呈自限性，发热和全身不适可在3～5天消失，但咳嗽、咳痰可延续2～3周才消失。迁延不愈者演变为慢性支气管炎。

（二）辅助检查

1．实验室检查

（1）血常规：病毒感染时外周血白细胞计数并不增加，仅淋巴细胞相对轻度增加，细菌感染时白细胞计数＞10×10^9/L，中性粒细胞计数也升高。

（2）痰培养：可发现致病菌，如流感嗜血杆菌、肺炎球菌、葡萄球菌等。

2．X线片检查

胸部X线片检查，大多数表现正常或仅有肺纹理增粗。

（三）诊断要点

（1）常先有鼻塞、流涕、咽痛、畏寒、发热、声嘶和肌肉酸痛等表现。

（2）咳嗽为主要症状。开始为干咳、胸骨下刺痒或闷痛感。1～2天后有白色黏液，以后可变脓性，甚至伴血丝。

（3）胸部听诊呼吸音粗糙，并有干、湿啰音。用力咳嗽后啰音性质、部位改变或消失。

（4）外周血常规正常或偏低，细菌感染时外周血白细胞计数升高。痰培养如检出病原菌，则可确诊病因。

（5）胸部X线片检查正常或仅有肺纹理增粗。

（四）鉴别诊断

1．流行性感冒

起病急骤，发热较高，有全身酸痛、头痛、乏力等全身症状，有流行病史。

2．急性上呼吸道感染

一般鼻部症状明显，无咳嗽、咳痰，肺、胸部无异常体征。

3．其他

如支气管肺炎、肺结核、肺癌、肺脓肿、麻疹、百日咳等多种肺部疾病，均可伴有急性支气管炎的症状，通过详细询问病史、体格检查，多能做出诊断。

三、治疗

以休息及对症治疗为主，不宜常规使用抗菌药物。如出现发热、脓性痰、重症咳嗽，可应用抗菌药物治疗。

（一）一般治疗

适当休息，注意保暖，多饮水，摄入足够的热量，防止冷空气、粉尘或刺激性气体的吸入等。

（二）药物治疗

1．祛痰、平喘、解热药

（1）可补充适量维生素 C，每次 0.2 g，每日 3 次。

（2）干咳者可用喷托维林（咳必清）25 mg、右美沙芬 10 mg 或可待因 15 ~ 30 mg，每日 3 次。

（3）咳嗽有痰而不易咳出者，可选用祛痰剂溴已新（必嗽平）8 ~ 16 mg 或盐酸氨溴索 30 mg，每日 3 次；也可选用止咳祛痰类中成药，如鲜竹沥口服液等，每次 10 mL，每日 3 次。

（4）发生支气管痉挛时，可用平喘药茶碱类及 β_2 受体激动药等，如氨茶碱 0.1 g，每日 3 次；茶碱缓释片（舒弗美）0.2 g、多索茶碱（安塞玛）0.2 g，每日 2 次；特布他林 2.5 mg 或沙丁胺醇 2.4 mg，每日 3 次；沙丁胺醇气雾剂（万托林、喘乐宁），每 4 小时 2 喷。

（5）如有发热、全身酸痛者，可用阿司匹林 0.3 ~ 0.6 g 或克感敏 1 片，每日 3 次。

2．抗生素

如出现发热、脓性痰和重症咳嗽，为应用抗生素的指征。可应用针对肺炎衣原体和肺炎支原体的抗生素，如红霉素，每日 1 g，分 4 次口服，也可选用克拉霉素或阿奇霉素。多数患者口服抗菌药物即可，症状较重者可用肌内注射或静脉滴注。目前常用的为阿奇霉素。

（1）用药指征：适用于敏感致病菌株所引起的下列感染：由肺炎衣原体、流感嗜血杆菌、嗜肺军团菌、卡他莫拉菌、肺炎支原体、金黄色葡萄球菌或肺炎链球菌引起的，需要首先采取静脉滴注治疗的社区获得性肺炎。对耐红霉素的产 β – 内酰胺酶的菌株使用阿奇霉素也有效。

（2）用药方法：将本品用适量注射用水充分溶解，配制成 0.1 g/mL，再加入至 250 mL 或 500 mL 的氯化钠注射液或 5% 葡萄糖注射液中，最终阿奇霉素浓度为 1.0 ~ 2.0 mg/mL，然后静脉滴注。浓度为 1.0 mg/mL，滴注时间为 3 小时；浓度为 2.0 mg/mL，滴注时间为 1 小时。成人每次 0.5 g，每日 1 次，至少连续用药 2 天，继之改用阿奇霉素口服制剂，每日 0.5 g，7 ~ 10 天为 1 个疗程。转为口服治疗时间应根据临床治疗反应来确定。

（3）联合用药注意事项：①与茶碱合用时能提高后者在血浆中的浓度，应注意检测血浆茶碱水平；②与华法林合用时应注意检查凝血酶原时间；③与利福布汀合用会增加后者的毒性。

与下列药物同时使用时，建议密切观察患者用药后反应。①地高辛：使地高辛水平升高；②麦角胺或双氢麦角胺：急性麦角毒性，症状是严重的末梢血管痉挛和感觉迟钝；③三唑仑：通过减少三唑仑的降解，而使三唑仑药理作用增强；④细胞色素 P_{450} 系统代谢药：提高血清中卡马西平、特非那定、环孢素、环己巴比妥、苯妥英的水平。

（三）病情观察

应注意观察治疗后患者病情的演变情况，发热者体温是否恢复正常，咳嗽者是否好转，咳痰者痰量是否减少，肺部体征是否好转等；并可根据患者的具体情况、相应治疗的疗效评估，调整治疗用药。

（四）注意事项

1. 医患沟通

医生应主动告诉患者本病的特点，以便患者及家属能理解、配合。门诊治疗的患者应尽量保证充分的休息，并接受相应的对症治疗，但须注意门诊随访，老年患者、体弱者或有基础疾病者可考虑住院治疗。对住院治疗的患者，要密切观察病情变化，尤其是生命体征的观察，一旦有变化，及时给予相应的处理。

2. 经验指导

（1）一般可根据患者发病前有受凉、劳累、刺激气体过敏等诱因，咳嗽、咳痰等急性呼吸道症状，体检两肺呼吸音正常，或闻及散在的干、湿啰音，胸部 X 线片大多正常，血白细胞计数和分类正常或升高，多能做出及时、正确的诊断。

（2）临床上一般不做有关病因学的诊断，临床医师可根据患者的症状、对症治疗的效果、临床征象的变化，判断有无细菌感染；如果治疗效果不佳，就应考虑行病因学检查，以指导临床用药。

（3）对本病而言，对症治疗是主要的治疗方法。一般可根据患者的症状给予相应的治疗。从实践效果看，保证足够的水分和维生素摄入，及时休息及对症处理，可以使多数患者症状得以缓解。

（4）临床表现、血常规、胸部X线片等高度提示有细菌感染的，应根据经治医师的临床经验选用抗生素治疗，如能行痰、血培养，则可根据培养及药敏结果选择抗生素，治疗一般3～5天为宜。

（5）急性支气管炎的细菌感染多数是流感杆菌、肺炎链球菌等，抗生素一般可选用青霉素类、大环内酯类、喹诺酮类、头孢类抗生素。抗生素一般口服即可，但如患者的症状较重，如咳嗽、咳痰明显，体温超过38.5℃，抗生素可给予肌内注射或加入5%葡萄糖注射液中静脉滴注。

（6）本病一般经门诊治疗即可获得痊愈，但门诊治疗5～7天病情仍无好转或反而加重者则需要及时住院治疗，行血培养、痰培养等进一步检查，以明确病因，并给予积极的抗生素治疗和对症治疗、支持治疗。患者体温正常、症状缓解后可予以出院，并嘱患者门诊随访。

（李　冲）

第九节　肺性脑病

一、概述

（一）病因

肺性脑病是以中枢神经系统障碍为主要表现的一种临床综合征，由呼吸衰竭发展到机体严重二氧化碳蓄积和缺氧所引起。

肺性脑病通常由以下因素诱发。①急性呼吸道感染、严重支气管痉挛、呼吸道痰液阻塞等使肺通气、换气功能进一步减低。②治疗不当：镇静剂使用不当，如应用吗啡、苯巴比妥钠、氯丙嗪、异丙嗪、地西泮等引起呼吸中枢抑制；其次是供氧不当，如吸入高浓度氧，降低了颈动脉体对缺氧的敏感性，导致呼吸中枢抑制。③右心衰竭使脑血流减少和淤积，加重脑的二氧化碳蓄积和缺氧。④其他：如利尿后、上消化道出血、休克等因素。

（二）发病机制

肺性脑病主要是由于高碳酸血症和低氧血症所引起的脑水肿导致的。

1．高碳酸血症

一般认为肺性脑病的发生与否主要取决于 $PaCO_2$ 升高和 pH 降低的程度。当 $PaCO_2$ 显著升高超过 8.0 kPa（60 mmHg），pH 低于 7.30 时即可使脑血管扩张充血，引起脑循环障碍，毛细血管通透性增加，因而发生细胞间质水肿为主的脑水肿；另外，肺性脑病的发生还取决于二氧化碳蓄积速度的急缓和体内碱代偿能力的强弱。当二氧化碳急剧蓄积时，因肾脏代偿作用尚未充分发挥，pH 可在数分钟内急剧下降，临床上即可出现一系列神经精神症状；如缓慢的二氧化碳蓄积，由于肾脏的代偿作用可充分发挥，使 HCO_3^- 成比例增加，因而 pH 改变不大。尽管 $PaCO_2$ 已明显增高，但因 pH 无显著下降，神经精神症状则不一定出现。此外，肺性脑病的发生还与脑组织 pH 下降密切相关。脑内 pH 和 $PaCO_2$ 的高低，主要取决于 H^+ 和 HCO_3^- 通过血 – 脑屏障的速度和脑组织本身酸性代谢产物蓄积的程度。正常脑脊液的缓冲能力比血为低，故其 pH 亦较低（7.33 ~ 7.40），但脑内 $PaCO_2$ 却比血高 1.07 kPa（8 mmHg）。因此，当 $PaCO_2$ 升高后，由于碳酸酐酶的作用，脑内 pH 下降则更为明显，从而引起酸中毒。此时细胞内 K^+ 外移，而细胞外 Na^+、H^+ 则移入细胞内，便加重了细胞内酸中毒，引起细胞坏死和自溶。由于 Na^+ 进入细胞内，细胞内 Na^+ 含量增多，从而加重脑水肿的程度。

2．低氧血症

严重脑缺氧时，正常有氧代谢无法进行，血中乳酸堆积使 pH 下降。此外，脑内三磷酸腺苷（ATP）迅速耗竭，中枢神经失去能量供应，因而“钠泵”运转失灵。Na^+ 不能从细胞内外移，Cl^- 便进入膜内与 Na^+ 结合形成 NaCl，从而提高了膜内渗透压，水便进入细胞内，引起了以细胞内水肿为主的脑水肿。

（三）临床表现与特征

1．临床表现

除呼吸衰竭症状外，并有精神症状、体征，如神志恍惚、嗜睡、多言、谵妄、烦躁、四肢搐搦、癫痫样发作、扑翼样震颤、昏迷等；皮肤表现血管扩张，多汗；眼部表现眼球微突，球结膜充血、水肿，眼底静脉迂曲、扩张，视盘水肿；脑膜刺激征，颅内高压和脑疝表现。

2．血气与电解质改变

pH $<$ 7.35，$PaCO_2$ 升高 $>$ 8.6 kPa（65 mmHg），HCO_3^- 增高，血 K^+ 增高，血 Cl^- 下降。通常当 $PaCO_2$ $>$ 8.6 kPa（65 mmHg）时表现为嗜睡，$>$ 9.97 kPa（75 mmHg）

时表现为神志恍惚，> 12.6 kPa（95 mmHg）时表现为昏迷，但可因个体反应不同表现有异，有的患者 $PaCO_2$ 达 13.3 kPa（100 mmHg）时而神志清醒，但也有的患者 $PaCO_2$ 为 9.31 kPa（70 mmHg）时而出现肺性脑病征象，急性二氧化碳蓄积，则症状明显。

二、诊断

根据存在有肺性脑病的诱发因素，再结合临床表现、血气及电解质改变，依据 CO_2CP 增高、血 K^+ 增高、血 Cl^- 下降，并结合临床表现可做出诊断。

肺源性心脏病（简称肺心病）表现神经、精神症状，除肺性脑病外，尚有 10% ~ 37% 的病例可因其他原因引起，如脑血管意外、糖尿病酮症酸中毒、低血糖昏迷、严重电解质紊乱（低 Cl^-、低 Na^+、低 K^+、低 Mg^{2+}）、碱中毒、尿毒症、肝性脑病、感染中毒性脑病、DIC、药物等，临床上需注意鉴别。

三、治疗

强调早期预防、早期诊断、早期治疗。一旦发现肺心病患者有意识障碍的初兆，应立即采取措施，可使肺性脑病的发生率下降。强调综合性治疗，首要保证有充分通气量，包括有效控制呼吸道感染，防止痰液阻塞气道，应用支气管扩张剂、机械通气。适当吸氧，使用利尿剂、脱水剂、呼吸兴奋剂、慎用镇静剂、及时治疗并发症、建立肺心病监护室，由专人负责观察、护理，可使肺性脑病的死亡率下降。

1. 吸氧

应持续性和低浓度（25% ~ 30%）吸氧，流量 1 ~ 2 L/min，疗效期望达到 PaO_2 7.315 ~ 7.99 kPa（55 ~ 60 mmHg），SaO_2 > 85% 的安全水平。在供氧同时，积极控制感染，排痰，并使用支气管扩张剂和呼吸兴奋剂，效果较好。吸氧方法，可用鼻导管、鼻塞，其效果大致相同，用文丘里面罩，其优点是供氧浓度稳定，可按供氧流速 2 L/min、4 L/min、8 L/min，分别达到氧浓度 24%、28%、34%。如经上述积极治疗，患者仍处于明显缺氧状态，究其原因，主要是通气道阻塞和肺泡弥散功能障碍，应考虑面罩、气管插管或气管切开和机械呼吸加压供氧。

2. 气管插管和气管切开

对嗜睡、昏迷、痰多且无力咳嗽，或有肺部感染的患者，在经上述各项积极治疗 1 ~ 6 天，血 pH < 7.30，$PaCO_2$ > 9.31 kPa（70 mmHg），PaO_2 < 6.65 kPa（50 mmHg）者，应考虑气管插管或切开。昏迷患者宜争取在 1 ~ 3 小时内执行。气管插管，操作

简单方便，但只能停留 2 ～ 3 天，如改用低压气囊插管，则可放置较久，且清醒患者亦易耐受。气管切开，可减少解剖无效腔 100 mL，并有利于气管内滴药、吸痰和连接机械呼吸器，并可长期停留套管，但也带来术后护理和不能多次重复切开等问题。对肺功能严重受损，反复感染，反复发生肺性脑病者，宜长期保留气道内套管，可避免反复插管和切开。对气管插管或切开，吸痰、滴药等应注意无菌操作，每日淌入气管内水分 150 ～ 250 mL（每半小时约 4.5 mL），吸痰的口腔用管和气管内用管要分开，应多次更换消毒吸管，每次吸痰时间不超过 15 秒。

3．机械通气

使用机械通气，对肺性脑病患者改善通气有十分重要的作用。对重症肺心病患者，$PaCO_2$ > 9.31 kPa（70 mmHg），经一般治疗无效而神志清醒者，应及早用密封面罩连接呼吸器，加压同步通气，每日数次，每次 1 ～ 2 小时，可以预防肺性脑病的发生；对咳嗽、咳痰功能尚可，有自主呼吸的早期肺性脑病患者，亦可用上述方法进行机械通气，时间可按病情而定，此可使 PaO_2 增加，$PaCO_2$ 下降而可避免气管插管或切开。危重肺性脑病患者、痰阻气道和无效咳嗽者，宜做气管插管或切开，进行机械通气。国内多选用定容型呼吸器，此型能保证有效通气量；定时型和定压型则具有同步性能和雾化效果好的优点。肺心病患者通常有肺部感染和支气管痉挛，为保证有恒定的通气量，如选用定压型呼吸器，则宜将吸气相压力调高达 2.94 ～ 3.94 kPa（30 ～ 40 cmH_2O）。呼吸频率宜慢，以 14 ～ 16 次 / 分为宜，潮气量 10 ～ 12 mL/kg，吸呼比为 1 ：（2 ～ 3），供氧浓度 25% ～ 40%。一般选用 IPPV，可满足临床需要，对肺顺应性减低，肺泡萎陷患者，宜选用呼气终末加压呼吸（PEEP），此可改善血流比例，减少肺内分流，提高 PaO_2，但可使气道内压上升，易致气胸和血压下降。

4．呼吸兴奋剂

应用呼吸兴奋剂要达到较好的效果，则需要呼吸道保持通畅。反之，若呼吸道不通畅，仅兴奋呼吸肌，会增加氧耗量。因此必须配合吸氧、应用抗生素、支气管扩张剂和积极排痰等措施。

（1）尼可刹米：为呼吸中枢兴奋剂，每 2 ～ 4 小时，静脉注射 0.25 ～ 0.375 g；重症患者用 5 ～ 10 支（每支 0.25 ～ 0.375 g）溶于 10% 葡萄糖液 500 mL 中静脉滴注。

（2）山莨菪碱：兴奋颈化学感受器，反射性兴奋呼吸中枢，每支 3 mg，皮下或静脉注射，每 2 ～ 4 小时 1 次，可与尼可刹米交替应用。

（3）二甲弗林（回苏灵）：为呼吸中枢兴奋剂，8 ～ 16 mg，肌内注射或静脉注射，可间隔半小时再注射。

（4）哌醋甲酯（利他林）：作用缓和，每次 20 ～ 40 mg，肌内注射或静脉注射。

应用醒脑合剂治疗肺性脑病，有一定疗效。其成分为 10% 葡萄糖液 250 ~ 500 mL，加尼可刹米 3 ~ 5 支、氨茶碱 0.25 ~ 0.5 mg、地塞米松 5 ~ 10 mg，静脉滴注，每日 1 ~ 2 次，病情严重者，可夜间加用 1 次，同时加大供氧量（2 L/min 以上）。

5. 支气管解痉剂

使用最广泛的为交感胺类和茶碱类。β_2 受体激动剂有间羟舒喘灵（特布他林），每日 3 次，每次 2.5 mg，口服；0.25 mg，皮下注射；0.5 mg，雾化吸入。舒喘灵（沙丁胺醇）2 mg，每日 3 次，口服；雾化吸入，每次喷射吸入 1 ~ 2 次，每次含药 0.1 mg。上述药物对支气管平滑肌松弛作用强，对心血管作用弱，但长期反复应用，可使 β_2 受体处于兴奋状态，对外来或内生的肾上腺素能神经介质形成交叉耐药性而增加死亡率，故用药次数及剂量宜偏少。

茶碱类：氨茶碱 0.25 g，静脉缓注 15 分钟，或 0.5 g 加入葡萄糖液 500 mL 中，静脉滴注，因茶碱的临床有效量和血中中毒浓度接近，有引起惊厥而死亡的报告，近来国外已采用监测茶碱血浓度的方法，保证安全使用。此外解痉药可选用地塞米松、氢化可的松等。

6. 抗生素

呼吸道感染是肺性脑病的主要诱因。感染的临床表现可为咳嗽、气喘、发绀加重，脓痰增多，肺部啰音出现或范围增多，周围血白细胞计数增多或正常，核左移，发热或体温正常。致病菌多为肺炎球菌、流感杆菌、甲型链球菌、金黄色葡萄球菌、铜绿假单胞菌、奈瑟菌、真菌。近年革兰氏阴性杆菌有增多趋势，特别是大肠埃希菌和铜绿假单胞菌。用药前宜常规做痰培养及药敏试验，作为选用药物的依据。

7. 纠正酸碱、电解质紊乱

（1）呼吸性酸中毒失代偿期：血 pH 每下降 0.1，血 K^+ 增加 0.6 mmol/L（0.4 ~ 1.2 mmol/L），此时宜重点治疗酸中毒，如 pH 恢复正常，血 K^+ 亦随之正常，一般不需要补碱，除非 pH $<$ 7.20。

（2）慢性呼吸性酸中毒代偿期：血 HCO_3^- 呈代偿性增加，致血 Cl^- 下降，血浆 Cl^- 进入细胞内和从尿中排出，血 Cl^- 减少，此时血 K^+ 虽在正常值内，亦宜口服氯化钾，预防低 K^+、低 Cl^- 血症。

（3）呼吸性酸中毒合并代谢性碱中毒：其诱因多为长期应用排 K^+、排 Cl^- 的利尿剂或糖皮质激素，尿排 K^+ 增多，血 K^+ 下降，尿排 H^+ 增多，HCO_3^- 回收增多，致 pH 增高；或应用机械通气，$PaCO_2$ 过快而迅速下降，致使血 HCO_3^- 仍处于高水平。血气，电解质改变：pH $\geq$ 7.40，$PaCO_2$ 增高，血 K^+、血 Cl^- 下降，血 HCO_3^- 明显增高，血 Ca^{2+} 下降。呼吸性酸中毒合并代谢性碱中毒的神态改变以兴奋型多见，当呼吸性酸中毒患者在治疗过程中，好转后又出现兴奋、手足搐搦，血 K^+、血 Cl^- 下降，血 HCO_3^- 显著增高（＞45 mmol/L 或高于代偿预计值）符合呼吸性酸中毒合并代谢性碱中毒诊断，此时应补充 K^+、Cl^- 和（或）Ca^{2+}，同时根据诱因做相对应的处理。

（4）慢性呼吸性酸中毒合并代谢性酸中毒：通常呼吸性酸中毒时，血 HCO_3^- 呈代偿性增加，反之，如发现 HCO_3^- 下降，血 K^+ 增高，pH 明显下降，则符合慢性呼吸性酸中毒合并代谢性酸中毒诊断，应进行针对代谢性酸中毒的相关检查；如 pH＜7.20，应补碱。

8．脑水肿的治疗

肺性脑病患者出现神志进行性恶化、头痛、血压突然升高达 4 kPa（30 mmHg）、脉搏变慢、呼吸节律紊乱、眼球外突、眼球张力增加、球结膜充血和水肿、瞳孔缩小、扩大或一侧扩大等变化，宜及时使用利尿剂和脱水剂，如在出现脑疝后应用脱水剂，则效果较差。应用利尿剂、脱水剂，宜采用轻度或中度脱水，以缓泻为主，在利尿出现后，宜及时补充氯化钾，每日 3 g，对低血 K^+ 患者，宜静脉补充，并注意其他电解质变化，及时纠正。控制水分输入量，一般 24 小时输入量为少于总尿量 500 ~ 1000 mL。

（1）渗透性脱水剂

1）50% 葡萄糖液 50 ~ 100 mL，静脉推注，每 4 ~ 6 小时 1 次，高渗葡萄糖有利尿脱水作用，但可透过脑屏障，引起颅内压反跳回升现象，降压效果差，一般不单独应用，通常与甘露醇交替合用，安排在两次甘露醇之间应用。

2）20% 甘露醇（25% 山梨醇）50 ~ 100 mL，每日 2 ~ 3 次，静脉注射，以小剂量使用为宜，尿量达到每日 700 ~ 1000 mL 即可，常与皮质激素合用，如地塞米松 5 ~ 10 mg，每日 2 次。

（2）利尿剂：呋塞米（速尿）20 mg 加于 50% 葡萄糖 20 mL 中静脉注射，每日 1 ~ 2 次，或呋塞米 20 mg（或氢氯噻嗪）和氨苯蝶啶 50 mg，交替应用，可减少肾排 K^+ 量，避免低钾血症。

（3）肾上腺皮质激素：其作用如下，①非特异性抗感染、抗气管痉挛，改善通气和换气功能；②降低毛细血管通透性，减轻脑水肿；③增加肾血流量和肾小球滤过率，促进利尿，作用持久，不引起颅内压反跳回升现象，通常与利尿剂合用治疗脑水肿。地塞米松 10 mg，每日 2 ~ 4 次，或氢化可的松 300 ~ 500 mg，每日静脉滴注 1 次。皮质激素宜短期内应用，在症状好转后减药或停药。如长期应用，注意其可能引起消化道出血、穿孔、感染扩散、电解质紊乱和代谢性碱中毒。应用时宜适当配用抗酸剂，如西咪替丁（甲氰咪胍）0.4 g，每日 3 次，睡前服；雷尼替丁 150 mg，每日 2 次。

（4）低分子右旋糖酐：本品可扩张血容量、解除红细胞聚集、降低血液黏稠度、改善脑部血液循环。有利尿脱水作用，可减轻脑水肿、降低颅内压。对因缺氧和血液浓缩而引起的弥散性血管内凝血，低分子右旋糖酐有疏通微循环作用。本品对肺性脑病，尤以对伴有明显继发性红细胞增多（红细胞数＞5×10^{12}/L）患者，有较好疗效。低分子右旋糖酐，每次 500 mL，静脉滴注，每日 1 ~ 2 次。

（黄文铖）

第十节　急性肺水肿

一、概述

急性肺水肿是由不同病因引起肺组织血管外液体异常增多，液体由间质进入肺泡，甚至出现呼吸道泡沫状分泌物的病理状态。临床表现为突然出现严重的呼吸困难，端坐呼吸，伴咳嗽，常咳出粉红色泡沫样痰，患者烦躁不安，口唇发绀，大汗淋漓，心率增快，两肺满布湿啰音及哮鸣音，严重者可引起晕厥及心搏骤停。

（一）病因

1．诱发因素

有基础心脏病的患者，急性心源性肺水肿的发生常常由一些增加心脏负荷的因素所诱发。如急性感染、用力大便、情绪激动、过度劳累、急性心律失常、静脉输血、输液过多过快、水电解质紊乱等。

2．常见病因

（1）心肌急性弥漫性损害导致心肌收缩力减弱：如急性广泛性心肌梗死、急性心肌炎等。

（2）急性机械性阻塞致心脏压力负荷过重及排血受阻：如严重高血压、主动脉瓣狭窄或二尖瓣狭窄等。

（3）急性心脏容量负荷过重：如急性心肌梗死或感染性心内膜炎、心脏外伤等引起心瓣膜损害、腱索断裂、乳头肌功能不全、室间隔穿孔等，此外静脉输血、输液过多过快时也可导致急性肺水肿发生。

（4）急性心室舒张受限：如急性大量心包积液所致的急性心脏压塞，导致心排血量减低和体循环淤血等。

（5）组织代谢增加和循环加速：如甲状腺功能亢进、严重贫血等。

（二）发病机制

正常情况下，两侧心腔的排血量相当恒定。若右心排血量一时性超过左心室时，其所增加的血量滞留在肺血管内，使肺扩张压力、肺静脉压和左心房充盈压均呈一时性增高，直至左心排血量做出相应的调节，使两侧心腔的排血量又处于平衡状态。如果左心的调节能力不能做出相应的反应，势必导致肺毛细血管静水压增高。当心肌严重受损和（或）左心负荷过重，若左室舒张末压＞12 mmHg，毛细血管平均压＞35 mmHg，肺静脉平均压＞30 mmHg 时，会引起心排血量降低和肺淤血，肺毛细血管静水压超过血管内胶体渗透压及肺间质静水压，过多的液体从肺泡毛细血管进入肺间质甚至肺泡内，从而产生急性心源性肺水肿。

（三）临床表现

1．先兆症状

恐惧，面色苍白，心动过速，血压升高，出冷汗。

2．间质性肺水肿

呼吸急促，端坐呼吸，咳嗽，胸闷，颈静脉怒张，喘鸣。听诊双肺可闻及干啰音或少量湿啰音。

3．肺泡性肺水肿

更严重的呼吸困难，口唇、甲床发绀，咳嗽，咳出大量的粉红色泡沫样痰；听诊双肺满布大、小水泡音及哮鸣音，心尖区可闻及奔马律、收缩期杂音；心界向左下扩大，可有心律失常和交替脉。晚期出现休克、神志恍惚。

（四）辅助检查

1．胸部 X 线片

（1）肺水肿早期：胸部 X 线片主要特点是肺上部，特别是肺尖部血管扩张和淤血，有显著的肺纹理增加。

（2）间质性肺水肿：主要特点表现在 X 线片上肺血管、支气管、淋巴管的肺纹理增多、增粗和边缘模糊不清，可见到 Kerley 线，据其发病过程和程度不同又分成 A、B、C 线。A 线多见于肺上部和中部，表现为参差不齐、走向肺门的不分叉线性阴影，长度约 4 cm。B 线为短而轮廓清晰、水平走向的线状阴影，多见于肺下部的肋膈角。C 线为细而交错的线状阴影，可见于肺野的任何部位，但最常见于肺中央与基底部。A、C 线常见于急性发作的病例，而 B 线则常见于发病慢的病例。因间质内积液，故肺野密度普遍增高。

（3）肺泡性肺水肿：主要是肺泡状增密阴影，相互融合呈不规则片状模糊影，弥漫分布或局限于一侧或一叶，或见于肺门两侧，由内向外逐渐变淡，形成所谓“蝴蝶状”典型表现。

2．动脉血气分析

（1）肺间质水肿：$PaCO_2$ 下降，pH 增高，呼吸性碱中毒。

（2）肺泡性肺水肿：$PaCO_2$ 升高和（或）PaO_2 下降，pH 下降，表现为低氧血症和呼吸性酸中毒。

3．心电图

窦性心动过速或各种心律失常，心肌损害，左房、左室肥大等。

4．心力衰竭标志物

B 型利尿钠肽（BNP）及其 N 末端 B 型利尿钠肽原（NT-proBNP），其临床意义如下。

（1）心力衰竭的诊断和鉴别诊断：如 BNP $<$ 100 ng/L 或 NT-proBNP $<$ 400 ng/L，心力衰竭可能性很小，其阴性预测值为 90%；如 BNP $>$ 400 ng/L 或 NT-proBNP $>$ 150 ng/L，心力衰竭可能性很大，其阳性预测值为 90%。如 BNP 或 NT-proBNP 水平正常或偏低，几乎可以排除急性心力衰竭的可能性。

（2）心力衰竭的危险分层：有心力衰竭的临床表现，BNP 或 NT-proBNP 水平显著增高者，属高危人群。

（3）评估心力衰竭的预后：临床过程中这一标志物持续走高，提示预后不良。

5．血流动力学监测

漂浮导管主要表现为左室舒张末压、肺毛细血管楔压（PCWP）增高，PCWP $\geq$ 18 mmHg。当 PCWP 在 18 ~ 20 mmHg 时为轻度肺淤血；当 PCWP 在 20 ~ 25 mmHg 时为中度肺淤血；当 PCWP 在 26 ~ 30 mmHg 时为严重肺淤血；当 PCWP 超过 30 mmHg 时出现肺水肿。

6．超声心动图

可出现左室射血分数降低、左室舒张末容积升高、室壁运动减弱等表现。

二、诊断

（一）急性心源性肺水肿的诊断

1．病史

有引起急性心源性肺水肿的病因。

2．症状和体征

发病急骤，突然出现严重呼吸困难，频繁咳嗽，咳粉红色泡沫样痰，伴烦躁不安、口唇青紫、大汗淋漓；双肺满布湿啰音，伴哮鸣音；心率增快，有奔马律、交替脉。

3．辅助检查

胸片提示肺间质水肿，肺门阴影呈蝴蝶状；BNP 或 NT-proBNP 升高明显；心脏超声提示收缩或舒张功能不全；血流动力学提示左室舒张末压增高等。

（二）鉴别诊断

1．急性心源性肺水肿与非心源性肺水肿的鉴别

具体鉴别要点见表 1-5。

表 1-5　非心源性肺水肿与心源性肺水肿的鉴别

鉴别要点	非心源性肺水肿	心源性肺水肿
病史	起病初期极少有心脏病发作 常有其他基础疾病	急性心脏病发作
	常平卧，并不要求坐起	半卧位，或端坐呼吸
	往往呈高流量状态（肢体末端温暖）	往往呈低流量状态（肢体末端冰冷）
体征	无奔马律	有舒张早期奔马律
	无颈静脉怒张	有颈静脉怒张
	肺部有干啰音	肺部有湿啰音
心电图	往往正常	心脏扩大 可有心肌缺血或心肌梗死或心肌肥大改变
X 线	肺水肿呈肺周边分布	肺水肿呈肺门周围分布
心肌酶学改变	往往正常	可有心肌受损的酶学改变
PCWP	$<$ 18 mmHg	$>$ 18 mmHg
BNP	$<$ 100 pg/mL	$>$ 100 pg/mL

2．急性呼吸窘迫综合征（ARDS）

有严重创伤、休克、感染等病史，表现为突发性、进行性呼吸窘迫，发绀，常伴有烦躁、焦虑、出汗等，其呼吸的窘迫特点不能用通常的氧疗法使之改善。早期体征可无异常或仅闻及双肺干啰音、哮鸣音，后期可闻及水泡音或管状呼吸音。胸片早期无异常，晚期可有大片浸润阴影，大片阴影中可见支气管充气征。强心、利尿治疗

有效。

三、治疗

（一）监测

1. 无创监测

床旁监护仪持续监测心率、呼吸频率、血压、心电图和血氧饱和度等。

2. 血流动力学监测

适用于血流动力学状态不稳定、病情严重且效果不理想的患者，如床旁漂浮导管、有创动脉压力监测等。

（二）纠正缺氧

缺氧使毛细血管通透性增加引起肺水肿，而肺水肿形成后更加重了肺毛细血管缺氧，形成恶性循环，故纠正缺氧是治疗肺水肿的首要措施。可将氧气先通过 70% 酒精湿化后吸入，也可用 1% 硅酮溶液代替酒精，降低泡沫的表面张力减少泡沫破裂，改善肺通气功能。轻度缺氧患者可用鼻导管或面罩给氧，每分钟 6 ~ 8 L；重度低氧血症患者，采用无创或气管插管呼吸机辅助通气治疗，同时保证呼吸道通畅。

（三）改善静脉回流

患者应取半卧位或坐位，两腿下垂，以减少静脉回流，减轻心脏负荷，缓解呼吸困难。也可用止血带轮流缚扎四肢（每次 15 分钟），减轻肺水肿，有效地减少静脉回心血量，待症状缓解后逐步解除止血带，但此法禁用于休克及贫血患者。

（四）治疗原发病

消除诱因，如高血压采取降压措施；选择有效抗生素控制感染；积极治疗各种影响血流动力学的快速性或缓慢性心律失常；应用硝酸酯类药物改善心肌缺血；糖尿病伴血糖升高者应有效控制血糖水平，同时要防止出现低血糖；对血红蛋白低于 70 g/L 的贫血患者，可输注浓缩红细胞悬液。

（五）急性心源性肺水肿的药物治疗

1. 正性肌力药物

应用适当的正性肌力药物使左心室能在较低的充盈压下维持或增加心排血量，表现为剂量相关性的心肌收缩力增强，同时可以降低房颤时的心率，延长舒张期充盈时间，使肺毛细血管平均压下降。此类药物适用于低心排血量综合征。对伴有症状性低血压或心排血量降低伴有循环淤血的患者，可缓解组织低灌注所致的症状，保证重要脏器的血供。血压较低、对血管扩张药物及利尿剂不耐受或反应不佳的患者尤其有效。

具体药物种类和用法如下：

（1）洋地黄类：此类药物能轻度增加心排血量和降低左心室充盈压；对急性心源性肺水肿患者的治疗有一定帮助。一般应用毛花苷 C 0.2 ～ 0.4 mg 缓慢静脉注射，2 ～ 4 小时后可以再用 0.2 mg，伴快速心室率的房颤患者可酌情适当增加剂量。

（2）多巴胺：250 ～ 500 μg/min 静脉滴注。剂量个体差异较大，一般从小剂量开始，逐渐增加剂量，短期应用。

（3）多巴酚丁胺：该药短期应用可以缓解症状，但并无临床证据表明对降低病死率有益。用法：100 ～ 250 μg/min 静脉滴注。使用时注意监测血压，常见不良反应有心律失常，心动过速，偶尔可因加重心肌缺血而出现胸痛。正在应用 β－受体阻滞剂的患者不推荐应用多巴酚丁胺和多巴胺。

（4）磷酸二酯酶抑制剂：米力农，首剂 25 ～ 50 μg/kg 静脉注射（5 ～ 10 分钟缓慢静注），继以 0.25 ～ 0.50 μg/（kg · min）静脉滴注。此类药物可使心肌细胞内 cAMP 水平和 Ca^{2+} 增加，可使血管平滑肌细胞内 Ca^{2+} 减少，所以既可以增加心肌收缩力，同时还可以扩张动脉和静脉。常见不良反应有低血压和心律失常。剧烈咳嗽或伴胸痛时可予可待因 15 ～ 30 mg 口服。烦躁不安、谵妄者可服安定 5 mg 或水合氯醛 1.0 ～ 1.5 mg，不应用抑制呼吸的镇静剂。

2. 血管扩张剂

急性心源性肺水肿患者应用血管扩张药，可降低外周血管阻力和主动脉阻抗，提高左心室排血的效应，减低左心室充盈压，从而降低心脏前后负荷。收缩压＞110 mmHg 的急性心源性肺水肿患者通常可以安全使用；收缩压在 90 ～ 110 mmHg 的患者应谨慎使用；收缩压＜ 90 mmHg 的患者禁忌使用。此类药在缓解肺淤血和肺水肿的同时不会影响心排血量，也不会增加心肌氧耗量。下列情况禁用血管扩张药物：①收缩压＜ 90 mmHg，或持续低血压并伴症状，尤其有肾功能不全的患者，以避免重要脏器灌注减少。②严重阻塞性心脏瓣膜疾病患者，如主动脉瓣狭窄，有可能出现显著的低血压。二尖瓣狭窄患者也不宜应用，有可能造成心排血量明显降低。③梗阻性肥厚型心肌病。

常用药物种类和用法如下：

（1）硝酸酯类药物：此类药在减少每搏心排血量和不增加心肌氧耗情况下能减轻肺淤血，特别适用于急性冠状动脉综合征伴肺水肿的患者。静脉应用需经常测量血压，防止血压过度下降。硝酸甘油静脉滴注起始剂量为 5 ~ 10 μg/min，每 5 ~ 10 分钟递增 5 ~ 10 μg/min，最大剂量为 100 ~ 200 μg/min；或舌下含服，每次 0.3 ~ 0.6 mg。硝酸异山梨酯静脉滴注剂量为 5 ~ 10 mg/h，亦可舌下含服，每次 2.5 mg。

（2）硝普钠：适用于严重肺水肿、原有后负荷增加患者。临时应用从小剂量 10 μg/min 开始，可酌情逐渐增加剂量至 50 ~ 250 μg/min，静脉滴注，疗程不要超过 72 小时。由于其强效降压作用，应用过程中要密切监测血压，根据血压调整合适的维持剂量。停药时应逐渐减量，并加用口服血管扩张剂，以避免反跳现象。

（3）rhBNP：奈西立肽。为了缓解因急性失代偿性心力衰竭而入院患者的呼吸困难，如果不存在症状性低血压，作为利尿剂治疗的一种辅助，可以考虑静脉内使用奈西立肽，其主要药理作用是扩张静脉和动脉（包括冠状动脉），从而减低前后负荷，在无直接正性肌力作用情况下增加心排血量。该药并非单纯的血管扩张剂，还可以促进钠的排泄，有一定的利尿作用；还可抑制 RAAS 和交感神经系统，阻滞急性心力衰竭演变中的恶性循环。应用时先给予负荷剂量 1.500 μg/kg，静脉缓慢推注，继以 0.007 5 ~ 0.015 μg/（kg · min）静脉滴注；也可不用负荷剂量而直接静脉滴注。疗程一般 3 天，不超过 7 天。

3．利尿剂

急性心源性肺水肿应用利尿药的治疗目的包括：①使心脏前负荷减轻，缓解体循环和肺循环充血症状。②纠正由代偿机制造成的水钠蓄积。首选呋塞米，先静脉注射 20 ~ 40 mg，继以静脉滴注 5 ~ 40 mg/h，其总剂量在起初 6 小时不超过 80 mg，起初 24 小时不超过 200 mg。应加用噻嗪类和（或）醛固酮受体阻滞剂：氢氯噻嗪 25 ~ 50 mg，每日 2 次，或螺内酯 20 ~ 40 mg/d。应注意低血压、低血容量、低血钾、低血钠等情况，并根据尿量和症状的改善状况调整剂量。

4．镇静剂

主要应用吗啡。吗啡既可消除患者的焦急情绪，又可反射性地扩张周围血管，减少回心血量，从而降低肺毛细血管静水压。用法为 2.5 ~ 5.0 mg 静脉缓慢注射，亦可皮下或肌内注射。伴二氧化碳蓄积者则不宜应用，因可产生呼吸抑制而加重二氧化碳蓄积，应密切观察疗效和呼吸抑制的不良反应。伴明显和持续低血压、休克、意识障碍、COPD 等患者禁忌使用。老年患者慎用或减量。亦可应用哌替啶 50 ~ 100 mg 肌内注射。

5．支气管解痉剂

一般应用氨茶碱 125 ~ 250 mg，以葡萄糖水稀释后静脉推注（10 分钟），4 ~ 6 小时后可重复 1 次；或以 0.25 ~ 0.5 mg/（kg · min）静脉滴注。亦可应用二羟丙茶碱

250 ~ 500 mg 静脉滴注，速度为 25 ~ 50 mg/h。此类药物不宜用于冠心病如急性心肌梗死或不稳定型心绞痛所致的急性心力衰竭患者，不可用于伴有心动过速或心律失常的患者。

（六）急性心源性肺水肿的非药物治疗

1. 主动脉内球囊反搏（IABP）

主动脉内球囊反搏是机械性辅助循环方法之一，适用于心源性休克、顽固性心绞痛、顽固性心力衰竭的患者，可增加冠状动脉血流灌注，减少心肌做功，减轻心脏负荷，减少心肌氧耗，从而改善心功能。

2. 机械通气

急性心源性肺水肿患者行机械通气的指征包括：①出现心跳呼吸骤停，进行心肺复苏时；②并发Ⅰ型或Ⅱ型呼吸衰竭。机械通气的方式有无创呼吸机辅助通气、气管插管机械通气。

3. 血液净化治疗

急性心源性肺水肿出现高容量负荷，如严重的外周组织水肿，且对袢利尿剂和噻嗪类利尿剂抵抗；或伴有肾功能进行性减退，血肌酐＞500 μmol/L 者，可行血液净化治疗。

4. 心室机械辅助装置

急性心源性肺水肿经常规药物治疗无明显改善时，有条件的可应用此种技术。此类装置包括体外模式人工肺氧合器（ECMO）、心室辅助泵（如可置入式电动左心辅助泵、全人工心脏）等。

（李 冲）

第二章 妇产科危重症

第一节 子宫破裂

一、概述

子宫破裂指子宫体部或子宫下段发生破裂，可发生于妊娠各期，但常见于分娩期或妊娠末期，为产科严重并发症，严重威胁母婴生命。患者主要死于出血、感染、休克。子宫破裂的发生率常作为判断一个地区产科质量的标准之一。文献报道发生率与经济状况有密切关系，不同地区可有较大差异。发达国家、经济条件好的地区子宫破裂发生率较发展中国家、经济水平低的地区低，如美国的发生率为0.04% ~ 0.1%，而我国的发生率为0.1% ~ 0.55%，在不发达的国家和地区其发生率更高。在发展中国家孕产妇死亡率高达40% ~ 60%，我国子宫破裂的孕产妇死亡率为5% ~ 12%，围产儿死亡率为50% ~ 90%。随着产科工作者的数量和质量的提高，城乡妇幼卫生三级保健网的建立和逐步健全，发生率已显著下降。但是，近年来由于剖宫产率上升，瘢痕子宫破裂的发生有所增加，应当引起产科医师的高度重视。

根据发生时间可分为妊娠期子宫破裂、分娩期子宫破裂。根据发生的部位可分为子宫体部破裂、子宫下段破裂。根据病因可分为子宫自然破裂、瘢痕破裂、损伤性破裂。根据发生的不同阶段可分为先兆子宫破裂、子宫破裂。按破裂程度可分为完全破裂，即子宫肌层及浆膜层全层裂开，子宫腔直接与腹腔相通；不完全破裂，即子宫肌层全部或部分裂开，但浆膜层和腹膜层尚保持完整，宫腔与腹腔未相通。

（一）病因及发病机制

子宫破裂多发生于难产、高龄多产和子宫曾有过手术或有过损伤的产妇。根据破裂的原因，可分为无瘢痕子宫破裂和瘢痕子宫破裂。

1. 无瘢痕子宫破裂

无瘢痕子宫破裂可分为自然破裂和损伤性破裂。

（1）自然破裂：梗阻性难产为最常见和最主要的发病原因，尤其好发于子宫肌壁有病理改变者，如畸形子宫肌层发育不良，过去有过多次分娩或多次刮宫史、子宫穿孔史、人工剥离胎盘史等。骨盆狭窄、头盆不称、胎位异常（如忽略性横位）、胎儿畸形如脑积水等，均可使胎儿先露受阻，造成梗阻性难产，当胎儿先露下降受阻时，为克服阻力，子宫体部肌层强烈收缩、收缩后变厚、缩短；子宫下段肌层则被过度牵拉、变薄，拉长，过度伸展后，受阻的胎儿先露将子宫下段薄弱处撑破，故裂口多发生在子宫下段，纵行或斜纵行。位于前壁右侧者多，亦可延伸至宫体部和宫颈、阴道，甚至撕裂膀胱。

（2）损伤性子宫破裂：主要是由于分娩前子宫收缩剂使用不当和分娩时手术创伤引起。

1）子宫收缩剂使用不当：使用缩宫素引产或催产，适应证为胎位正常，头盆相称。由于孕妇个体对缩宫素敏感程度不同，应采取稀释后静脉滴注，专人负责观察产程。调整滴速以接近生理性的有效宫缩。若缩宫素使用不当，如分娩前肌内注射缩宫素；无适应证、无监护条件下静脉滴注缩宫素；其他子宫收缩剂如前列腺素阴道栓剂，麦角制剂使用不当均可增加子宫肌张力引起强烈子宫收缩导致子宫破裂，特别是高龄、多产和子宫本身存在薄弱点者更容易发生子宫破裂。

2）分娩时手术创伤：临产时受到创伤的孕妇比未受创伤的孕妇发生包括子宫破裂在内的严重并发症的几率明显增加。不适当和粗暴的实行各种阴道助产手术，如：①臀牵引手术手法粗暴，不按分娩机转致使胎儿手臂上举，增加出头困难，后出头时强行牵拉。②宫口未开全时行产钳助产，或臀牵引术困难时行产钳助产，以上两项均可造成宫颈裂伤，延伸至子宫下段造成子宫破裂。③忽略性横位行内倒转术、断头术、毁胎术等手术操作不慎，人工剥离胎盘术均可引起子宫破裂。④暴力压腹助产，也就是不妥当的人工加压子宫底，促使胎儿娩出，也可使子宫破裂。

此外，可见植入性胎盘穿透子宫浆膜层造成子宫破裂。近年来随着人流率及剖宫产率的提高，植入性胎盘的发生率也有上升趋势。植入性胎盘并子宫破裂多发生于妊娠中晚期，胎盘植入后由于子宫内膜，以及肌层组织的改变，更易发生子宫破裂且症状不明显。

2．瘢痕子宫破裂

发生于子宫有过切口，如以往剖宫产或子宫切开，妊娠子宫破裂或子宫穿孔后子宫修补术，肌瘤剔除术创面接近或达到内膜层。在妊娠晚期，子宫膨大，尤其是在分娩过程中，原瘢痕愈合不良，承受不了子宫内压力增加，瘢痕裂开，自然破裂；古典式剖宫产术者由于切口的对合和愈合均不及下段，故子宫体部切口瘢痕比下段瘢痕容易发生破裂，其发生率为下切口瘢痕破裂的数倍，且子宫体部瘢痕破裂多为完全破裂而子宫下段瘢痕多为不完全破裂。

近年来剖宫产率上升，瘢痕子宫破裂的发生有所增加。剖宫产后的瘢痕子宫破裂存在一些特殊的危险因素，主要包括以下几种：

（1）与前次剖宫产的切口位置及切口愈合情况有关：目前广泛采用的子宫下段横切口剖宫产，如果切口位置选择不当，选择在子宫体部或与下段交界处，缝合时易出现上下切缘解剖对合不良而影响愈合，增加子宫破裂发生的风险。文献报道：不同类型剖宫产子宫切口发生子宫破裂的概率分别为古典切口 4% ~ 9%，T 形切口 4% ~ 9%，低位纵切口 1% ~ 7%，低位横切口 0.2% ~ 1.5%。此外，术中切口裂开，易造成切口局部血肿和感染，愈合后瘢痕组织大，再次妊娠时瘢痕会限制子宫下段形成，更易发生破裂。

（2）与前次剖宫产采用的缝合方式有关：近年来，剖宫产时子宫的单层缝合因操作简便、时间较短而得到了广泛应用。但是，2002 年美国一项纳入近 3000 例患者的队列研究表明，与双层缝合相比较，采用单层缝合的孕妇再次妊娠时子宫破裂的发生率会增加 4 倍，达到 3.1%，而采用双层缝合的孕妇子宫破裂的发生率仅为 0.5%。

（3）与剖宫产的次数有关：一项超过 1000 例孕妇的单中心研究提示，进行过 2 次及 2 次以上剖宫产的孕妇再次妊娠试产时子宫破裂的发生率为 1.7%，仅行过一次剖宫产的孕妇子宫破裂的发生率为 0.6%（OR 3.06，95%CI 1.95 ~ 4.79）；而进行过 3 次及 3 次以上剖宫产的孕妇与进行过 2 次剖宫产的孕妇相比，危险度没有明显增加。另一项超过 12 年纳入 134 例孕妇的研究提示，进行过二次剖宫产的孕妇再次妊娠时子宫破裂的发生率为 3.7%，仅行过一次剖宫产的孕妇子宫破裂的发生率为 0.8%（OR 4.5，95%CI 1.18 ~ 11.5）。因此，2004 年美国妇产科医师学会（ACOG）建议：有过二次剖宫产史的孕妇再次妊娠时，只有前次生产为阴道分娩或既往有过经阴道分娩史的患者才考虑进行试产。

（4）与 2 次妊娠间隔的时间长短有关：如果剖宫产后再次妊娠与前次妊娠时间间隔太短，子宫切口不完全愈合，便增加了子宫破裂的风险。Shipp 等研究认为，在妊娠间隔短于 18 个月时，子宫破裂的发生率为 2.3%（7/311），而妊娠间隔再长一些，发生率为 1.1%（22/2098），而 Huang 的研究与此不相一致，认为妊娠间隔不足 18 个月与间隔时间更长者相比较，并没有增加子宫破裂的风险。Bujold 研究显示妊娠间隔短于 24 个月，再次妊娠时子宫破裂的发生率为 2.8%，延长妊娠间隔发生率仅为 0.9%。尽管研究结果有一定的争议，大多数学者仍倾向于延长妊娠间隔有利于降低子宫破裂风险，目前普遍认为剖宫产过后 2 ~ 3 年再次妊娠是较为安全的。

子宫破裂以剖宫产瘢痕破裂最为常见，其次是滥用缩宫剂和梗阻性难产引起。

（二）临床表现

绝大多数的子宫破裂发生在分娩的过程中，当胎头或异常的胎先露在骨盆上口处时，强有力的子宫收缩力不能使之入盆，子宫体部的肌层越来越厚，下段越来越薄，因此进入危险的阶段。从整个过程而言子宫破裂可分为先兆子宫破裂和子宫破裂两个阶段，但有时先兆阶段短暂或不明显，因此不易发现，而且由于引起子宫破裂的原因不同，破裂时间、部位、范围、出血量不同，胎儿和胎盘情况不同，临床表现不尽相同。

1．无瘢痕子宫破裂

（1）子宫破裂先兆：常见于产程长、梗阻性难产病例。

1）子宫收缩呈强直性或痉挛性，下段膨隆，压痛明显，子宫圆韧带极度紧张，可明显触及并有压痛。产妇自诉下腹疼痛难忍、烦躁不安、喊叫、脉搏及呼吸加快。由于胎先露部位紧压膀胱使之充血，出现排尿困难、血尿形成和少量阴道流血。

2）在临产过程中，当胎儿先露部下降受阻时，强有力的阵缩使子宫下段逐渐变薄而宫体更加增厚变短，两者间形成明显的环状凹陷，称为病理缩复环。腹部检查上下段交界可见环状凹陷，此凹陷会逐渐上升达脐平或脐部以上；阴道检查可发现胎先露常较紧地固定于骨盆上口处，且有较大产瘤或明显颅骨重叠。

3）由于宫缩强且频繁，胎儿供血受阻，表现为胎动频繁、胎心加快或减慢，胎心率图形提示重度或错乱的变异减速或晚期减速等程度不等的胎儿窘迫图形。

这种情况若不立即解除，子宫将很快在病理缩复环处及其下方发生破裂。

（2）子宫破裂阶段：根据破裂程度，可分为完全性子宫破裂与不完全性子宫破裂两种。

1）完全性子宫破裂：指宫壁全层破裂，使宫腔与腹腔相通。子宫完全破裂一瞬间，产妇常感撕裂状剧烈腹痛，随之子宫阵缩消失，疼痛缓解，但随着血液、羊水及胎儿进入腹腔，很快又感到全腹疼痛，脉搏加快、微弱，呼吸急促，血压下降。检查时有全腹压痛及反跳痛，在腹壁下可清楚扪及胎体，子宫缩小位于胎儿侧方，胎心消失，阴道可能有鲜血流出，量可多可少。拔露或下降中的胎先露部消失（胎儿进入腹腔内），曾扩张的宫口可回缩。子宫前壁破裂时裂口可向前延伸致膀胱破裂。若已确诊为子宫破裂，则不必再经阴道检查子宫破裂口。若因催产素注射所致子宫破裂者，产妇在注药后感到子宫强烈收缩，突然剧痛，先露部随即上升、消失，腹部检查如上所见。

2）不完全性子宫破裂：指子宫肌层全部或部分破裂，浆膜层尚未穿破，宫腔与腹腔未相通，胎儿及其附属物仍在宫腔内。腹部检查，在子宫不完全破裂处有压痛，若破裂发生在子宫侧壁阔韧带两叶之间，可形成阔韧带内血肿，此时在宫体一侧可触及逐渐增大且有压痛的包块。胎心音多不规则。

2. 瘢痕子宫破裂

（1）子宫体部瘢痕破裂：多为完全破裂，约 1/3 发生于妊娠晚期，甚至在足月前数周，子宫先兆破裂症状常不明显，可有瘢痕局部疼痛或压痛，以及子宫敏感性增高。有时可有少量阴道流血。随着裂口扩大，疼痛加重，出血增多，浆膜层裂开，胎儿部分或全部排入腹腔，此时症状、体征同无瘢痕子宫破裂。由于不一定出现破裂时突发性腹痛的典型症状，故有时在产妇出现休克时才发现，偶有在 2 次剖宫产术时才发现。

（2）子宫下部剖宫产切口瘢痕裂开：特别是横切口，瘢痕裂开多为不完全性，出血很少，且因有腹膜覆盖，因而缺乏明显的症状与体征，即所谓“安静状态”破裂。也有时出现局部压痛，敏感性增高等局部特征，常常在进行剖宫产术时才发现，亦可能经阴道自然分娩，在产后常规检查时发现。但如果瘢痕裂开累及子宫动脉及其分支，可引起急性腹腔大出血。瘢痕完全裂开时，胎儿亦可被排入腹腔，同无瘢痕子宫破裂类似。瘢痕子宫破裂，即使是完全性，胎儿尚未完全排入腹腔前，行胎心监测时胎心率图形可表现为早期减速、变异减速，随后出现晚期减速，持续较长时间而不恢复，这是子宫破裂的重要征象。

二、诊断

（一）诊断要点

1. 有下列情况应考虑子宫破裂

（1）具有子宫破裂的高危因素：如梗阻性难产、子宫收缩剂使用不当、多产、创伤等。

（2）在妊娠晚期或临产后突感撕裂样腹部疼痛，伴恶心、呕吐，阴道流血，以及有休克前期和休克征象，腹部检查有明显腹腔刺激征，胎儿死亡，胎体触及在腹壁下。

2. 胎心监护

可疑病例应行连续胎心监护，如发现胎心率加快或减慢，出现各种减速情况，特别是晚期减速持续较长时间而不恢复，应高度警惕子宫破裂。

3. 阴道检查

可发现曾扩张的子宫颈口往往回缩，已下降的胎儿先露上升，伸手入宫颈探查时可触及子宫破裂部位，裂口与腹腔相通，还可触及肠管。但阴道检查常可加剧损伤，故除产后疑有子宫破裂需探查宫腔外，一般不宜进行。

4. B 超检查

可协助诊断子宫有无破裂及其部位，可疑病例可行此项检查。特别对于可疑病例、不完全的子宫破裂、子宫后下部破裂等有确诊价值。超声若发现子宫下段瘢痕出现缺陷或下段厚薄不均，下段局部失去肌纤维结构或羊膜囊自菲薄的子宫下段向母体腹部前壁膀胱方向膨出，应考虑先兆子宫破裂或者子宫不完全破裂。

5. 磁共振成像（MRI）

能较为清楚地显示胎儿、胎盘，以及子宫的关系，是超声确诊子宫破裂的重要补充手段。

6. 腹腔穿刺或后穹隆穿刺

可明确腹腔内有无出血。如果腹部叩诊移动性浊音阳性，结合病史，体征多可诊断，就不必进行此项检查。

总之，子宫破裂诊断与破裂的类型、程度、部位、性质、内出血量、胎心有无、胎盘完全或部分排出等情况密切相关，轻型或不典型者易被忽略，如子宫后壁破裂症状与体征常不典型且程度较轻；发生于子宫下段剖宫产的瘢痕子宫破裂如位于肌层薄、无血管区时，常无明显症状和体征，因出血少，临产宫缩又常掩盖了腹痛症状，仅于再次剖宫产时发现或在产后常规阴道探查宫腔时发现。

（二）鉴别诊断

1. 胎盘早期剥离

胎盘早剥因发病急，腹部剧烈疼痛、内出血及休克等症状，与子宫破裂相混淆，但胎盘早剥常发生于妊娠高血压疾病或外伤患者，可有内出血和阴道出血，阴道流血量与失血量不成比例，B 超检查胎盘后有血肿，分娩后检查胎盘有血块压迹，可以鉴别。两者鉴别诊断要点见表 2–1。

表 2-1　胎盘早剥与先兆子宫破裂的鉴别

鉴别要点	胎盘早剥	先兆子宫破裂
发病相关因素	常伴发妊娠高血压疾病，尤其是重度子痫前期者，或有外伤史	有头盆不称、分娩梗阻史或剖宫产史
腹痛	发病急，剧烈腹痛	强烈子宫收缩，烦躁不安
阴道出血	有内、外出血，以内出血为主，阴道出血量与全身失血症状不成正比	少量阴道出血，可出现血尿
子宫	子宫板状硬，有压痛，胎位不清	可见病理缩复环，下段有压痛，胎位尚清楚
B 超检查	有时可见胎盘后血肿	常无特殊变化
胎盘检查	早剥部分有凝血块	无特殊变化

2．难产并发感染

个别难产病例，经多次阴道检查后感染，发现腹痛症状和腹膜炎刺激体征，类似子宫破裂征象，阴道检查时由于产程长，子宫下段菲薄，双合诊检查手指相触，犹如只隔腹壁，易误诊为子宫破裂，但此类病例宫颈口不会回缩，胎儿先露不会上升，更触不到胎体位于腹腔内，子宫亦不会缩小。

三、治疗

（一）治疗原则

1．先兆子宫破裂

应用镇静剂抑制宫缩后尽快剖宫产。

2．子宫破裂

在纠正休克、防治感染的同时行剖腹探查，手术原则为力求简单、迅速，能达到止血目的。根据子宫破裂的程度与部位，手术开始时间距离破裂的时间长短，以及有无严重感染而选择不同的手术方式。

（二）常规治疗

1．一般治疗

密切观察孕妇的生命体征，积极抢救，给予输血、输液（至少建立 2 条静脉通道快速补充液体）、吸氧等，并予大量抗生素预防感染，这对提高该病的预后起着至关重要的作用。

2. 手术治疗

（1）先兆子宫破裂：发现先兆子宫破裂时立即给以抑制子宫收缩的药物，可吸入或静脉全身麻醉，肌内注射或静脉注射镇静剂，如哌替啶 100 mg 等，并尽快行剖宫产术。如果处理及时，可保证母儿安全，并避免发展到子宫破裂，可望获得活婴。手术时采用的硬膜外麻醉，本身也是一种抑制宫缩的有效方法。

（2）子宫破裂的手术治疗：在子宫破裂发生的 30 分钟内施行外科手术是降低围生期母体永久性损伤，以及胎儿死亡风险的主要治疗手段。根据情况判断孕妇是否可以继续妊娠，进而选择合适的手术方式，最大限度地减少对母婴的损害。

1）子宫破裂时间在 12 小时以内，裂口边缘整齐，子宫动脉未受损伤，无明显感染，需保留生育功能者，可考虑修补缝合破口。

2）破裂口较大或撕裂不整齐且有明显感染者，考虑行子宫次全切术。

3）子宫裂口不仅在下段，且自下段延及宫颈口时，考虑行子宫全切术。子宫横行破裂伴有膀胱损伤；子宫多处撕裂包括宫颈或阴道的撕裂；古典式瘢痕子宫，整个瘢痕全层破裂延及宫颈或伴有子宫内翻；子宫破裂伴严重的宫腔、盆腔感染者考虑行子宫全切术。

4）前次剖宫产瘢痕裂开，包括子宫体或子宫下段的，如产妇已有活婴，应行裂口缝合术，同时行双侧输卵管结扎术。

5）在阔韧带内有巨大血肿存在时，为避免损伤周围脏器，必须打开阔韧带，游离子宫动脉的上行支及伴随静脉，将输尿管与膀胱从将要钳夹的组织推开，以避免损伤输尿管或膀胱。如术中仍有活跃出血，可先行同侧髂内动脉结扎术以控制出血。

6）开腹探查时除注意子宫破裂的部位外，还应仔细检查膀胱、输尿管、宫颈和阴道，如发现有损伤，应同时行这些脏器的修补术。

7）个别被忽略的、产程长、感染严重的病例，为抢救产妇生命，应尽量缩短手术时间，手术宜尽量简单、迅速，达到止血目的。做全子宫切除或子宫次全切除术或仅裂口缝合术加双侧输卵管结扎术需视具体情况而定。术前术后应用大剂量有效抗生素防止感染。

8）子宫破裂已发生休克者，尽可能就地抢救，应避免因搬运而加重休克与出血。但如限于当地条件必须转院时，也应在大量输液、输血抗休克条件下，以及腹部包扎后再转运。

（三）预防

孕产期子宫破裂的预后与是否能得到及时发现、正确处理有很大关系。近年来，随着产科质量的提高，城乡妇幼卫生保健网的建立健全，子宫破裂的孕产妇死亡率及围产儿死亡率均有明显下降。如能进一步做好孕期检查，正确处理产程，绝大多数子宫破裂可以避免。预防工作主要包括以下几个方面：

（1）健全妇幼保健制度，加强围生期保健检查，系列产前检查应从早期妊娠开始。凡以往有剖宫产史、子宫手术史、难产史和产前检查发现骨盆狭窄、胎位异常者强调住院分娩。于预产期前 1 ~ 2 周入院。做好分娩方式计划，必要时提前择期剖宫产。

（2）密切观察产程，及时识别异常，出现病理缩复环或其他先兆子宫破裂征象时应及时行剖宫产。

（3）严格掌握缩宫素和其他宫缩剂的使用：应用缩宫素或其他宫缩剂要有严格适应证，胎位不正、头盆不称、骨盆狭窄等产道异常禁止使用缩宫素和前列腺素。有剖宫产史、胎儿偏大、多胎经产应慎用或不用缩宫素引产。无禁忌证的产妇，应用缩宫素引产宜稀释后静脉滴注，专人负责观察产程，调整滴速，必要时胎心连续监测，禁止在胎儿娩出前肌内注射缩宫素。前列腺素制剂引产亦必须强调要有同缩宫素引产的监护条件。

（4）严格各种阴道手术指征：任何阴道手术的操作都必须严格掌握手术指征，遵守手术操作规程，困难阴道手术，如产钳助产或内倒转术等，术后应常规探查宫颈和宫腔，以便及时发现宫颈及子宫下段有无破裂。有剖宫产史、子宫手术史者，阴道自然分娩后常规探查宫腔。

（5）严格剖宫产指征：鉴于近年来种种因素，剖宫产率不断上升，瘢痕子宫破裂占子宫破裂的比例亦随之上升。因此，第一次剖宫产时，必须严格掌握适应证。术式尽可能采取子宫下段横切口式，有过剖宫产史的产妇试产时要密切观察，并加强产程中监护，发现先兆子宫破裂征象及时行剖宫产术。凡属下列情况应行选择性剖宫产：

1）前次剖宫产适应证仍存在。

2）前次剖宫产术式为子宫体部者，或虽在子宫下段，但有严重撕裂、术后感染、切口愈合不良者。

3）已有两次剖宫产史者。

（曾海燕）

第二节　产后出血

一、概述

产后出血（PPH）是导致我国孕产妇死亡的首要原因。产后出血（PPH）是全球孕产妇死亡的首要原因之一，每年导致全球约 8 万名孕产妇死亡，占孕产妇死亡的 27%，其中大约 80% 的产后出血死亡发生在低收入和中等收入国家，主要集中在撒哈拉以南非洲和南亚地区，而高收入国家几乎消除了产后出血死亡。据联合市场研究公司（Allied Market Research）的报告，全球每年约有 8.7 万人死于产后出血，其中很大一部分发生在低收入国家和地区。此外，2023 年全球产后出血药物市场规模预计达到 15 亿美元，并在未来几年持续增长，预计到 2030 年，该市场的规模将超过 25 亿美元，复合年增长率将达到 7.5%。在中国，产后出血也是孕产妇死亡的首要因素，2021 年阴道分娩产后出血率为 3.65%，与 2020 年相比高 0.09 个百分点。2016—2019 年中国严重产后出血的发生率从 0.62% 上升至 0.92%，2020 年进一步上升至 0.96%。

产后出血的传统定义为胎儿娩出后 24 小时以内出血量≥ 500 mL。《威廉姆斯产科学》第 23 版指出了这种定义存在的问题，事实上有很大一部分经阴道分娩的孕妇实际产后出血量达到或超过 500 mL，剖宫产的出血量更高，更为重要的是临床估计的出血量往往只有实际出血量的一半。另外，加拿大妇产科医师协会提出，任何可能导致孕产妇血流动力学变化的出血量均应考虑为产后出血。美国和加拿大常用的产后出血定义为阴道分娩胎儿娩出后 24 小时以内出血量≥ 500 mL 或者剖宫产胎儿娩出后 24 小时以内出血量≥ 1000 mL，我国目前仍采用产后出血的传统定义。

（一）流行病学

全国各地产后出血的发病率从百分之几到百分之十几均有报道，主要原因是对产后出血量的估计和测量方法存在较大差异，并且估计出血量往往远远低于实际出血量，所以实际的产后出血发生率应该要高于报告值。近年来，全国各地的剖宫产率居高不下，这也使得产后出血的发生率难以降低。

（二）病因

产后出血的四大原因分别是宫缩乏力（70% ~ 90%）、产道损伤（20%）、胎盘因素（10%）和凝血功能障碍（1%）。值得注意的是，有些产妇因为血容量不足或其他原因，耐受出血的能力较低，虽然出血量未达到产后出血的诊断标准但仍可能导致严重的病理生理改变，如重度子痫前期或子痫、妊娠并发严重贫血、败血症、慢性肾功能不全、脱水或身材矮小等。虽然有危险因素的孕妇发生产后出血的危险性更高，但是没有相关危险因素的产妇也有可能在无任何征兆的情况下发生产后出血，这一点值得重视。

1. 子宫收缩乏力

子宫收缩乏力是产后出血最常见的原因。胎儿娩出之后，子宫肌正常的收缩和缩复能有效地压迫肌束间的血管，这是防止出血过多的最有效的自我止血方式。足月孕妇心排血量的 20% 即每分钟 1000 mL 的血液参与子宫胎盘的血液循环，任何影响子宫肌正常收缩和缩复功能的因素都有可能使得子宫肌肉不能正常挤压血管，从而引起子宫收缩乏力性产后出血，产妇在短时间内就可能发生严重失血。

（1）全身因素：产妇体质虚弱、并发慢性全身性疾病或精神紧张等。

（2）药物因素：过多使用麻醉剂、镇静剂或宫缩抑制剂等。

（3）产程因素：急产、产程延长或滞产、试产失败、引产或催产等。

（4）产科并发症：子痫前期等。

（5）羊膜腔感染：胎膜破裂时间长、发热等。

（6）子宫过度膨胀：羊水过多、多胎妊娠、巨大儿等。

（7）子宫肌壁损伤：有剖宫产史、子宫肌瘤、子宫肌瘤剔除术后等。

（8）子宫发育异常：双子宫、双角子宫、残角子宫等。

2. 软产道损伤

任何能够导致会阴、阴道、宫颈或子宫损伤的医源性或非医源性因素都可能最终导致产后出血的发生，因损伤形成的血肿表现为隐性出血。

（1）会阴、阴道或宫颈损伤：会阴切开术、软产道组织弹性差、急产、手术产、软产道水肿或瘢痕等。

（2）子宫损伤、破裂：瘢痕子宫、难产、剖宫产、剖宫产子宫切口延伸或裂伤、子宫切除等。

（3）子宫内翻：宫底胎盘、第三产程处理不当等。

3. 胎盘因素

胎盘因素相关的产后出血主要是由于胎盘剥离异常所致，如胎盘残留在宫腔内影响宫缩、剥离面血管残端暴露等情况均可引起产后出血。

（1）胎盘早剥：妊娠高血压疾病、腹部外伤、仰卧位低血压综合征等。

（2）前置胎盘：多次人工流产、多产、产褥感染、瘢痕子宫等。

（3）胎盘滞留：宫缩乏力、膀胱膨胀、胎盘剥离不全、胎盘嵌顿等。

（4）胎盘粘连、胎盘植入或胎盘穿透：多次人工流产、有剖宫产史、子宫内膜炎、蜕膜发育不良等。

（5）胎盘胎膜残留：胎盘小叶、副胎盘等。

4. 凝血功能障碍

产妇凝血功能障碍主要分为两类：一是妊娠并发凝血功能障碍性疾病，二是产科相关并发症引起的弥散性血管内凝血（DIC）。

（1）产科因素：HELLP 综合征血小板减少、产科 DIC（重度子痫前期或子痫、胎盘早剥、死胎、羊水栓塞、败血症）等。

（2）并发血液系统疾病：遗传性凝血功能障碍性疾病、血小板减少症等。

（3）并发肝脏疾病：重症肝炎、妊娠急性脂肪肝等。

（4）抗凝治疗：心脏换瓣术后长期口服华法林等。

（三）临床表现

产后出血的主要临床表现包括阴道流血和失血过多引起的休克。

1. 阴道流血

胎儿娩出后，在胎盘剥离前或剥离后都有可能发生阴道流血，常发生在产后 2 小时以内，多表现为持续、稳定的出血，不同原因导致产后出血的特点各异。宫缩乏力性产后出血的特点是常发生在胎盘娩出之后，间断性的中等量出血，血液颜色较暗红，触诊子宫常发现其质地较软。软产道损伤所致阴道流血的特点是常在胎儿娩出后立即出现鲜红色出血，伴有会阴部或盆腔疼痛，仔细检查生殖道可发现损伤部位及范围。胎盘因素导致的产后出血的特点是胎盘剥离障碍，胎盘滞留、胎盘胎膜残留、胎盘植入辅助牵拉脐带时仍无法剥离等，阴道流血常发生在胎儿娩出几分钟后，色较暗，但血液可凝。凝血功能障碍所致的产后出血常表现为持续的阴道流血、会阴切口持续渗血或穿刺点渗血等，血液不凝且止血困难，可伴有全身出血灶，血小板计数、凝血功能等检查常能发现异常。

虽然产后出血大多表现为阴道显性出血，但是隐性出血（宫腔内积血）、缓慢的持续性少量渗血或阴道血肿也时有发生，这些情况容易被忽视。如果产后阴道出血量虽不多，但产妇有严重失血的症状和体征时，需考虑到以上情况，应仔细检查子宫收缩情况、产道损伤情况，以及有无血肿形成。

2. 休克

休克往往是由于失血过多所导致的病理生理改变，是产后出血严重的并发症，可发展为多器官功能障碍，威胁产妇生命。休克的临床表现包括脉搏细数、血压下降、尿量减少、面色苍白、呼吸增快、毛细血管充盈障碍、中枢神经系统症状等，这些症状的出现及其严重程度与失血量和产妇对失血的耐受性密切相关。

正常孕妇孕晚期的血容量较非孕期常能增加 30% ~ 50%，提高了对产后出血的耐受性，但这也使得正常孕妇发生产后失血性休克时的临床表现可能不明显，产妇从代偿到发生失代偿的时间较短，临床上常无法早期识别，导致诊断延误。

尤其值得重视的是重度子痫前期或子痫孕妇，她们孕期的血容量并不能像正常孕妇一样增加 30% ~ 50%，而通常仅增加 10% 左右甚至整个孕期几乎没有血容量的增加，因此对产后出血的耐受性大大降低，一般孕妇的正常出血量就可能导致其严重的病理生理改变而发生休克。在胎儿娩出之后，需要对这类产妇的产后出血量及时、准确地估计或测量，同时密切监测其生命体征的变化，必要时检查血常规、凝血功能等实验室指标，以及评估血流动力学改变，判断其休克程度并及时给予合理的治疗。切忌将产妇血压的下降认为是重度子痫前期或子痫病情的改善，而应时刻警惕产妇是否有休克的症状和体征，做到早期诊断。

二、诊断

产后出血是一个临床过程，其诊断包括两个方面的重要内容：积极寻找病因和准确估计出血量。一旦怀疑产妇发生产后出血，需要快速监测产妇的生命体征、回顾产程有无异常、检查产道有无损伤、观察产妇有无焦躁不安、评估血流动力学是否稳定。产后出血的诊断一定要做到及时、准确，诊断延误可能给产妇带来严重后果，甚至危及生命。

（一）病因诊断

临床上，往往根据产后阴道流血的特点即可初步判断产后出血的原因。产后出血的四大原因可单独存在，也可合并存在，有时还互为因果，这就要求产科医师在诊断产后出血时要仔细观察并考虑周全。

1. 子宫收缩乏力

胎盘娩出之后，触诊子宫检查子宫张力和子宫大小，是发现子宫收缩乏力最简单也是最重要的检查措施。具体方法是单手或双手置于宫底处，触诊子宫前壁，注意不要把腹壁的脂肪组织误认为子宫肌肉。如果发现子宫体积较大、质地较软，结合阴道持续流血，那么产后出血很可能是宫缩乏力所致。及时进行子宫按摩或者使用宫缩剂之后，子宫变硬、体积缩小且阴道流血减少或者停止，是鉴别子宫收缩乏力与其他原因导致产后出血的重要方法。

2．软产道损伤

如果持续的阴道流血发生在胎儿刚娩出后，血液颜色鲜红且子宫收缩良好，那么需要考虑软产道损伤导致的产后出血，尤其是那些使用阴道助产的产妇。此时，应仔细检查阴道、宫颈和子宫，以发现损伤的具体位置和损伤的程度。若出血较快或损伤位置较深、范围较广时，可能需要到手术室在麻醉下进行检查并及时缝合伤口。另外，若发现软产道血肿形成，应及时切开引流并及时止血。

（1）会阴、阴道裂伤：按损伤程度，会阴、阴道裂伤可分为4度。Ⅰ度裂伤指仅有阴唇系带、会阴部皮肤及阴道入口黏膜撕裂，未伤及深部的筋膜及肌肉层，分娩后仔细检查较易发现，除尿道周围撕裂外，出血量通常不多；Ⅱ度裂伤指会阴体筋膜及肌层已受损，且累及阴道后壁黏膜，但未伤及肛门括约肌，出血较多；Ⅲ度裂伤指在阴道黏膜及会阴体组织损伤的基础上，还并发有肛门括约肌部分或完全撕裂，但尚未累及直肠黏膜；Ⅳ度裂伤指在Ⅲ度裂伤的基础上，直肠黏膜已受损，肛门、直肠和阴道完全贯通，出血量可不多。阴道中、上1/3处损伤并累及深部组织时出血量可较大，且不易发现，若怀疑时需特别仔细地检查。

（2）宫颈裂伤：2 cm以下的宫颈裂伤应视为分娩时不可避免地损伤，这种程度较轻的损伤容易愈合且很少带来并发症。如果第三产程结束之后，阴道大量出血且子宫收缩良好，应该考虑到宫颈深度撕裂伤的可能。此时，由于宫颈质软，阴道指检往往不满意，需要在充分暴露宫颈的情况下进行彻底的检查，通常需要助手用力按压腹部使子宫下移，同时手术者用环钳向外牵拉宫颈以便检查，必要时还可借助阴道壁拉钩以更好地暴露深部组织。另外，对于所有经阴道分娩困难、借助器械娩出胎儿的情况，由于其发生宫颈裂伤的可能性大，不管在第三产程结束之后是否有阴道出血，建议常规检查宫颈损伤情况。

（3）产后血肿：产后血肿可分为外阴血肿、外阴阴道血肿、阴道旁血肿和腹膜后血肿。外阴血肿的形成常常是因为阴部动脉分支受损，包括直肠后动脉、会阴横动脉和阴唇后动脉；阴道旁血肿的形成则可能是子宫动脉下行支损伤所致；腹膜后血肿的形成主要是由于盆腔深部的动脉损伤，并且往往是因为出血较多而向上延伸至腹膜后，有时可在腹股沟韧带上方触及血肿包块。外阴血肿最突出的临床表现是剧烈的疼痛和外阴肿胀，血肿包块形成迅速、张力高、触痛明显并常有波动感，根据这些表现常能迅速做出诊断。阴道旁血肿的诊断则常依赖指检发现一圆形或类圆形突向阴道腔内的波动性包块。如果阔韧带内形成血肿或血肿形成的范围更高，检查时不易触及，容易漏诊，若发生失血性休克将会危及产妇的生命，当怀疑存在深部血肿或血肿范围延伸较广时，借助超声、CT 等辅助检查可帮助诊断并确定血肿的位置和范围。

（4）子宫内翻：常与第三产程过度牵拉脐带相关。当阴道流血不多而休克的症状和体征明显且排除了其他导致产后出血的原因时，需考虑到子宫内翻的可能，产妇可伴有剧烈疼痛、下坠感和排尿困难，腹部触诊可能无法触及子宫或仅触及一凹陷（子宫底陷入宫腔内），经仔细检查不难诊断。

3. 胎盘因素

产后出血相关的胎盘因素主要有两种情况，即胎盘娩出困难和胎盘胎膜残留。前者包括胎盘部分剥离、胎盘植入、胎盘嵌顿等，后者可能的原因有副胎盘未娩出、胎盘小叶残留等。若胎儿娩出后 10 ~ 15 分钟胎盘仍未娩出，并出现阴道大量出血，颜色暗红，应考虑胎盘娩出困难，需要立即做阴道及宫腔检查，并尝试人工剥离胎盘；若胎盘娩出后发现胎盘胎膜不完整或胎盘胎儿面有残留的血管断端，则应考虑胎盘组织残留或副胎盘的存在，需立即行宫腔检查。如果怀疑胎盘植入子宫肌层较深甚至可能为穿透性胎盘时，需借助超声以确定植入的范围及深度。

4. 凝血功能障碍

孕产妇凝血功能障碍可能是先天性的，也可能是后天获得的，前者如遗传性假血友病、血友病等，后者可由某些妊娠并发症（如子痫前期、胎盘早剥、死胎等）或者其他疾病（重症肝炎、急性脂肪肝等）所致。如果产妇阴道持续流血，且血液不凝、止血困难，同时并发穿刺点渗血或全身其他部位出血，并排除了因宫缩乏力、胎盘因素及软产道损伤引起的产后出血，那么应及时检测患者的血小板计数、凝血时间、纤维蛋白原等指标。若发现血小板计数降低、凝血时间延长或低纤维蛋白原血症等情况，再结合患者的病史特点，不难做出凝血功能障碍或者 DIC 的诊断。

（二）出血量的估计

估计产后出血量的方法多种多样，包括目测法、称重法、容积法、面积法、测定血红蛋白及血细胞比容的变化、放射示踪法，以及根据临床表现估计产后出血量（Benedetti 出血程度分级见表 2-2）等，临床上常用的估计产后出血量的方法是前四种。值得注意的是，由于孕期血容量的增加使得孕妇对出血的耐受性提高，从失血到发生失代偿性休克常无明显征兆，并且失血性休克的临床表现往往滞后，容易导致诊断及处理不及时。因此，不能仅仅根据产妇的临床表现来估计产后失血量。

1. 目测法

众所周知，目测法极易低估产后出血的总量，文献报道利用目测法估计产后出血量所得到的产后出血发生率比实际产后出血发生率要低 30% ~ 50%。国内有学者甚至建议若使用目测法估计出血量，则将估计出血量的两倍作为产后实际的出血量来指导临床处理。

表 2-2 Benedetti 出血程度分级

	Ⅰ级	Ⅱ级	Ⅲ级	Ⅳ级
出血量（%）	15	20 ~ 25	30 ~ 35	40
脉搏（次 / 分）	正常	100	120	140
收缩压（mmHg）	正常	正常	70 ~ 80	60
平均动脉压（mmHg）	80 ~ 90	80 ~ 90	50 ~ 70	50
组织灌注	直立性低血压	外周血管收缩	面色苍白、烦躁、少尿	虚脱、无尿、缺氧

2．称重法

即称重分娩前后无菌巾、纱布的重量，重量的差值除以血液比重 1.05 即可换算成产后出血量。目前，临床上还可用一次性棉垫垫于会阴处，称重分娩前后棉垫的重量来估计产后出血量。

3．容积法

断脐后迅速置一弯盘或便盆紧贴于产妇会阴部，用量杯测量收集到的包括第三产程的所有失血量。若有条件还可使用标有刻度的一次性产后血液收集带，可直接于收集带上读出产后出血的量。

4．面积法

按事先测定了的血液浸湿纱布、无菌巾的面积来计算出血量，如 10 cm × 10 cm 纱布浸湿后含血量为 10 mL、15 cm × 15 cm 纱布浸湿后含血量为 15 mL 等。由于不同质地的纱布或无菌巾吸水能力的不同，以及浸湿范围的不均匀等因素，此法测定的出血量只是一个大概的估计值。

目前，尚无标准化的测定产后出血量的方法，各种测量方法都有其局限性。如称重法和容积法都可能因羊水、尿液等因素而产生误差，且往往还忽略了胎盘中母体血液的量。产后出血量只是估计或测定所得的一个结果，不管用何种方法估计或测定产后出血量，都不应忽略产妇本身的临床表现（包括生命体征、神志状态、尿量等），而且要结合病因诊断进行相应的处理。

三、治疗

事实上，产后出血导致的孕产妇死亡大多是可以避免的，其高死亡率的原因主要在于诊断和治疗的不及时，如未能及时识别低血容量的发生、错误地低估失血量、没有快速有效地补充循环血容量等。因此，早期及时的诊断和出血量的准确估计是产后出血治疗的关键。

依靠个人力量难以完成产后出血的抢救，团队协作是抢救成功的关键。一旦产后 2 小时出血量超过 400 mL 或产妇出现任何低血容量休克的表现，就应该即刻启动产后出血的抢救流程并组建抢救小组。抢救小组人员应包括经验丰富的产科医师、助产士、麻醉师、血液科医师、血库人员、检验科人员，甚至血液运输人员和专门的记录员，应尽早通知以上相关人员、随时保持联系并做好抢救准备。同时，还应做好抢救相关的物资准备，如某些医院配备的产科出血抢救箱。

产后出血治疗的总体目标有两个：保证足以维持正常组织灌注和氧气供应的循环血容量和防止进一步的出血。要达到以上两个治疗目标，针对产后出血的治疗总体上又包括以下两大措施：低血容量休克的复苏和针对病因的止血。需要强调的是，抢救低血容量休克和止血治疗应同时进行，尽量减少产妇出血的时间，以及休克的进展。

（一）复苏

低血容量休克抢救的关键在于尽早地快速补充循环血容量以维持组织灌注和氧供，从而避免进一步的重要脏器损伤。

1．快速建立静脉通道

静脉充盈时，尽早静脉穿刺建立 2 条静脉通路，且最好选用相对较粗的导管（14 号或 16 号）以保证能够快速地补充血容量。同时，还应留取交叉配血及其他实验室检查所需的血液标本。

2．严密监测生命体征

复苏过程中，尽量安排专人连续严密地监测产妇的脉搏、血压、体温、呼吸和尿量等指标，随时汇报结果并做好详细记录，以便判断病情及其变化情况。

3．动态监测实验室指标

全血细胞计数、凝血功能检查（包括凝血酶原时间、活化部分凝血活酶时间和纤维蛋白原水平）和肝肾功检查是常规的实验室检查，它们可辅助判断病情。另外，血气分析可以更快捷地检测血电解质、酸碱平衡状态和血红蛋白水平，据此可对组织有无缺氧、是否发生酸中毒等情况做出快速的判断。在病情极其危重的情况下，还可建立有创监测（如穿刺监测中心静脉压、动脉置管直接监测动脉血压等），但不是紧急处理时优先考虑的处理措施。由于产后出血患者的病情常常变化迅速，所以应根据临床实际情况动态监测以上指标。

4. 呼吸管理

呼吸管理的目的主要是保持呼吸道的通畅和持续的氧供应。

5. 合理补液

早期积极合理的补液不但可以纠正失血导致的低血容量状态，还可能进一步减少血液制品的输入。用于循环复苏的液体主要包括晶体液和胶体液两类，前者包括生理盐水、哈特曼溶液、5% 右旋糖酐、高渗盐溶液等，后者包括明胶、羟乙基淀粉、4% 人血白蛋白等。目前，对于选择晶体液还是胶体液没有统一的标准，没有明确的证据表明孰优孰劣，两者各有优缺点。但值得注意的是，输液量并非越多越好，尤其是在重度子痫前期或子痫的情况下，过多输液可能会恶化病情；相反，在输血前输液量应尽可能少，只要能够维持生命器官的正常功能即可，输血前可按照每丢失 1 mL 血液补充 3 mL 液体并将输液的总量控制在 3500 mL 以内（快速输入晶体液不超过 2000 mL，胶体液不超过 1000 mL）。急性失血时，建议于 10 ~ 20 分钟内快速输入 250 ~ 500 mL 晶体液或胶体液，若出血已经造成危及生命的严重休克，则需快速给予 2000 ~ 3000 mL 液体，尽量维持正常血压和尿量〔> 30 mL/h 或 0.5 mL/（kg · h）〕以保证循环灌注。输液过程中应给予产妇一定的保暖措施，有条件时还应预热输入液体以减少发生 DIC 的机会。

6. 及时输血

大量失血导致血红蛋白的丢失，会使血液携氧能力大大降低，从而引起组织缺氧，发生器官损伤。输血（主要是输注红细胞悬液）是快速补充血红蛋白提高血液携氧能力的最佳方法，在产后出血的抢救中起着至关重要的作用。目前，没有针对急性出血统一的输血指征，产科输血的指征通常由经验丰富的产科医师根据以下情况掌握：输入 3500 mL 液体后产妇循环仍不稳定或尚存在活动性出血、失血量达到或超过全身血量的 40%、血红蛋白水平低于 7 g/dL 等。如果出血超过 2000 mL，应预测到血小板可能低于 50×10^9/L，同时可能存在凝血因子缺乏，应该及时行实验室检查以评估病情并考虑输入相应的血液制品。产科输血的目标主要包括以下几点：维持血红蛋白水平在 7 g/dL 以上，若有活动性出血则尽量维持血红蛋白水平在 10 g/dL 以上；维持血小板计数不低于 50×10^9/L、凝血因子时间和活化部分凝血活酶时间不超过正常参考值的 1.5 倍、纤维蛋白原不低于 1.0 g/L。

7. 心肺复苏

若产妇因产后大出血发生心搏骤停，应立即开始心肺复苏，按照成人基础生命支持（CAB 系统：胸外按压、开放气道、人工呼吸）和高级生命支持的标准步骤进行，尽可能地挽救产妇生命。

（二）止血

迅速找到出血原因是产后出血止血治疗的前提，不同原因导致的产后出血其治疗方法可能不同，同样原因导致的产后出血也可采取不同的方法进行治疗，但治疗目的都是相同的。

1. 宫缩乏力

诊断宫缩乏力性产后出血之前，应排除因胎盘因素、产道裂伤或血肿、子宫内翻或子宫破裂导致的出血。宫缩乏力的治疗措施较多，应遵循“先简单后复杂、先无创后有创”的治疗原则，直到出血得到控制。虽然 B-Lynch 缝合术、盆腔血管结扎术、动脉栓塞术等治疗方法是放在宫缩乏力的治疗当中阐述，但这些方法的使用并不局限于宫缩乏力性产后出血。

（1）子宫按摩：宫缩乏力时，子宫按摩是机械性止血首选的方法，常采用双手经腹经阴道联合按压子宫，即患者取膀胱截石位，操作者一手握拳置于阴道前穹隆向后压迫宫颈，另一手于耻骨上方按压宫底和宫体。子宫按摩止血的原理是利用子宫肌纤维的网状排列，通过机械按压以压迫子宫血管而止血。单独采用子宫按摩通常不能有效、持续地止血，必须配合使用宫缩剂以促进子宫收缩，按摩时间以达到子宫正常收缩、阴道停止流血为宜。子宫按摩前应排空膀胱，可留置导尿管。

（2）药物治疗：治疗宫缩乏力性产后出血的药物主要包括缩宫素及其类似物、麦角类、前列腺素类和止血剂 4 类。在我国，首选缩宫素治疗产后出血。

缩宫素：是预防和治疗产后出血的一线药物，常与子宫按摩联合使用。它可引起子宫自上而下节律性地收缩，有效压迫子宫血管以达到止血的目的。但由于缩宫素半衰期较短（1 ~ 6 分钟），所以需要持续静脉滴注以维持有效血药浓度从而维持有效的子宫收缩。缩宫素常用的治疗剂量是 10 U 肌内注射或子宫肌层注射抑或宫颈注射，同时 10 ~ 20 U 加入 500 mL 晶体液中稀释后，以 250 mL/h 的速度持续滴注或泵入。缩宫素的使用相对安全，但快速静脉输入未稀释的缩宫素可引起全身血管平滑肌松弛而发生低血压；另外，如果大量给予非电解质液体还可引起水中毒，表现为头痛、呕吐、嗜睡等。缩宫素另外一个特点是受体饱和现象，剂量达到上限后再加大剂量并不能增加子宫收缩的效果，相反，可能会带来不良反应。因此，常将 24 小时缩宫素的使用总剂量控制在 60 U 以内。

长效缩宫素：卡贝缩宫素是缩宫素的类似物，但其作用持续时间较后者更长，证据表明其预防产后出血较缩宫素更有效，但价格稍高。

麦角新碱：同样是治疗宫缩乏力的一线药物，可与缩宫素联合使用发挥协同作用（如缩宫素和麦角新碱的复合制剂 Syntometrine）。麦角新碱的作用机制是通过刺激子

宫肌 α 肾上腺素受体从而引起子宫强有力的收缩，且持续时间较长（约 3 小时）。麦角新碱的常用剂量和用法是 0.25 mg 肌内注射，2 ~ 5 分钟即可起效，若 5 分钟后仍无效可重复给药。麦角新碱的不良反应有恶心、呕吐、头晕、高血压等，子痫前期、有心脏病的孕妇禁用。遗憾的是，在我国，麦角新碱在产科领域的应用已几乎退出了历史舞台，取而代之的是缩宫素。

前列腺素制剂：包括米索前列醇、卡前列素氨丁三醇、卡前列甲酯等。此类宫缩剂是治疗宫缩乏力性产后出血的二线药物，在一线治疗药物使用无效时应用，尤其是卡前列素氨丁三醇近年来在治疗严重产后出血的应用较为广泛，且效果和安全性均较好。卡前列素氨丁三醇的用法为 250 μg（1 支）深部肌内注射或子宫肌层注射，3 分钟起效，30 分钟达作用高峰，可维持 2 小时，必要时可重复使用，但总量不超过 2000 μg（8 支），哮喘、心脏病和青光眼患者禁用，高血压患者慎用，偶尔有暂时性的恶心、呕吐等轻微不良反应。米索前列醇的用法常为 200 ~ 600 μg 顿服或舌下给药，不良反应有恶心、呕吐、腹泻、寒战和体温升高等，高血压，活动性心、肝、肾病及肾上腺皮质功能不全者慎用，青光眼、哮喘及过敏体质者禁用。卡前列甲酯为栓剂，用法为 1 枚（1 mg）贴附于阴道前壁下 1/3 处或直肠内（4 cm）约 2 分钟，必要时可酌情再次用药，直到宫缩好转、流血停止，不良反应主要有腹泻、恶心或呕吐、腹痛等。

止血剂：氨甲环酸和重组活性凝血因子Ⅶ a。主要作用于机体凝血和抗凝过程以达到止血目的，前者的抗纤溶作用能阻止纤维蛋白酶原、纤溶酶与纤维蛋白的结合，后者则是加速凝血酶的生成以促进凝血。氨甲环酸和重组活性凝血因子Ⅶ a 主要用于治疗顽固性宫缩乏力导致的产后出血，治疗目的在于稳定病情，常应用于盆腔血管结扎或子宫切除之前。重组活性凝血因子Ⅶ a 的止血效果较为肯定，但其高昂的费用使其应用受到很大的限制。

（3）宫腔填塞：当子宫按摩和宫缩剂都无法停止或者减少出血时，应考虑进行宫腔填塞。主要有两种宫腔填塞方法，即水囊压迫和纱条填塞，前者多用于经阴道分娩，后者则多用于剖宫产。宫腔填塞必须由经验丰富的产科医师或助产士在有麻醉师和充分备血的情况下进行，填塞前还必须排除产道损伤、胎盘残留并清除宫腔内容物，填塞时可同时使用宫缩剂和止血剂辅助治疗。填塞完成后应密切监测产妇阴道出血情况、生命体征、子宫高度并评估血红蛋白水平和凝血功能状况，避免发生宫腔内积血。水囊或纱条填塞的时间尽量不超过 48 小时，还应使用广谱抗生素以预防感染。

（4）子宫加压缝合：应用最广泛的是 B-Lynch 缝合术，也称为子宫背带缝合法，效果肯定且并发症少，避免了大量的围生期子宫切除。此缝合法止血的原理是通过垂直压迫横行进入子宫的血管而达到机械性止血的目的。B-Lynch 缝合术不仅可用于宫缩剂和子宫按摩等措施治疗无效的宫缩乏力性产后出血，还可应用于胎盘因素和凝血功能障碍导致的产后出血，此缝合术使用的指征应由经验丰富的产科医师掌握，缝合过程也应由熟练掌握此技术的高级别产科医师完成。

（5）血管结扎：包括子宫动脉结扎和髂内动脉结扎。子宫血管结扎适用于难治性产后出血，尤其是剖宫产术中宫缩乏力或胎盘因素的出血，经宫缩剂和按摩子宫无效，或子宫切口撕裂而局部止血困难。推荐五步血管结扎法：单侧子宫动脉上行支结扎；双侧子宫动脉上行支结扎；子宫动脉下行支结扎；单侧卵巢子宫血管吻合支结扎；双侧卵巢子宫血管吻合支结扎。髂内动脉结扎术手术操作困难，需要一位熟悉妇产科盆腔手术并对盆腔解剖非常熟悉的产科医师、一位产科麻醉师甚至有时还需要一位妇科肿瘤医师协助手术，患者术后应转入重症监护室。结扎髂内动脉的指征包括产后大出血切除子宫前后、阔韧带基底部持续性出血、盆腔侧壁大量出血、阴道穹窿部持续性出血、不明部位的持续性出血、保守方法治疗宫缩乏力失败、助产术造成宫颈严重裂伤、阔韧带下部大出血、骨盆骨折后腹腔内大出血等，这些情况下单侧或双侧结扎髂内动脉非常有必要，因为即使迅速切除子宫也可能无法有效地控制大出血。血管结扎时，应尽量避免损伤静脉和输尿管，减少副损伤的发生，在关腹前应彻底止血，术后严密监护患者的情况。

（6）栓塞：动脉栓塞治疗产后出血的指征包括经保守治疗无效的各种难治性产后出血（宫缩乏力、产道损伤和胎盘因素等）。栓塞成功率较高，可在行外科开腹手术之前考虑使用，若治疗成功可避免进一步的手术或输血，保留生育能力。栓塞的目的是找出出血的责任血管，使用栓塞剂机械性地堵塞该血管以控制出血和预防再出血。虽然栓塞也有发生并发症的风险，如由于技术原因导致穿刺部位血肿形成、栓塞后缺血、坐骨神经痛、感染、血栓形成等，但这些都不足以阻碍栓塞术广泛应用于产后出血的治疗。

（7）子宫切除：围生期子宫切除的适应证主要包括胎盘异常（如前置胎盘、胎盘植入）、各种保守治疗无效的宫缩乏力性产后出血、子宫破裂、严重的宫颈损伤、严重子宫感染导致的败血症或子宫肌层脓肿形成等。除了前置胎盘或胎盘部分植入宫颈等特殊情况下需行子宫全切术之外，通常的围生期子宫切除采用的是子宫次全切除术。手术应由对子宫切除术非常熟悉的产科医师或者妇科肿瘤医师主持，资深的产科麻醉师也必须在手术现场。由于子宫切除时仍有活动性出血，故需以最快的速度“钳夹、切断、下移”，直至钳夹至子宫动脉水平以下，然后再缝合打结，术中还需特别注意防止损伤输尿管和膀胱。围术期应常规使用抗生素预防感染。

2．产道损伤

产道损伤的治疗原则是找出出血部位，缝合伤口止血，预防感染。

（1）修补裂伤：准确找出损伤部位是修补的前提，常在局部麻醉下行裂伤修补术，保证良好的照明条件，修补损伤部位时应彻底止血并尽量恢复其解剖结构。

会阴裂伤修补术：会阴裂伤修补的关键是第一针缝合应超过裂口或侧切的顶端，用可吸收缝线连续缝合以关闭无效腔，同时注意缝线不能太紧。

阴道裂伤修补术：阴道裂伤的缝合原则与会阴裂伤基本一致。对较深的阴道裂口，需结扎出血点，若结扎后尚残留明显的无效腔或阴道组织较脆而缝合难以完成时，需进行阴道纱条填塞。

宫颈裂伤修补术：小而浅的宫颈裂伤出血不多或不出血，通常不需要缝合；当宫颈裂伤超过 2 cm 或出血较明显时应及时缝合，如果缝合不成功或缝合后出血仍未得到控制，可行选择性动脉栓塞术止血。

（2）处理血肿：大的血肿应切开并清除积血、缝扎止血或纱条填塞压迫止血，小的血肿若无进行性增大则可密切观察或采用冷敷、压迫等保守治疗。

（3）子宫内翻：子宫内翻的患者常发生严重的疼痛和休克，处理的关键在于及时的抗休克治疗和子宫还纳。子宫还纳术可在麻醉下进行，还纳术后应用宫缩剂以帮助子宫收缩。

3．胎盘因素

（1）徒手剥离胎盘：若胎盘未能顺利娩出且有活动性出血时，可试图行胎盘人工剥离术，但切忌强行牵拉或撕扯，以免发生胎盘残留、子宫内翻甚至子宫穿孔等严重并发症。如果徒手剥离胎盘失败，应进一步采取以下措施进行处理。

（2）保守治疗：胎盘植入的保守治疗包括保守手术治疗（如胎盘植入局部楔形切除或缝扎）、药物保守治疗（如使用氨甲蝶呤）、介入治疗（如子宫动脉栓塞术）等。氨甲蝶呤的治疗效果报道不一，治疗后胎盘排出的时间相差较大，从 7 天到 6 个月不等。如今，介入治疗植入于原位的胎盘的效果已较为肯定。在选择保守治疗之前，应充分考虑到医院的条件、患者对生育能力的要求，以及对保留胎盘可能出现的一些风险（如大出血、宫腔感染、败血症等）的承受力。

（3）子宫切除：见宫缩乏力。

4．凝血障碍

治疗的原则和目标是补足相应的凝血因子，维持正常的凝血功能，防止 DIC 的发生。

产妇凝血功能障碍分为先天性凝血功能障碍和获得性凝血功能障碍两类，前者是产妇孕前即存在的凝血功能障碍，而后者往往由于某些妊娠并发症所致，如子痫前期或子痫、HELLP 综合征、妊娠急性脂肪肝等。产妇凝血功能障碍性疾病当中，以各种原因导致的血小板减少最为常见，另外尚有各种凝血因子的缺乏或纤维蛋白原的不足等。不管是血小板减少还是其他凝血因子的缺乏，一经诊断就应迅速评估并合理补充。一般认为，血小板低于（20 ~ 50）$\times 10^9$/L 或血小板降低并出现不可控制的渗血时需输入血小板，维持血小板水平在（20 ~ 50）$\times 10^9$/L 或达到控制出血的目的。新鲜冰冻血浆几乎包含血液中所有的凝血因子，以及纤维蛋白原，能快速纠正凝血功能，常用剂量为 10 ~ 15 mL/kg。冷沉淀主要用于提高血纤维蛋白原浓度，血纤维蛋白原浓度高于 150 g/L 时不必输注冷沉淀，冷沉淀的常用剂量为 1.0 ~ 1.5 U/10 kg。输注纤维蛋白原可直接升高其血浓度，通常输入 1 g 纤维蛋白原可将其血浓度提升 25 g/L，1 次可输入纤维蛋白原 4 ~ 6 g。另外，rF Ⅶ a 的应用，以及其他凝血因子的补充在产科虽然应用较少，但 rF Ⅶ a 在产科大出血时的止血效果肯定且安全性好，其在 HELLP 综合征和（或）DIC 伴大出血时的治疗效果和安全性均较好。

（三）预防

产后出血的预防应从产前保健做起，分娩期的处理尤其是第三产程的积极干预是预防产后出血的关键，产后 2 小时是产后出血发生的高峰，因此，产后观察也同样重要。

1．产前保健

产前甚至孕前就应该认识到产后出血的危险因素，如多胎妊娠、巨大胎儿、子宫手术史、妊娠高血压、妊娠并发血液系统疾病及肝病等，有针对性地加强产前检查，必要时提前入院待产。孕前积极宣传计划生育知识，尽量减少人工流产次数。若孕前有凝血功能障碍性疾病，应积极治疗纠正凝血功能后再受孕，若早期发现妊娠并发凝血功能障碍，可选择性地于孕早期终止妊娠。

2．分娩期处理

分娩过程与产后出血的发生关系密切，高质量的产程处理是预防产后出血的关键，其中第三产程的积极处理更是预防产后出血的核心。

（1）第一产程：临产前应评估孕妇的骨盆条件及胎儿大小，确定能否经阴道分娩。除密切观察产程进展之外，还应监测生命体征、宫缩情况，同时鼓励产妇进食高热量食物并摄入足够的水分以保证充沛的体力，并鼓励孕妇及时排便以减少对宫缩的影响。此期还应注意合理地使用子宫收缩剂、镇静及镇痛剂，既要防止宫缩过强所致的急产、子宫破裂，又要防止子宫收缩乏力而影响产程进展。若第一产程的进展出现任何异常情况，要严格掌握好剖宫产的指征，因为剖宫产本身是产后出血的危险因素。

（2）第二产程：此期应指导产妇屏气，配合宫缩正确地运用腹压；胎头暴露后注意保护会阴，预防会阴撕裂；严格掌握会阴切开的指征并尽量避免会阴正中切开，缝合会阴切口时应彻底止血；进行阴道检查或者使用阴道助产（产钳、胎吸等）时，动作应轻柔、规范，尽量预防软产道损伤。

（3）第三产程：积极处理第三产程是预防产后出血的重中之重，现已成为产科临床实践常规。主要包括以下三项措施：①预防性使用子宫收缩剂；②及早钳夹、切断脐带；③适度牵拉脐带以协助胎盘娩出。2006年世界卫生组织（WHO）针对第三产程的处理给出如下建议：①对所有产妇都应积极处理第三产程，并由经验丰富的产科医疗人员完成；②使用子宫收缩剂以预防产后出血，首选缩宫素；③早期钳夹脐带仅在新生儿需要复苏的情况下使用；④适度牵拉脐带协助胎盘娩出。另外，不少学者主张于胎盘娩出之后常规按摩子宫以刺激其收缩从而降低发生产后出血的风险，但目前的循证医学证据并不支持此观点，研究表明，缩宫素用于减少产后出血的效果要明显优于子宫按摩，而且在使用了缩宫素之后没有必要再按摩子宫。在胎盘娩出之后，还应当仔细检查胎盘胎膜是否完整、胎盘胎儿面边缘有无血管断端，及时发现有无胎盘胎膜残留、副胎盘的存在；产后检查软产道也同样重要，包括仔细检查会阴、阴道及宫颈有无撕裂伤或者血肿形成，一旦发现应及时处理。

3．产后观察

产后应常规观察产妇2小时，包括仔细监测产妇生命体征、神志状态、阴道流血情况、宫缩情况，以及会阴切口有无血肿，发现异常应及时处理。另外，鼓励产妇排空膀胱或直接导尿以减少充盈的膀胱对子宫收缩的干扰，产妇早期接触新生儿、早吸吮能反射性地诱发子宫收缩，这些措施也能从某种程度上预防产后出血的发生。

（亓 露）

第三节 羊水栓塞

一、概述

羊水栓塞（AFE）是指在分娩过程中羊水进入体循环中引起的急性缺氧、血流动力学衰竭和凝血功能障碍的妊娠期变态反应综合征，是严重的分娩并发症，死亡率高达60%～70%。

（一）发病机制

早期研究发现，在产科因循环衰竭死亡后的尸体解剖中发现肺组织有羊水成分，经电子扫描图像显示在母体子宫下段局部、子宫颈内膜血管和胎盘着床部的血管中有微血栓。因此，传统的观点认为，羊水栓塞是羊水内容物进入母体血液循环，导致肺部血管机械性梗阻，引起肺栓塞、肺动脉高压、急性肺水肿、肺心病、左心衰竭、低血压、低氧血症、凝血功能障碍等以致产生全身多器官功能障碍。

1．有关羊水栓塞的发病机制

目前认为羊水栓塞是由于羊水活性物质进入母体血液循环引起的“妊娠过敏样综合征”。引起羊水栓塞的羊水中的活性物质有花生四烯酸的代谢产物、白三烯、前列腺素、血栓素及血小板活性因子、过敏因子、组织样促凝物质。这些活性物质进入血液循环后可引起肺支气管痉挛、血小板聚集、血管内凝血，主要表现为心肺功能障碍、肺动脉高压、缺氧，继而发生多脏器损害等综合征。

（1）AFE 时血流动力学的变化：既往的观点认为，AFE 导致肺部血管机械性梗阻，引起肺动脉高压、急性肺水肿、肺心病、左心衰竭、低血压、低氧血症，最终产生全身多器官功能障碍。而近来 Clark 等认为，正常羊水进入母体血液循环可能并无危害。学者用全羊水灌注兔的离体肺，未产生由于机械性栓塞而引起的肺动脉高压和肺水肿，但在镜下检查发现有胎儿毛发及上皮细胞沉着在血管内，也无明显的血管痉挛发生；而用不含羊水有形成分的羊水样血浆灌注离体肺，虽无机械样栓塞现象，但能立即使肺动脉压升高，产生肺水肿。这些结果证明 AFE 致心肺循环障碍的原因不完全是羊水中有形成分引起的机械栓塞，而是由于羊水入血后多种活性物质释放所引起的病理变化。

（2）白三烯在羊水栓塞发病中的作用机制：白三烯是一组具有多种作用的生物活性物质，参与炎症和变态反应，又称为慢反应物质。当机体受到各种刺激和抗原抗体反应，会引起白三烯释放，它是变态反应的重要介质，可导致过敏性哮喘或过敏性休克。白三烯能使支气管平滑肌强烈持久地收缩，增加毛细血管通透性和促进黏膜分泌，具有收缩肺血管的作用。可导致严重的低氧血症并产生低氧性肺动脉高压反应。另外，白三烯还具有强大的中性粒细胞、单核细胞和巨细胞趋化聚集作用，使肺血管膜和肺泡上皮损伤，引起肺水肿。此外，白三烯有负性肌力作用，影响心脏动力，使心排血量显著下降，再加上白三烯使血管通透性增高，血浆漏出，导致循环血量下降。

（3）前列腺素在羊水栓塞发病中的作用：前列腺素是花生四烯酸的代谢产物，大剂量的花生四烯酸使血小板产生血栓素（TXA_2），从而使血管收缩，增加毛细血管的通透性，还可使血小板聚集，促使血栓形成。目前，一些动物实验提供了羊水栓塞的发生与前列腺素之间的紧密联系，认为羊水栓塞对肺部的病理改变如肺动脉高压、肺水肿，是由前列腺素及其代谢物血栓素所致。另外，呼吸衰竭和低氧血症时前列环素（PGI_2）与血栓素（TXA_2）比例失去平衡，促使血小板聚集，形成 DIC。

（4）羊水栓塞与肥大细胞类胰蛋白酶：羊水栓塞由于异体抗原在母血中的暴露，会引起一种变态反应，在此反应发生时，T 细胞和肥大细胞释放的颗粒中有一种肥大细胞类胰蛋白酶参与体内变态反应。补体在激活羊水栓塞的发病机制中有重要的作用，在羊水栓塞的患者中，补体 C_3 和 C_4 水平显著降低，仅为正常妊娠妇女的 1/3 左右。Benson 等研究 9 例羊水栓塞患者中 7 例胎儿抗原升高，补体 C_3 平均水平 44.0 mg/dL，C_4 平均水平 10.7 mg/dL，显著低于自然分娩产后对照组的 117.3 mg/dL 和 29.4 mg/dL，C_3、C_4 水平分别降低 8% 和 5%。

（5）血管内皮素 -1 与羊水栓塞发病的关系：Khong 在 1998 年发现羊水栓塞死亡者的肺泡、细支气管内皮、肺血管内皮均有内皮素 -1 表达，而羊水中胎儿上皮细胞分泌的内皮素 -1 十分丰富，内皮素 -1 与羊水栓塞时血流动力学及肺动脉高压的病理机制有密切关系，它可使肺血管及气道系统收缩。

2. 羊水栓塞发病的高危因素

（1）宫缩过强：宫缩过强使宫内压增高，羊水易被挤入已破损的小静脉内。正常情况下羊膜腔内压力为 0 ~ 15 mmHg，与子宫内肌层、绒毛间隙压力相似。临产后，第一产程内，子宫收缩时羊膜腔内压力上升为 40 ~ 70 mmHg，第二产程时可达 100 ~ 175 mmHg，而宫腔内静脉压力为 20 mmHg，羊膜腔内压力超过静脉压，羊水易被挤入已破损的小静脉血管内。此外，宫缩过强使子宫阔韧带牵拉，宫底部举起离开脊柱，减轻对下腔静脉的压力，回心血量增加，有利于羊水进入母体血液循环。多数学者认为羊水栓塞与子宫收缩过强、不恰当使用宫缩剂有关。某医院分析广州市羊水栓塞死亡病例中，85% 有过量使用催产素或前列腺素制剂催产、引产的病史。而 Clark 等认为当宫内压超过 35 ~ 40 mmHg 时子宫血流完全停止，静脉血流已被阻断，羊水与子宫血流之间的交流也被阻断，因而认为羊水栓塞不一定与过强宫缩有关。

（2）其他因素：子宫体或子宫颈有病理性或人工性开放血窦，如在前置胎盘、胎盘早剥、胎盘边缘血管破裂、胎盘血管瘤、人工胎膜、宫颈扩张术、引产、剖宫产术等各种原因造成的子宫体或宫颈血窦开放均是羊水栓塞发生的高危因素。

（二）临床表现

羊水栓塞多发生在分娩过程中，尤其在胎儿即将娩出前，或产后短时间内，极少超过产后 48 小时。罕见的羊水栓塞发生在临产前，或妊娠中期手术，经腹羊膜腔穿刺术创伤和生理盐水羊膜腔灌注术，剖宫产术者多发生在手术过程中。

羊水栓塞典型的临床表现为突然发生的急性心肺功能障碍、肺动脉高压、严重低氧血症、深度低血压、凝血功能障碍和难以控制的出血，主要表现为呼吸困难、发绀、循环衰竭、凝血障碍及昏迷五大主要症状。

1. 急性心肺衰竭

主要是在产程中，尤其是在刚破膜后不久，或分娩前后短时间内，产妇突然发生烦躁不安、寒战、气急等先兆症状；继而出现呼吸困难、发绀、抽搐、昏迷、血压下降、肺底部啰音等过敏样反应和急剧的心肺功能障碍的症状。严重者发病急骤甚至没有先兆症状，仅惊叫一声或打一个哈欠，血压迅速下降或消失，产妇可在数分钟内迅速死亡。经肺动脉导管发现在羊水栓塞的患者，有瞬时的肺动脉压升高，左心功能不全，有一定程度的肺水肿或急性呼吸窘迫综合征。

2. 严重的低氧血症

由于肺动脉高压和休克，患者出现严重的低氧血症，出现发绀、呼吸困难，血氧分压及氧饱和度急剧下降，PaO_2 可降至 80 mmHg 以下，一般在 60 ~ 80 mmHg。

3. 休克

由肺动脉高压引起的心力衰竭、急性循环呼吸衰竭及变态反应引起心源性和过敏性休克。患者出现烦躁不安、寒战、发绀、四肢厥冷、出冷汗、心率快、脉速而弱、血压下降；DIC 高凝期的微血栓形成，使急性左心排血量低下，或心搏骤停致循环衰竭；凝血功能障碍凝血因子消耗致出血等均会引起急性循环衰竭、缺血、缺氧等休克的临床表现。

4. 凝血障碍

高凝期出现与出血不成比例的休克，此期持续时期很短，一般难以发现，凝血后期由于微血栓致脏器功能障碍。患者经过短暂的高凝期后，继之发生难以控制的全身广泛性出血、大量阴道流血、切口渗血、全身皮肤黏膜出血、消化道大出血甚至暴发性紫癜。有部分患者有急性严重的 DIC 而无心肺症状，这部分患者以致命的消耗性凝血继发严重的广泛性出血表现为主，是羊水栓塞的顿挫型。

5. 急性肾衰竭与多脏器功能衰竭

羊水栓塞后期患者出现少尿或无尿和尿毒症的表现。这主要是由于循环功能衰竭引起的肾缺血及 DIC 高凝期形成的血栓堵塞肾内小血管，引起肾脏缺血、缺氧，导致肾脏器质性损害。羊水栓塞引发的弥散性血管内凝血可发生在多个器官系统，一般把呼吸困难、发绀、循环衰竭、凝血障碍及昏迷列为羊水栓塞五大主要症状。

二、诊断

（一）临床诊断

美国羊水栓塞临床诊断标准包括：①急性低血压或心搏骤停；②急性缺氧，表现为呼吸困难、发绀或呼吸停止；③凝血功能障碍，实验室数据表明血管内纤维蛋白溶解或无法解释的严重出血；④以上症状发生在子宫颈扩张、子宫肌收缩、分娩、剖宫产时或产后 30 分钟内；⑤对上述症状缺乏其他有意义的解释。

（二）实验室诊断

1. 检测母体外周血浆 Sialyl Tn 抗原浓度

Sialyl Tn 是一种存在于胎粪和羊水中的抗原物质，在出现羊水栓塞症状的患者中，其血清中 Sialyl Tn 明显升高，羊水栓塞发生是因为母婴屏障被破坏，使羊水及其有形成分入血。羊水和胎粪进入母血后使 Sialyl Tn 抗原出现在母血中，可用其敏感的单克隆抗体检测。有学者发现胎粪和羊水中的 Sialyl Tn 抗原能与单克隆抗体 TKH-2 特异性结合。羊水粪染的产妇血清中的 Sialyl Tn 抗原（20.3 ± 15.4 U/mL）略微高于羊水清亮产妇，而在羊水栓塞或羊水栓塞样综合征患者血清中 Sialyl Tn 抗原有明显升高（105.6 ± 59.0 U/mL），$P < 0.01$。该方法可以较为直接地证实胎粪或羊水来源的黏蛋白是否进入了母体循环，是一种简单、无创、敏感的诊断羊水栓塞的方法。

2. 血涂片羊水有形成分的检查

取母体中心静脉（下腔静脉、右心房、肺动脉）血，离心后分三层，下层为血细胞，上层为血浆，中层为一层薄的蛋白样组织，该层可查找到羊水中的毳毛、胎脂、鳞状上皮、黏液，如为阳性说明有羊水进入母体血液循环中。亦有从气管分泌物中找到羊水角化细胞。有学者对血中羊水成分检查的方法进行改良：取外周血 2 ~ 3 mL 于肝素抗凝管中，混匀、离心，从血浆液面 1 mm 处取 10 ~ 20 μL 血浆于载玻片上寻找脂肪颗粒、羊齿状结晶及羊水其他有形物质。将余下的全部血浆移到另一试管内，再离心，将沉淀物分别制成涂片、中等厚度片和厚片共 3 张，待干或酒精灯烘干，瑞氏染色，油镜下寻找角化上皮、羊齿状结晶等羊水成分，其中羊齿状结晶在涂片干后不经染色即可镜检。在 18 例羊水栓塞患者中 15 例找到羊水成分，11 例找到脂肪颗粒，其中有 9 例为羊水结晶与脂肪颗粒均于同一标本内找到。可见羊水栓塞患者外周血中羊水的有形物质检出率为 83.33%，而对照组正常产妇其外周血羊水有形成分检出率为 11.11%，差异有显著性。对照组中未检出角化上皮及羊水结晶，仅见脂肪颗粒。

国外有学者对妊娠合并心脏病产妇分娩时进行 Swan-Gang 导管监测时，在肺动脉内也发现羊水成分，无任何 AFE 临床症状。因此认为血中有羊水成分不能确认为羊水栓塞。在我们多年的临床实践中，认为有羊水栓塞的典型临床症状，配合外周血羊水成分检测阳性，有利于羊水栓塞的早期诊断，早期处理。因方法简单、快速，在基层医院可进行检测，因此，目前在临床中仍有一定应用价值。

3. 检测抗羊颌下腺黏液性糖蛋白的单克隆抗体（TKH–2）

TKH–2 能检测到胎粪上清液中极低浓度的 Siglyl Tn 抗原，被 TKH–2 识别的抗原不但在胎粪中大量存在，同时也可出现在清亮的羊水中。用放射免疫检测法在胎粪污染的羊水和清亮的羊水中都可测到 Siglyl Tn 抗原。现发现 Siglyl Tn 抗原是胎粪和羊水中的特征成分之一。随着免疫组织技术的不断发展，通过羊水栓塞死亡的人体组织研究，用免疫组织方法诊断羊水栓塞，特别是抗羊颌下腺黏液性糖蛋白的单克隆抗体（TKH–2）诊断羊水栓塞是最敏感的方法之一，也是进一步研究的重点。

4. 检测锌 – 粪卟啉（Znep–1）

Znep–1 是胎粪的成分之一，可通过荧光测定法在高压液相色谱仪上测定，是一种快速无损、敏感的诊断方法，以 35 nmol/L 作为临界值。在国外有将血清 Znep–1 和 Sialyl Tn 抗原测定作为羊水栓塞首选的早期诊断方法，亦可用于诊断不典型的羊水栓塞。

5. 急性 DIC 的实验室诊断

（1）血小板计数：血小板减少是急性 DIC 的一个特征，发生羊水栓塞时，外凝系统被激活，在凝血酶的作用下，血小板聚集为微血栓存在于肺、肝、脾等内脏器官的微血管内，故外周血液中的血小板减少，常低于 100×10^9/L，或进行性下降，甚至低于 50×10^9/L，血小板下降可作为 DIC 的基本指标之一。

（2）血浆纤维蛋白原含量＜ 1.5 g 或呈进行性下降。

（3）3P 试验阳性或血浆 FDP ＞ 20 ng/L，或血浆 D– 二聚体水平较正常增高 4 倍以上。

（4）PT 延长或缩短 3 秒以上，APTT 延长或缩短 10 秒以上。多数患者 APTT 在 50 ~ 250 秒，甚至＞ 250 秒。

（5）抗凝血酶Ⅲ（AT– Ⅲ）活性＜ 60%。

（6）外周血破碎红细胞＞ 6%、进行性贫血、血红蛋白尿等。

（7）血浆内皮素 –1（ET–1）水平＞ 80 mg/L。

由于 DIC 早期临床表现缺乏特异性，而常规检查项目在 DIC 的早期呈现阳性结果的很少，近年提出前 DIC（Pre–DIC）的主要诊断依赖分子标志物的检查。主要标志物有：凝血酶原片段 1 和 2（F1+2）、凝血酶、抗凝血酶复合物（TAT）、纤维蛋白肽 A（FPA）、可溶性纤维素单体复合物（SFMC）、抗凝血酶（AT- Ⅲ）、β - 血小板球蛋白（β -TG）、纤维蛋白降解产物（FDP）、D- 二聚体、纤溶酶 - 纤溶酶抑制复合物（PIC）等，这些项目目前在一般的医院尚未开展。DIC 的早期有血小板进行性下降、FDP 和 D- 二聚体进行性增高。SFMC、TAT、PIC 增高或部分项目增高对确定 DIC 的存在有参考意义。羊水栓塞所致的 DIC 是来自羊水中组织因子进入血液及继发性缺氧激活凝血因子形成微血栓，同时纤溶系统也被激活。其临床表现为凝血因子的消耗所致的出血和微血栓所致的脏器功能不全。其实验室检查是抗凝系统的抑制物 AT- Ⅲ和纤溶系统的抑制物同等程度被消耗。

（三）其他辅助诊断

1. 胸部 X 线检查

90% 以上的患者可出现肺部 X 线异常改变，主要表现为肺栓塞及肺水肿。肺水肿时可见双肺圆形或密度高低不等的片状影，呈非节段性分布。多数分布于两肺下叶，以右侧多见，一般数天内可消失。可伴有肺不张、右心影扩大。上腔静脉及奇静脉增宽。但肺部 X 线正常也不能排除羊水栓塞。

2. 超声心动图检查

超声心动图对提供心脏功能状态和指导治疗是必要的，在羊水栓塞的患者可见右心房扩大、房间隔移向左侧，有时见左心变成 D 形，显示右心高压。三尖瓣关闭不全，显示严重的右心功能障碍。经食管超声心动图（TOE）检查最近用于羊水栓塞心肺功能的检测，常显示严重右心功能不全，包括右心扩大、舒张期室间隔平坦、三尖瓣反流和肺动脉高压，TOE 检查也可排除大的肺血栓。

3. 血气分析

主要表现是严重低氧血症，并呈进行性下降，血氧饱和度常在 80% 以下；严重缺氧时血氧分压可 $\leq$ 40 mmHg。动脉血气分析显示代谢性酸中毒或呼吸性酸中毒，常呈现混合性酸中毒。

4. 心电图

可显示窦性心动过速、ST-T 变化、心脏缺血缺氧的心电图改变。

5. 放射性核素扫描或肺动脉造影

放射性核素碘肺扫描有显影缺如、充填缺损。此方法简单、快速及安全。肺动脉造影可诊断肺栓塞，X 线征象可见肺动脉内充盈缺损或血管中断、肺段血管纹理减少。肺动脉造影还可以测量肺动脉楔压，对辅助诊断有帮助，但并发症较多，临床现已很少应用。

6. 死亡后诊断及病理诊断

（1）取右心室血液检查：患者死亡后，取右心血置试管内离心，取沉淀物上层做涂片，找羊水中的有形成分，若发现羊水中的有形成分（如角化物、胎脂、毳毛等）即可做诊断。但因在非羊水栓塞死亡的产妇肺中亦有发现羊水有形成分，因而此法只能作为参考。

（2）肥大细胞类胰蛋白酶的免疫组化检测：在变态反应时，T 细胞和肥大细胞释放的颗粒中有一种肥大细胞类胰蛋白酶（Met）参与体内变态反应，过敏休克和羊水栓塞死亡的尸体，检测其血液和肺组织，其 Met 含量增多。Met 是一种中性蛋白酶，参与变态反应过程，在血清中相当稳定，是肥大细胞脱颗粒易于观察的一种标志物。用免疫组化法检测体内组织 Met 增多，可提示体内存在变态反应，结合病理形态改变，可增加过敏性休克诊断的可靠性。

（3）羊水中角蛋白的检测：在尸解病例中取肺脏组织，若在肺脏的小血管内检测到角化物、胎脂、胎粪、毳毛等，可做出羊水栓塞的诊断。传统的 HE 染色染出的脱落的角化上皮和血管内脱落的上皮很难鉴别，特异性不强。中国医科大学法医学系用曲利苯蓝 –2B 染液，在羊水吸入死亡的胎儿肺脏及羊水栓塞死亡的产妇肺脏的小血管内，均检出条索状蓝色均匀一致的角化上皮，此种方法对脱落的角化上皮染色具有特异性，而对血管内皮不染色，具有很强的特异性和准确性。

（4）羊水栓塞主要的病理改变：在肺小动脉和肺毛细血管中发现角化鳞状上皮、无定形碎片、胎脂、黏液或毳毛等所组成的羊水栓子，可诊断为羊水栓塞。羊水成形成分多见于肺、肾，也可见于心、脑、子宫、阔韧带等，最特征性的改变是肺小动脉和毛细血管内见羊水有形成分。

目前早期诊断羊水栓塞仍然比较困难，临床上仍是依靠典型的临床表现、体征及从中心静脉或动脉插管中找到胎儿鳞状上皮或碎片和相应的辅助检查，协助诊断。确诊羊水栓塞的主要依据是尸体解剖病理检查。

（四）鉴别诊断

羊水栓塞应与肺血栓、过敏性反应、休克、产后出血、子痫抽搐、胎盘早剥、心肌梗死、急性肺水肿、充血性心力衰竭、空气栓塞、气胸等相鉴别。

1. 肺血栓

妊娠晚期，血黏度增加，血液处于高凝状态，偶有因下肢深静脉或盆腔静脉血栓脱落致肺血栓，其症状与羊水栓塞相似。肺血栓多见于阴道产后或剖宫产后数天，下地活动时突然发病；突发性胸痛、呼吸困难、发绀、休克、突然死亡。根据无羊水栓塞诱因，发病经过与羊水栓塞不同，血液学检查无 DIC 改变，以及胸部 X 线及 CT 表现，对肺栓塞的诊断有很大帮助。

2. 变态反应

羊水栓塞早期症状常见过敏样反应、寒战，需与变态反应相鉴别。变态反应患者常在输液中发生症状，少见发绀、缺氧、呼吸困难等症状。血液检查无 DIC 改变，无严重的缺氧，X 线肺部无羊水栓塞的表现。用抗过敏药地塞米松推注，症状可迅速缓解。

3. 子痫

羊水栓塞常有昏迷、抽搐，应与子痫鉴别。子痫时血压明显升高，有蛋白尿，出现典型的子痫抽搐。根据发病经过，临床症状、体征及辅助检查常可鉴别。

4. 急性充血性心力衰竭

羊水栓塞呼吸困难、缺氧须与急性充血性心力衰竭相鉴别。后者常见有心脏病病史、心界扩大、奔马律、双肺弥漫性湿啰音，少见休克。血液学检查无 DIC 改变。

5. 出血性休克

患者出现出血症状，伴休克；常有面色苍白、出冷汗，其症状与延缓型羊水栓塞相似。而产后出血性休克常有出血原因存在，如宫缩乏力、子宫破裂、胎盘因素、软产道损伤、血液病等；休克时伴中心静脉压下降。根据病史、体征、血液 DIC 检查、胸片等可以鉴别。羊水栓塞的休克常有呼吸困难及发绀、中心静脉压上升，临床上两者有时难以完全区别，然而在治疗上有相同之处。

6. 心肌梗死

心肌梗死是冠状动脉急性闭塞，导致血流中断，心肌因严重而持久的缺血以致局部坏死。患者常剧烈胸痛，胸部紧缩感，有冠心病或心肌病病史，少数见于梅毒性主动脉炎。无肺部啰音，心绞痛发作时心电图有特殊改变，示 ST 段明显抬高，或胸前导联出现 T 波高耸，或缺血图形。

7. 脑血管急症

脑血管瘤或脑血管畸形破裂，常见突然昏迷、抽搐、缺氧、休克、瞳孔散大等。根据神经系统检查、CT 检查等可以鉴别。

8. 气胸

气胸系肺泡和脏层胸膜破裂，肺内气体通过裂孔进入胸腔所致，在产程中用力屏气可发生突发性气胸，常见症状有胸痛、伴刺激性咳嗽、呼吸困难、发绀、肺部呼吸音低。叩诊鼓音。患侧胸部或颈部隆起，有捻发感。X 线见患侧透明度增高，纵隔偏移，血压常正常。

三、治疗

羊水栓塞患者多数死于急性肺动脉高压、呼吸循环衰竭、心搏骤停及难以控制的凝血功能障碍。急救处理原则包括生命支持、稳定产妇的心肺状态、正压供气、抗休克、维持血管的灌注、纠正凝血功能障碍等措施。

（一）纠正呼吸循环衰竭

心肺复苏及高级生命支持。羊水栓塞时由于急剧血流动力学的变化致心搏骤停、心肺衰竭，如不能及时复苏，大部分患者可在 10 分钟内死亡。产科急救医师必须熟练掌握心肺复苏（CPR）技术，包括基础生命支持（BLS）和高级生命支持（ACLS），熟悉妊娠期间母体生理改变对复苏效果的影响。基础生命支持采用初级 CABD 方案：①进行胸外按压、心前区叩击复律（Cir-culation，C），必要时心脏电击除颤；②开放气道（Airway，A）；③提供加压呼吸（Breathing，B）；④评估（Defibrillation，D）。目标是尽快恢复气道通畅、建立呼吸循环。高级生命支持采用高级 ABCD 方案，包括：①尽快气管插管（A）；②确定气管套管位置正确、确定供氧正常、高流量正压供氧（B）；③建立静脉通道，检查心率并监护，使用合适药物（C）；④评估，鉴别诊断处理可逆转的病因（D）。

复苏用药包括：①肾上腺素每次 0.5 ~ 1.0 mg，静脉推注，可重复用药，隔 3 ~ 5 分钟重复 1 次。②碳酸氢钠，复苏早期不主张用碳酸氢钠纠正酸中毒，主要通过 ABCD 方案以改善通气换气及血液循环。大多主张经过一段时间 CPR 后临床无明显改善，才考虑用碳酸氢钠，并根据血气分析指导用量。③心率缓慢可用阿托品，每次 0.5 ~ 1.0 mg，静脉推注。用药途径：近 10 年来已放弃使用心腔注射，改用静脉注射或气管内给药，用 0.9% 氯化钠液 10 mL 稀释，经导管注入气管内。但多次气管内给药可致动脉氧分压下降，一次注射中断 CPR 的时间不能超过 10 秒。

（二）正压供氧，改善肺内氧的交换

羊水栓塞的起始症状是由于肺动脉痉挛和栓塞，血管阻力升高，产生急性肺动脉高压；出现严重的呼吸困难、发绀和缺氧，应立即行气管内插管呼气末正压供氧，以改善肺泡毛细血管缺氧，减少肺泡渗出液及肺水肿，从而改善肺呼吸功能，减轻心脏负担及脑缺氧，有利于昏迷的苏醒。充分吸氧可最大限度地缓解脑和心肌缺血及酸中毒引起的肺动脉痉挛，改善缺氧，避免由于缺氧造成的心、脑、肾缺氧而致的多脏器功能衰竭。

（三）抗过敏

患者出现寒战、咳嗽、胸闷及出血量不成比例的血压下降时，可给予地塞米松 20 mg 静脉缓注。临床诊断为羊水栓塞者再以地塞米松 20 mg 加入 10% 葡萄糖液 250 ~ 500 mL 中静脉滴注；或氢化可的松 200 mg 静脉推注，然后再以氢化可的松 100 ~ 300 mg 加入 10% 葡萄糖液中静脉滴注，每日可用 500 ~ 1000 mg。美国国家羊水栓塞登记处已认可用高剂量的甾体治疗羊水栓塞，但并无统一的用量标准。目前，临床上使用地塞米松较多，较少使用氢化可的松。

（四）抗休克

休克主要因变态反应、心肺衰竭、肺动脉高压、迷走神经反射、DIC 高凝期及消耗性低凝期出血所致。补充血容量、恢复组织血流灌注量是抢救休克的关键。应立即开放两条输液通道，放置中心静脉导管，测定中心静脉压；必要时也可做输液用。休克早期以补充晶体液及胶体液为主，常选用乳酸盐林格液（含钠 130 mmol/L、乳酸 28 mmol/L），各种平衡盐溶液。胶体液常用右旋糖酐 70、羟乙基淀粉（706 代血浆）、全血、血浆等。最好选用新鲜冰冻血浆，因含有纤维蛋白原及抗凝血酶Ⅲ（AT-Ⅲ），在补充血容量的同时可有利于改善凝血功能障碍。伴有出血时，如血红蛋白低于 50 ~ 70 g/L、红细胞低于 1.8×10^{12}/L、血细胞比容低于 24% 时，应补充全血。补液量和速度最好以血流动力学监测指标做指导，当 CVP 超过 18 cmH_2O 时，应注意肺水肿的发生。有条件的应采用 Swan-Ganz 导管行血流动力学监测。血液循环恢复灌注良好的指标为尿量＞30 mL/h、收缩压＞100 mmHg、脉压＞30 mmHg、中心静脉压为 5.1 ~ 10.2 cmH_2O。

对于由于急性呼吸循环衰竭而致的休克，及经补充血容量仍不能纠正的休克可使用正性肌力药物，常用多巴胺。多巴胺是体内合成肾上腺素的前体，具有 β-受体激动作用，也有一定 α-受体激动作用。低浓度时有增强 α-受体兴奋作用，能增强心肌收缩力，增加心排血量，对外周血管有轻度收缩；高浓度时有增强 β-受体兴奋作用，对内脏血管（肾，肠系膜，冠状动脉）有扩张作用，可增加心、肾的血流量。多巴胺用量一般为 40 ~ 100 mg 加入 5% 葡萄糖液 250 mL 中静脉滴注，根据血压调节用量，起始剂量为 0.5 ~ 1.0 μg/（kg · min），可逐渐增加至 2 ~ 10 μg/（kg · min）。多巴酚丁胺 20 mg 加入 5% 葡萄糖液 100 mL 中，按 5 ~ 10 μg/（kg · min）静脉滴注。每日总量可达 240 ~ 480 mg，但滴速不宜过快。抗休克的另一种可选择药物为去甲肾上腺素，可以升压的同时增加心肌输出量和肾灌注量。

（五）解除肺血管及支气管痉挛，减轻肺动脉高压

解除肺血管及支气管痉挛，降低肺动脉高压的药物包括：①盐酸罂粟碱，可阻断迷走神经反射引起的肺血管及支气管平滑肌的痉挛，促进气体的交换，解除迷走神经对心脏的抑制，对冠状动脉、肺及脑血管均有扩张作用。用盐酸罂粟碱 30 ~ 60 mg 加入 5% 葡萄糖液 250 mL 中静脉滴注，可隔 12 小时重复使用，每日总量不超过 300 mg，是解除肺动脉高压的首选药物。②血管扩张剂，酚妥拉明为 α 肾上腺素受体阻滞剂，可直接扩张小动脉和毛细血管解除肺动脉高压，起始剂量为 0.1 mg/min，维持剂量为 0.1 ~ 0.3 mg/min。可将酚妥拉明 10 ~ 20 mg 加入 5% 葡萄糖液 250 mL 中缓慢滴注，用静脉泵控制滴速。不良反应有低血压、心动过速，停药后消失。血管扩张剂可抑制肺动脉收缩，可降低肺动脉压力，从而降低右心室后负荷，增加右心排血量，改善通气，改善肺气体弥散交换功能，减轻心脏前负荷。常用药物除酚妥拉明外还可选用肼屈嗪、前列环素静脉滴注。血管扩张剂与非洋地黄类增强心肌收缩力的药物合用更合理更有效。在临床上对肺动脉高压、肺水肿或伴休克患者多采用多巴胺和酚妥拉明联合静脉滴注，有较好的效果。血管扩张剂常见的不良反应有体循环血压下降，用药过程中应特别注意初始用药剂量，密切观察患者血压的变化。③氨茶碱，能解除血管痉挛，舒张支气管平滑肌，降低静脉压与右心负担，可兴奋心肌，增加心搏出量，适用于急性肺水肿。每次 250 mg 加入 10% 葡萄糖溶液 20 mL 静脉缓慢滴注。④阿托品，能阻断迷走神经对心脏的抑制，使心率加快，改善微循环，增加回心血量，减轻肺血管及支气管痉挛，增加氧的交换。每次 0.5 ~ 1.0 mg 静脉注射。对于心率减慢者，可使用阿托品进行治疗。

（六）处理凝血功能障碍

羊水栓塞 DIC 的发生率约 50%，往往造成严重的难以控制的出血，是羊水栓塞患者死亡的主要原因之一。凝血功能障碍表现为微血管病性溶血、低纤维蛋白原血症、凝血时间延长、出血时间延长及纤维蛋白降解产物增加。处理方法包括抗凝、肝素的应用、补充凝血因子等。

1. 抗凝治疗：肝素的应用

由于羊水栓塞并发 DIC 其原发病灶容易去除，是否应用肝素治疗似有争议。大多数学者认为应在羊水栓塞的早期应用肝素。羊水进入母体循环后血高凝状态一般发生在起始症状 4 分钟至 1 小时，在此期间应尽早应用肝素，早期使用肝素是抢救成功的关键。肝素具有强大的抗凝作用，它能作用于血液凝固的多个环节，抑制凝血活酶的生成，对抗已形成的凝血活酶，阻止纤维蛋白的形成，其作用是通过加速抗凝血酶

Ⅲ（AT-Ⅲ）对凝血酶的中和作用，阻止凝血酶激活因子Ⅶ，影响纤维蛋白单体的聚合和加速AT-Ⅲ中和激活的因子Ⅸ、Ⅹ和Ⅺ。阻止血小板及各种凝血因子的大量耗损，并能阻止血小板聚集和破坏，防止微血栓形成，肝素主要用于抗凝，对已形成的血栓无溶解作用，故应用宜早。当羊水栓塞病因已祛除，处于DIC凝血因子大量消耗、以出血为主的消耗性低凝期时，不宜使用肝素；或在小剂量肝素使用下补充凝血因子。使用肝素的方法一般是：肝素剂量用0.5～1 mg/kg（每1 mg肝素相当于125 U），先用肝素25 mg静脉推注，迅速抗凝，另用25 mg肝素稀释于5%葡萄糖液100～250 mL中静脉滴注。亦可采用间歇静脉滴注法，肝素50 mg溶于5%葡萄糖液100～150 mL中在30～60分钟内滴完，以后根据病情每6～8小时用药1次，24小时总量不超过200 mg。在临床实践中，处理过的羊水栓塞患者，多在短期由高凝期进入消耗性低凝期，且病因（妊娠）多已祛除，羊水栓塞在病因祛除后DIC过程可自然缓解，一般不必多次、反复使用肝素，更不必达肝素化。故很少用间歇静脉滴注法。一般以在兰水栓塞起始高凝期用肝素50 mg，检查有凝血因子消耗，即及时补充凝血因子和新鲜冰冻血浆。新鲜冰冻血浆除血小板外，含有全部凝血因子，还含有AT-Ⅲ成分，可加强肝素的作用，又有防止DIC再发的作用。在应用肝素过程中应密切监测凝血时间（试管法），凝血时间在25～30分钟为肝素适量；≤12分钟为肝素用量不足；＞30分钟出血症状加重考虑为肝素过量。肝素过量时应立即停用肝素，需用鱼精蛋白对抗，1 mg鱼精蛋白可中和100 U（1 mg）普通肝素。临床上用药剂量可等于或稍多于最后一次肝素的剂量。一般用量为25～50 mg，每次剂量不超过50 mg。经静脉缓慢滴注，约10分钟滴完。肝素有效的判断标准包括：①出血倾向改善；②纤维蛋白原比治疗前上升400 mg/L以上；③血小板比治疗前上升50×10^9/L以上；④FDP比治疗前下降1/4；⑤凝血酶原时间比治疗前缩短5秒以上；⑥AT-Ⅲ回升；⑦纤维蛋白肽A转为正常。停用肝素的指征包括：①临床上病情明显好转；②凝血酶原时间缩短至接近正常，纤维蛋白原升至1.5 g以上，血小板逐渐回升；③凝血时间超过肝素治疗前2倍或超过30分钟；④出现肝素过量症状，体征及实验室检查异常。

低分子肝素（LMWH）有显著的抗Ⅹa和抗Ⅱa（凝血酶）作用。与普通肝素相比，因肽链较短，而保留部分凝血酶活性。抗因子Ⅹa与抗凝血酶活性之比为3.8：1，在拥有较强抗Ⅹa作用的同时对Ⅱa影响较小，较少引起出血的危险。主要用于血栓栓塞性疾病。近年有报道低分子肝素用于治疗早、中期DIC，但对于羊水栓塞导致的DIC，因其发病急促，使用广谱的抗凝药物普通肝素更为适宜。

2. 凝血因子的补充

DIC在高凝状态下，消耗了大量凝血因子和血小板，迅速转入消耗性低凝期，患者出现难以控制的出血、血液不凝、凝血因子减低、血小板减少、纤维蛋白原下降，在这种情况下必须补充凝血因子。新近的观点认为在活动性未控制的DIC患者，输入洗涤浓缩红细胞、浓缩血小板、AT-Ⅲ浓缩物等血液成分是安全的。临床上常用的凝血因子种类包括：①新鲜冰冻血浆（FFP），除血小板外，制品内含有全部凝血因子，其浓度与新鲜全血相似。一般200 mL 1袋的FFP内含有血浆蛋白60 ~ 80 g/L、纤维蛋白原2 ~ 4 g/L、其他凝血因子0.7 ~ 1.0 U/mL，及天然的抗凝血物质如AT-Ⅲ、蛋白C及凝血酶。一般认为，若输注FFP的剂量10 ~ 20 mL/kg，则多数凝血因子水平将上升25% ~ 50%。由于大多数凝血因子在比较低的水平就能止血，故应用FFP的剂量不必过大，以免发生循环超负荷的危险，通常FFP的首次剂量为10 mL/kg，维持剂量为5 mL/kg。②浓缩血小板，当血小板计数< 50×10^9/L时应输注血小板，剂量至少为1 U/10 kg。③冷沉淀，一般以400 mL全血分离的血浆制备的冷沉淀为1袋，其容量为20 ~ 30 mL。每袋冷沉淀中含有因子Ⅵ约100 U，含约等于200 mL血浆中的von Willebrand因子（vWF），此外，还含有250 ~ 500 mL/L的纤维蛋白及其他共同沉淀物，包含各种免疫球蛋白等。④纤维蛋白原，当纤维蛋白原< 1.5 g/L时可输注纤维蛋白原或冷沉淀，每日2 ~ 4 g，使血中纤维蛋白原含量达到1 g/L为适度。⑤AT-Ⅲ浓缩剂的应用，肝素的抗凝作用主要在于它能增强AT-Ⅲ的生物学活性。如血中AT-Ⅲ含量过低，则肝素的抗凝作用明显减弱。只有AT-Ⅲ浓度达到正常时，肝素的疗效才能发挥出来。因此，有人主张对AT-Ⅲ水平较低的患者，应首先应用AT-Ⅲ浓缩剂，然后再用肝素抗凝，往往会收到更好的疗效。在肝素治疗开始时，补充AT-Ⅲ既可以提高疗效，又可以恢复正常的凝血与抗凝血的平衡。现国内已有AT-Ⅲ浓缩剂制剂，但未普及，可用正常人血浆或全血代替。冻干制品每瓶含AT-Ⅲ 1000 U，初剂量为50 U/kg，静注，维持剂量为每小时5 ~ 10 U/kg。⑥凝血酶原复合物（PCC），每瓶PCC内约含有500 U的因子Ⅸ和略低的因子Ⅱ、Ⅶ和Ⅹ，由于该制品内含有不足量的活化的凝血因子，所以有些制品内已加入肝素和（或）抗凝血酶Ⅲ（AT-Ⅲ）以防止应用后发生血栓栓塞。使用PCC特有的危险是发生血栓性栓塞并发症，但是在制剂中添加少量肝素后血栓栓塞并发症大为减少。

羊水栓塞所致的DIC的处理原则是积极祛除病因，尽早使用肝素抗凝治疗。当病情需要时可输注血制品做替代治疗，但所有的血制品必须在抗凝的基础上应用。在采用血制品进行替代治疗之前，最好先测定抗凝血酶Ⅲ（AT-Ⅲ）的含量。若AT-Ⅲ水平显著降低，表明DIC的病理过程仍在继续，此时只能输注浓缩红细胞、浓缩血小板、AT-Ⅲ浓缩剂，或输含AT-Ⅲ成分的新鲜冰冻血浆，避免应用全血、纤维蛋白原浓缩剂及冷沉淀。AT-Ⅲ含量恢复正常是DIC病理过程得到控制的有力证据，此时补充任何所需要的血液制品都是安全的。补充凝血因子应在成功抗凝治疗及DIC过程停止后仍有持续出血者（DIC过程停止的指征是观察AT-Ⅲ水平被纠正），则凝血因子缺乏具有高度可能性，此时补充凝血因子既必要又安全。凝血因子补充的量应视病情而定，一般认为成功抗凝治疗以后，输注血小板及凝血因子的剂量，应使血小板计数＞80×10^9/L，凝血酶原时间＜20秒，纤维蛋白原＞1.5 g/L。若未达到上述标准，应继续补充凝血因子并输注血小板。

3. 抗纤溶治疗

最近多数学者再次强调，抗纤溶药物如6-氨基己酸、抗血纤溶芳酸、氨甲环酸等使用通常是危险的，其可以延长微血栓存在的时间，加重器官功能的损害。因此，抗纤溶治疗不能应用于DIC过程仍在继续的患者，因为此时仍需要纤溶活性以便尽快地消除微血栓，改善脏器的血流，恢复脏器功能。抗纤溶治疗只有在原发病及继发因素治疗、抗凝治疗、补充凝血因子3个治疗程序已经采用，DIC过程已基本停止，且存在纤维蛋白原溶解亢进的患者中使用。

（曾海燕）

第四节 异位妊娠

受精卵在子宫体腔以外着床称为异位妊娠，也称为宫外孕。根据受精卵种植的位置不同，异位妊娠分为输卵管妊娠、宫颈妊娠、卵巢妊娠、腹腔妊娠、阔韧带妊娠，其中以输卵管妊娠最常见（占90%～95%）。此外，子宫残角妊娠的临床表现与异位妊娠类似。异位妊娠是妇产科常见的急腹症之一，发病率约为1%，有逐年增加的趋势。

一、输卵管妊娠

输卵管妊娠多发生在壶腹部（75%～80%），其次为峡部。伞部及间质部妊娠少见。

（一）发病机制

病因尚未明了。

（1）输卵管妊娠流产：多发生在妊娠 12 周内的输卵管壶腹部妊娠。

（2）输卵管妊娠破裂：输卵管峡部妊娠多在妊娠 6 周左右破裂，而间质部妊娠时往往持续到 3 ~ 4 个月才发生破裂。输卵管妊娠破裂，可致短期内大量出血，盆腔或腹腔积血，患者出现肛门坠胀、剧烈腹痛、休克、晕厥等临床症状。

输卵管妊娠流产或破裂后，胚囊掉入腹腔多死亡。偶有存活者，可重新种植于腹腔内脏器生长，形成继发性腹腔妊娠。

（二）临床表现

典型的临床表现包括停经、腹痛及阴道流血。

（1）停经：多有 6 ~ 8 周停经史。当月经延迟几日即出现阴道不规则流血时，常被误认为月经来潮。约有 25% 无明显停经史。仔细询问病史，若有腹痛与阴道不规则流血的生育期妇女，即使无停经史，亦不能完全排除输卵管妊娠可能。

（2）阴道流血：常为短暂停经后出现不规则流血，量少，点滴状，色暗红。约 5% 患者表现为大量阴道流血。

（3）腹痛：95% 以上输卵管妊娠患者以腹痛为主诉就诊。输卵管妊娠破裂时，突感患侧耻骨区撕裂样剧痛，持续性或阵发性；血液积聚在直肠子宫陷凹处，可出现肛门坠胀感，出血多时，流向全腹引起全腹疼痛，恶心、呕吐；血液刺激横膈，出现肩胛部放射痛。

（4）晕厥与休克：腹部剧痛后出现晕厥，腹腔内出血过多时可出现失血性休克。

1）腹部体征：下腹有明显压痛及反跳痛，以患侧为著，可有移动性浊音。

2）盆腔体征：妇科检查见阴道有来自宫腔的少许血液，宫颈举痛，后穹隆饱满有触痛，子宫稍大、质软、有漂浮感，宫旁可触及不规则包块，触痛明显。

（三）诊断

1. 诊断依据

输卵管妊娠流产或破裂后，多有典型临床症状。根据停经、阴道流血、腹痛、休克等表现可以初步诊断。若临床表现不典型，则应密切关注病情变化，观察腹痛是否加剧、盆腔包块是否增大、血压及血红蛋白是否下降等情况，从而做出诊断，结合辅助检查，有助于明确诊断。

B 超检查：输卵管妊娠的典型声像图为：①子宫内不见妊娠囊，内膜增厚；②宫旁一侧见边界不清、回声不均的混合性包块，有时可见宫旁包块内有妊娠囊、胚芽及原始心管搏动，为输卵管妊娠的直接证据；③直肠子宫陷凹处有积液。

血 β-hCG 测定：测定血 β-hCG 为早期诊断异位妊娠的常用手段。血 β-hCG 呈阳性，异位妊娠时其值往往低于正常宫内妊娠。

经阴道后穹隆穿刺和经腹腔穿刺是穿刺抽吸的两种方法，简单可靠。抽出暗红色不凝血，即可诊断。镜下见一侧输卵管肿大，表面紫蓝色，腹腔内有出血。

B 超检查和血 β-hCG 测定为无创性，患者易接受；穹隆穿刺和经腹腔穿刺为微创手术，对早期无症状者或宫内妊娠希望保留者，则较难接受。

2. 鉴别诊断

（1）妊娠相关性腹痛：停经后出现阴道少量流血，伴下腹正中阵发性腹痛。检查：子宫增大变软，宫口松弛，后穹隆穿刺为阴性；hCG 阳性；B 超检查宫腔内有妊娠囊，或排出物见到绒毛。

（2）异位妊娠：多有停经史，突发下腹一侧剧痛，伴肛门坠胀，可有少量阴道流血。检查：子宫正常大小，质地中等，附件一侧压痛，后穹隆穿刺可抽出不凝血，hCG 阴性。

（3）卵巢囊肿蒂扭转：常有卵巢囊肿病史，突发下腹一侧剧痛，伴恶心、呕吐，无阴道流血及肛门坠胀。检查：子宫正常大小，一侧附件扪及触痛明显、张力较大的包块；hCG 阴性；B 超检查可见一侧附件肿块。

（4）子宫内膜异位症：有子宫内膜异位症病史，突发下腹一侧剧痛，伴肛门坠胀，无阴道流血。检查：下腹压痛及反跳痛、宫底韧带可扪及触痛结节，一侧附件区压痛，以前发现的包块消失。B 超检查见后穹隆积液，可穿刺出巧克力样液体。

（5）盆腔炎：患者有不洁性生活史，表现为发热，下腹持续性疼痛，白细胞计数明显升高。检查：下腹压痛，有肌紧张及反跳痛，阴道灼热感、宫颈举痛，附件增厚或有包块；后穹隆穿刺可有脓液或渗出液；一般无阴道流血，hCG 阴性。

（6）急性阑尾炎：无阴道流血，典型表现为转移性右下腹痛，伴恶心、呕吐、白细胞计数增高。检查：麦氏点压痛、反跳痛明显，盆腔无压痛；hCG 阴性。

（四）治疗

根据病情缓急，进行相应处理。

内出血多出现休克时，应快速备血，建立静脉通道，输血、吸氧等抗休克治疗，并立即进行手术。快速开腹后，迅速控制出血，同时快速输血输液，纠正休克。清除腹腔积血后，视病变情况采取以下手术方式。

（1）输卵管切除术：适用于腹腔大量出血，伴有休克的急性患者。

（2）保守性手术：适用于要求生育的年轻妇女。

可药物治疗或手术治疗。

1）药物治疗：目前以氨甲蝶呤（MTX）为首选。①适应证。一般情况良好，无活动性腹腔内出血；盆腔包块最大直径≤ 4 cm；血清 β-hCG 值< 2000 IU/L；B 超未见胚胎原始血管搏动；肝、肾功能及血红细胞、白细胞、血小板计数正常；无氨甲蝶呤禁忌证。②治疗方案。单次给药：剂量为 50 mg/m^2，肌内注射 1 次，可不加用四氢叶酸，成功率达 87% 以上；分次给药：氨甲蝶呤 0.4 mg/kg，肌内注射，每日 1 次，共 5 次。给药期间应测定血清 β-hCG 值及 B 超严密监护。③用药后随访。单次或分次用药后 2 周内，宜每隔 3 天复查血清 β-hCG 值及 B 超；β-hCG 呈下降趋势，症状缓解或消失，包块缩小为有效；若用药后第 7 天 β-hCG 下降 15% ~ 25%、B 超检查无变化，可考虑再次用药（方案同前）；β-hCG 下降低于 15%，症状不缓解或反而加重，或有内出血，应考虑手术治疗；用药后 35 天，β-hCG 也可为低值（< 15 min/mL），也有至用药 109 天血 β-hCG 才降至正常。故用药 2 周后应每周复查 β-hCG，直至 β-hCG 值达正常范围。

2）手术治疗：可采用腹腔镜或开腹方式行输卵管保守性手术。

二、其他类型的异位妊娠

（一）宫颈妊娠

受精卵在宫颈管内着床和发育。这种情况十分罕见，一旦发病，病情严重，处理也较困难。临床表现为：停经、早孕反应、阴道流血或血性分泌物，可突然阴道大量流血而危及生命。其特点是不伴腹痛。检查：宫颈紫蓝色、软、膨大，流血多时宫颈外口扩张，可见胚胎组织，但宫体大小及硬度正常。除 β-hCG 外，B 超检查见宫颈管内妊娠囊可以确诊。确诊后根据阴道流血量的多少采用不同方法。

（1）流血量多或大出血时的处理：在备血后刮除宫颈管内胚胎组织，纱条填塞创面止血。

（2）流血量少或无流血：首选氨甲蝶呤全身用药，用药方案见输卵管妊娠；或经宫颈注射于胚囊内。

（二）卵巢妊娠

受精卵在卵巢组织内着床、生长、发育，发病率占异位妊娠的 0.36% ~ 2.74%。临床表现与输卵管妊娠相似。腹腔镜检查极有价值，但确诊仍需病理检查。诊断标准：①双侧输卵管必须完整，并与卵巢分开；②胚囊应位于卵巢组织内；③卵巢与胚囊必须以卵巢固有韧带与子宫相连；④胚囊壁上有卵巢组织。治疗可行卵巢楔形切除。

（三）腹腔妊娠

位于输卵管、卵巢及阔韧带以外的腹腔内的妊娠，分为原发性和继发性两种。原发性少见，继发性多见于输卵管妊娠流产或破裂后，或继发卵巢妊娠时胚囊落入腹腔。腹腔妊娠时，胎儿往往不能存活，可被大网膜及腹腔脏器包裹，日久可干尸化或成石胎。B 超检查子宫内无胎儿，或胎儿位于子宫以外。确诊腹腔妊娠后，应立即剖腹取出胎儿。胎盘处理应视情况而定。

宫腔内妊娠与异位妊娠同时存在极为罕见（10 000 ~ 30 000 次妊娠中仅 1 例）。辅助生育技术的开展及促排卵药物的应用，使其发生率增高，诊断较困难，B 超检查可协助诊断，但确诊需行病理检查。

（亓　露）

第五节　胎盘早剥

一、概述

妊娠 20 周以后或分娩期，正常位置的胎盘在胎儿娩出前，部分或全部从子宫壁剥离称胎盘早剥。胎盘早剥是妊娠晚期严重并发症，其起病急、发展快，处理不及时可危及母儿生命，因此必须予以重视。

（一）病因

胎盘早剥确切的病因不清，可能与下列因素有关。

妊娠合并重度子痫前期、原发性高血压、慢性肾脏疾病或全身血管病变时，由于血管变性坏死甚至破裂出血，致使胎盘与子宫壁分离，胎盘早剥的发生率增高。

腹部直接受到撞击或挤压等外伤、脐带过短或相对过短、羊膜腔穿刺刺破前壁胎盘附着处等情况均可引起胎盘早剥。

双胎分娩时第一胎儿娩出过速、羊水过多时破膜后羊水流出过快，均可使宫腔内压力骤减，子宫骤然收缩，胎盘与子宫壁发生错位剥离。

妊娠晚期或临产后，孕妇长时间仰卧位，巨大妊娠子宫压迫下腔静脉，回心血量减少，血压下降，此时子宫静脉淤血，静脉压升高，蜕膜静脉床淤血或破裂，形成胎盘后血肿，导致部分或全部胎盘剥离。

胎盘早剥史、吸烟、滥用可卡因、代谢异常、有血栓形成倾向、胎盘附着部位子宫肌瘤等，也与胎盘早剥发生有关。

（二）病理

胎盘早剥主要病理变化是底蜕膜出血，形成血肿，使胎盘从附着处分离。

按病理类型，胎盘早剥可分为显性、隐性及混合性 3 种。①底蜕膜出血形成胎盘后血肿，胎盘剥离面随之扩大，血液冲开胎盘边缘并沿胎膜与子宫壁之间经宫颈管向外流出，称显性剥离或外出血。②如果胎盘边缘仍附着于子宫壁或胎先露部固定于骨盆上口，使胎盘后血液不能外流，而积聚于胎盘与子宫壁之间，即为隐性剥离或内出血。③内出血时胎盘后血液越积越多，宫底随之升高。当出血达到一定程度时，血液最终会冲开胎盘边缘及胎膜而外流，或偶有出血穿破胎膜溢入羊水中成为血性羊水，称为混合型出血。

胎盘早剥发生内出血时，血液积聚于胎盘与子宫壁之间，随着胎盘后血肿压力的增加，血液逐渐浸入子宫肌层，引起肌纤维分离、断裂甚至变性，当血液渗透至子宫浆膜层时，子宫表面呈现紫蓝色瘀斑，称为子宫胎盘卒中。

严重的胎盘早剥可以发生凝血功能障碍，从剥离处的胎盘绒毛和蜕膜中释放大量组织凝血活酶，进入母体血液循环，激活凝血系统导致 DIC。肺、肾等脏器的毛细血管内有微血栓形成，造成脏器损害。

（三）临床表现

目前我国采用 Sher 分度，依据病情严重程度，将胎盘早剥分为 3 度。

Ⅰ度：胎盘剥离面小，无腹痛或腹痛轻微，贫血体征不明显；子宫软，大小与妊娠周数相符，胎位清楚，胎心正常；产后见胎盘母体面有凝血块及压迹，多见于分娩期。

Ⅱ度：突发持续性腹痛、腰酸或腰背痛，疼痛的程度与胎盘后积血多少成正比。无阴道流血或流血量不多，贫血程度与阴道流血量不相符。检查可见子宫大于妊娠周数，宫底随胎盘后血肿增大而升高。胎盘附着处压痛明显（胎盘位于后壁则不明显），宫缩有间歇，胎位可查及，胎儿存活。

Ⅲ度：胎盘剥离面超过胎盘面积的 1/2，临床表现较Ⅱ度加重。患者可出现恶心、呕吐、面色苍白、四肢湿冷、脉搏细数、血压下降等休克症状。检查可见子宫硬如板状，宫缩间歇时不能放松，胎位触不清，胎心消失。

二、诊断

胎盘早剥的诊断主要依据病史、临床表现，结合辅助检查结果而做出。但B超对诊断胎盘早剥不是很敏感，因此胎盘早剥的诊断不能完全依靠B超，同时要与前置胎盘、先兆子宫破裂等妊娠晚期出血性疾病相鉴别。

（一）B超

典型声像图显示胎盘与子宫壁之间出现边缘不明确的液性低回声区，胎盘异常增厚或胎盘边缘“圆形”裂开，可排除前置胎盘。Ⅰ度胎盘早剥血液流出，则见不到上述典型图像。

（二）实验室检查

实验室检查包括全血细胞计数、凝血功能检查。

三、治疗

胎盘早剥危及母儿生命，故必须及时做出诊断并给予相应的治疗。

（一）纠正休克

积极开放静脉通道，迅速补充血容量，改善循环。注意补液量和速度，最好输新鲜血。

（二）及时终止妊娠

一旦确诊Ⅲ度胎盘早剥应及时终止妊娠。分娩方式取决于病情轻重、胎儿宫内状况、产程进展及胎方位等。

对于胎盘早剥患者，仅适用于以外出血为主，患者一般情况良好，宫口已扩张，估计短时间内能结束分娩可经阴道分娩。人工破膜使羊水缓慢流出，缩小子宫容积，用腹带裹紧腹部压迫胎盘使其不再继续剥离，必要时静脉滴注缩宫素缩短第二产程。产程中应密切观察心率、血压、宫底高度、阴道流血量及胎儿宫内状况，一旦发现产妇病情加重或出现胎儿窘迫征象，应行剖宫产结束分娩。

病情较重或进行性加重的胎盘早剥，无论胎儿是否存活，若不能在短时间内结束分娩，均应剖宫产。胎儿与胎盘取出后，立即注射子宫收缩药并按摩子宫；子宫胎盘卒中时在按摩子宫和热盐水湿敷后，多数子宫收缩转佳，可以保留子宫。若发生难以控制的大量出血可行子宫次全切除术。

（三）并发症的处理

必须在迅速终止妊娠的同时纠正凝血功能障碍。补充凝血因子及纤溶酶原；DIC高凝阶段主张及早应用肝素，但不应在有显著出血倾向或纤溶亢进阶段应用；在肝素化和补充凝血因子的基础上应用抗纤溶药物。常用的抗纤溶药物有氨基己酸、氨甲环酸、氨甲苯酸等。

若血容量已补足而尿量少于 17 mL/h，可给予 20% 的甘露醇 500 mL 快速静脉滴注，或呋塞米 20 ~ 40 mg 静脉注射，必要时可重复用药，通常 1 ~ 2 天尿量可以恢复。若短期内尿量不增且血清尿素氮、肌酐、血钾进行性升高，并且二氧化碳结合力下降，提示肾衰竭。出现尿毒症时，应及时行透析治疗。

胎儿娩出后立即给子宫收缩药，如缩宫素、麦角新碱、米索前列醇等；胎儿娩出后人工剥离胎盘，持续子宫按摩。若子宫出血不能控制，或 DIC 出血不止，可在快速输入新鲜血、补充凝血因子的同时行子宫切除术。

（亓　露）

第六节　产褥感染

一、概述

产褥感染是指产褥期内生殖道受病原体侵袭而引起局部或全身的感染。产褥病率是指分娩结束 24 小时以后的 10 日内，每日用口表测 4 次体温，每次间隔 4 小时，其中有 2 次体温达到或超过 38℃。产褥病率多由产褥感染所引起，亦可由泌尿系统感染、呼吸系统感染及乳腺炎等引起。

（一）病因

女性生殖道对细菌的侵入有一定的防御功能，其对入侵病原体的反应与病原体的种类、数量、毒力及机体的免疫力有关。妇女阴道有自净作用，羊水中含有抗菌物质。妊娠和正常分娩通常不会增加感染机会。只有在机体免疫力、细菌毒力和细菌数量三者之间的平衡失调时，才会增加产褥感染的机会，导致感染发生。诱因包括胎膜早破、产程延长、孕期生殖道感染、严重贫血、产科手术操作、产后出血等因素。

（二）病原体

正常妇女阴道寄生大量细菌，包括需氧菌、厌氧菌、真菌及衣原体、支原体。细菌可分为致病菌和非致病菌。有些非致病菌在一定条件下可以致病，称为机会致病菌，但即使是致病菌也需达到一定数量或机体免疫力下降时才会致病。

1. 需氧菌

（1）链球菌：以 β－溶血性链球菌致病性最强，可引起严重感染。近 5 年来 B 族链球菌（GBS）感染有明显上升趋势。

（2）杆菌：以大肠埃希菌、克雷伯氏菌属、变形杆菌属多见，可产生内毒素，引起菌血症或感染性休克。因此，产褥感染若出现菌血症或感染性休克，则多考虑杆菌感染。

（3）葡萄球菌：主要为金黄色葡萄球菌和表皮葡萄球菌，多为外源性感染。金黄色葡萄球菌引起的感染一般较严重。

2. 厌氧菌

厌氧菌感染通常为内源性，来源于宿主全身的菌群，厌氧菌感染的主要特征为化脓，有明显的脓肿形成及组织破坏。

（1）球菌：以消化球菌和消化链球菌最常见。当有产道损伤、局部组织坏死时，可迅速繁殖而致病。

（2）杆菌属：常见的厌氧性杆菌为脆弱类杆菌。常形成局部脓肿，产生大量脓液，有恶臭味。感染还可引起化脓性血栓静脉炎。

（3）梭状芽孢杆菌：主要是产气荚膜杆菌，引起的感染轻者为子宫内膜炎、腹膜炎，重者可引起溶血、黄疸、血红蛋白尿、急性肾衰竭、循环衰竭、气性坏疽而死亡。

3. 支原体与衣原体

支原体和衣原体均可在女性生殖道内寄生，可引起生殖道的感染，多无明显症状。此外，通过性传播疾病引起的淋病奈瑟球菌感染，也可导致产褥感染。

（三）感染途径

1. 内源性感染

寄生于产妇阴道和直肠内的细菌，在一定的条件下，如细菌繁殖能力增加或机体抵抗力下降、细菌进入宫腔、产道裂伤、胎膜早破等，可转化为致病菌引起感染。

2. 外源性感染

外界的病原菌进入产道所引起的感染，其细菌可以通过医务人员、消毒不严或被污染的医疗器械及产妇临产前性生活等途径侵入机体。

（四）临床表现及病理

1．急性外阴、阴道、宫颈炎

会阴裂伤及后斜切开部位是会阴感染的最常见部位，会阴部可出现疼痛，局部伤口充血、水肿，并有触痛及波动感，严重者伤口边缘可裂开，产妇活动受限。阴道若有感染，可出现阴道部疼痛，严重者可有畏寒、发热，阴道黏膜充血、水肿，甚至出现阴道黏膜溃疡坏死。宫颈裂伤引起的炎症，症状多不明显，若深度达穹隆部及阔韧带底部，又未及时缝合，则病原体可直接上行或通过淋巴播散引起盆腔结缔组织炎。

2．子宫感染

产后子宫感染包括急性子宫内膜炎、子宫肌炎。细菌经胎盘剥离面侵入，先扩散到子宫蜕膜层引起急性子宫内膜炎。炎症可继续侵犯浅肌层、深肌层乃至浆膜层，导致子宫肌炎。由于子宫内膜充血、坏死，阴道内有大量脓性分泌物且有臭味。若为子宫肌炎，则子宫复旧不良。体检腹部有压痛，尤其是宫底部，可伴发高热、头痛、白细胞增多等感染征象。

3．急性盆腔结缔组织炎和急性附件炎

感染沿淋巴管播散引起盆腔结缔组织炎和腹膜炎，可波及输卵管、卵巢，形成附件炎。如未能有效地控制炎症，炎症可继续沿阔韧带扩散，蔓延至侧盆壁、髂窝、直肠阴道隔。可出现持续高热、寒战、腹痛、腹胀，检查耻区有明显压痛、反跳痛及腹肌紧张，宫旁组织增厚，有时可触及肿块，肠鸣音减弱甚至消失；白细胞持续升高，中性粒细胞明显增加。

4．急性盆腔腹膜炎及弥漫性腹膜炎

炎症扩散至子宫浆膜，形成急性盆腔腹膜炎，继而发展为弥漫性腹膜炎，出现全身中毒症状，病情危重。

5．血栓静脉炎

多由厌氧性链球菌引起。炎症向上蔓延可引起盆腔内血栓静脉炎，可累及子宫静脉、卵巢静脉、髂内静脉、髂总静脉，盆腔静脉炎向下扩散可形成下肢深静脉炎。早期表现为下腹痛，尔后向腹股沟放射。当下肢血栓静脉炎影响静脉回流时，可出现肢体疼痛、肿胀，局部皮肤温度上升，皮肤发白，习称“股白肿”。若小腿深静脉有栓塞，可有腓肠肌和足底部压痛。小腿浅静脉炎症时，可出现水肿和压痛。若患侧踝部、腓肠肌部和大腿中部的周径大于健侧 2 cm 时，则可做出诊断。血栓静脉炎可表现为反复高热、寒战、下肢持续性疼痛。

6. 脓毒血症和败血症

血栓脱落进入血液循环，可引起脓毒血症。若细菌大量进入血液循环并繁殖形成败血症，表现为持续高热、寒战、全身中毒症状明显，甚至发生休克危及生命。

二、诊断

1. 病史

详细询问病史及分娩经过，对产后发热者，合并有贫血、营养不良、胎膜早破、产程延长、频繁阴道检查史、产伤、胎盘残留的产妇，应首先考虑为产褥感染。

2. 全身及局部检查

仔细检查腹部、盆腔及会阴伤口，可基本确定感染的部位和严重程度。辅助检查如超声、CT、磁共振成像等检查手段，能够了解由感染形成的炎性肿块、脓肿的位置及性状。

3. 实验室检查

C 反应蛋白、降钙素原等异常有助于早期诊断。宫腔分泌物、脓肿穿刺物、后穹隆穿刺物做细菌培养和药敏试验，确定病原体。必要时需做血尿培养和厌氧菌培养。

4. 鉴别诊断

主要应和上呼吸道感染、急性乳腺炎、泌尿系统感染相鉴别。

三、治疗

1. 一般治疗

加强营养，给予足够的维生素，补液纠正水、电解质失衡。若有严重贫血可输血治疗。产妇宜取半卧位，有利于恶露引流并使炎症局限于盆腔内。

2. 抗生素治疗

未能明确病原体时，应根据临床表现及临床经验选用广谱抗生素，待细菌培养和药敏试验结果再作调整。抗生素使用原则：应选用能同时作用于革兰氏阳性菌、革兰氏阴性菌、需氧菌和厌氧菌的广谱抗生素。青霉素及甲硝唑联合应用为首选，头孢菌素类抗生素抗菌谱广，抗菌作用强，肾毒性小，也属首选之列。应用抗生素 72 小时，体温无持续下降，应及时重新评估，酌情更换抗生素。中毒症状严重者，同时短期给予肾上腺皮质激素，提高机体应激能力。

3. 中医治疗

根据情况辨证选择活血化瘀类中药治疗。

4. 引流通畅

若经抗生素治疗 48 ~ 72 小时，体温仍持续不退，腹部症状、体征无改善，应考虑感染扩散或脓肿形成。如疑盆腔脓肿，可经腹或后穹隆切开引流。会阴伤口或腹部切口感染，应行切开引流术。

5. 血栓静脉炎的治疗

可使用肝素、尿激酶等药物治疗，用药期间监测凝血功能。

6. 手术治疗

如有胎盘残留，在有效抗感染同时，清除宫腔内残留物。如子宫严重感染，炎症继续扩展，出现不能控制的败血症、DIC，应及时行子宫全切术。

7. 预防

（1）加强孕期保健及卫生宣传教育工作，临产前 2 个月内避免盆浴和性生活，积极治疗贫血等内科并发症。

（2）待产室、产房及各种器械均应定期消毒。严格无菌操作，减少不必要的阴道检查及手术操作，认真观察并处理好产程，避免产程过长及产后出血。产褥期应保持会阴清洁，每日擦洗 2 次。加强对孕产妇的管理，避免交叉感染。

（3）预防性应用抗生素。对于阴道助产及剖宫产者，产时或产后预防性应用抗生素，对于产程长、阴道操作次数多及胎膜早破、有贫血者，也应预防性应用抗生素。

（4）降低剖宫产率，尽量减少指征不明确的剖宫产及社会因素而行的剖宫产术。

（亓　露）

第七节　妊娠高血压

一、概述

（一）定义

妊娠高血压是妊娠期女性所特有而又常见的疾病，以高血压、水肿、蛋白尿、抽搐、昏迷、心肾功能衰竭，甚至发生孕产妇及胎儿死亡为临床特点。妊娠高血压患者，特别是重度子痫前期患者，远期罹患心脑血管疾病、肾病、血栓形成的风险增大。虽对其认识在不断深入，但发病机制尚不完全清楚。

（二）临床表现

1．高血压

（1）同一手臂至少 2 次测量的收缩压≥ 140 mmHg 和（或）舒张压≥ 90 mmHg。

（2）对首次发现血压升高者，应间隔 4 小时或以上复测血压，如 2 次测量均为收缩压≥ 140 mmHg 和（或）舒张压≥ 90 mmHg，可诊断为高血压。

（3）对严重高血压孕妇，即收缩压≥ 160 mmHg 和（或）舒张压＞ 110 mmHg 者，间隔数分钟重复测定后即可诊断。

2．蛋白尿

检查尿蛋白发现尿蛋白≥ 0.3 g/24 h 或尿蛋白 / 肌酐比值≥ 0.3，或随机尿蛋白≥（+）定义为蛋白尿。

3．子痫发作

发生子痫时可表现为抽搐、面部充血、口吐白沫、深昏迷；随之深部肌肉僵硬，很快发展成典型的全身高张阵挛惊厥、有节律的肌肉收缩和紧张，持续 1 ~ 1.5 分钟，其间患者无呼吸动作；此后抽搐停止，呼吸恢复，但患者仍昏迷，最后意识恢复，但易激惹、烦躁。

4．器官损害

本病的基本病理生理变化是全身小血管痉挛，全身各器官组织可因缺血和缺氧而受到损害，进而出现不同的临床表现。

（1）昏迷、视物模糊、头痛等脑部受损症状。

（2）血尿酸浓度升高、血肌酐浓度升高等肾功能受损表现。

（3）右上或中腹疼痛和触痛、溶血等肝功能受损表现。

（4）肺水肿、心力衰竭等心血管受损表现。

（5）羊水过少、胎儿窘迫、严重致胎儿死亡等胎盘功能下降的表现。

二、诊断

1．预检

患者怀孕后，如体检发现血压高出正常或有蛋白尿时，应及时就医。医师首先会进行相关的体格检查，之后会要求进行血液、尿液、生化、肝功、B 超、MRI、心电图等检查。

2．体格检查

医师会给患者测量血压、使用听诊器听诊胎心。测量血压前患者至少安静休息 5

分钟，测量时取坐位或卧位。

3. 实验室检查

（1）生化检查：生化指标包括可溶性酪氨酸激酶 -1、胎盘生长因子、胎盘蛋白 13、可溶性内皮因子等。生化指标联合高危因素，对子痫前期有一定预测价值。

（2）尿液检查：所有孕妇每次产前检查时，均应检测尿蛋白或尿常规。尿常规检查应选用清洁中段尿。对可疑子痫前期孕妇应检测 24 小时尿蛋白定量，尿蛋白≥ 0.3 g/24 h 或尿蛋白 / 肌酐比值≥ 0.3，或随机尿蛋白≥（+）定义为蛋白尿。

（3）肝肾功能测定：肝细胞受损时 ALT、AST 升高。可出现以白蛋白缺乏为主的低蛋白血症，白 / 球比值倒置。肾功能受损时，血清肌酐、尿素氮、尿酸升高，肌酐升高与病情严重程度相平行。

（4）血液检查：医师会根据患者病情的轻重，反复检查全血细胞计数、血红蛋白含量、血细胞比容等，以及时了解患者病情。

4. 影像学检查

（1）子宫动脉多普勒血流检测：妊娠 20 ~ 24 周时进行，如子宫动脉搏动指数和阻力指数持续升高或出现子宫动脉舒张早期切迹等病理波形，有助于预测子痫前期的发生。

（2）超声：产科超声可了解胎儿在宫内生长发育的情况。腹部超声可了解孕妇肝、胰腺、肾、脾等器官的情况，可判断是否有腹腔积液发生。超声心动图可详细了解患者是否有心脏功能或结构上的改变。

（3）CT、MRI：必要时，还需进行 CT、MRI 来了解患者是否有颅内出血、脑水肿等情况。

5. 其他检查

（1）眼底检查：眼底改变是反映子痫 - 子痫前期病变程度的重要标志，对估计病情有重要意义。眼底的主要改变为视网膜小动脉痉挛，严重时可出现视网膜水肿、视网膜脱离或有棉絮状渗出物及出血。

（2）损伤性血流动力学监测：当子痫 - 子痫前期患者伴有严重的心脏病、肾脏疾病、难以控制的高血压、肺水肿以及不能解释的少尿时，可以监测孕妇的中心静脉压或肺毛细血管楔压。

（3）心电图：可大致了解患者是否有心律失常或心肌损害。

（4）胎儿监测：包括胎心监测、胎儿电子监测等，可动态了解胎儿的情况。

三、治疗

妊娠高血压的治疗目的是预防重度子痫前期和子痫的发生，降低母儿发病率和死亡率，改善母婴预后。治疗基本原则是镇静、解痉、降压、利尿和适时终止妊娠。应根据病情轻重进行个体化治疗。

（一）一般治疗

1．休息和饮食

注意休息，并取左侧卧位。保证充足的蛋白质和热量，不建议限制食盐摄入。

2．镇静

轻度患者一般不需要药物治疗。对于精神紧张、焦虑或睡眠欠佳者可给予镇静剂，如睡前口服地西泮 2.5 ～ 5.0 mg。

3．密切监测母儿状态

应询问孕妇是否出现头痛、视力改变、上腹不适等症状。动态监测血压及尿蛋白，定期监测胎儿发育状况和胎盘功能。

（二）解痉

解痉是治疗子痫前期和子痫的主要方法，可解除全身小动脉痉挛，缓解临床症状，控制和预防子痫的发作，首选药物为硫酸镁。其作用机制是镁离子抑制运动神经末梢释放乙酰胆碱，阻断神经肌肉接头间的信息传导，使骨骼肌松弛；镁离子刺激血管内皮细胞合成前列环素，抑制内皮素合成，降低机体对血管紧张素Ⅱ的反应，从而缓解血管痉挛状态；镁离子通过阻断谷氨酸通道阻止钙离子内流，解除血管痉挛，减少血管内反损伤；镁离子可提高孕妇和胎儿血红蛋白的亲和力，改善氧代谢。

1．硫酸镁用法

静脉给药结合肌内注射。①静脉给药：首次负荷剂量 25% 硫酸镁 2.5 ～ 5.0 g 加入 10% 葡萄糖液 20 mL 中静脉注射（15 ～ 20 分钟），继而以 25% 硫酸镁 1 ～ 2 g/h 静脉滴注维持。②肌内注射：可用于夜间睡眠前停用静脉给药时。25% 硫酸镁 5 g 加入 2% 利多卡因 2 mL 中深部臀肌内注射。24 小时硫酸镁总量为 25 ～ 30 g，疗程 24 ～ 48 小时。用药期间每日评估病情变化，决定是否继续用药。

2．注意事项

血清镁离子有效治疗浓度为 1.8 ～ 3.0 mmol/L，超过 3.5 mmol/L 即可出现中毒症状。使用硫酸镁的必备条件：①膝反射存在；②呼吸 ≥ 16 次 / 分；③尿量 ≥ 17 mL/h 或 ≥ 400 mL/24 h；④备有 10% 葡萄糖酸钙。镁离子中毒时，停用硫酸镁并静脉缓慢注射（5 ~ 10 分钟）10% 葡萄糖酸钙 10 mL。如患者同时合并肾功能不全、心肌病、重症肌无力等，则硫酸镁应慎用或减量使用。若条件许可，用药期间可监测血清镁离子浓度。

（三）降压

收缩压达到 160 mmHg（21.33 kPa）或舒张压达到 110 mmHg（14.66 kPa）的孕妇应予以降压治疗，以预防心脑血管并发症。降压药物选择原则：对胎儿无不良反应，不影响每搏输出量、肾血流及子宫胎盘血流灌注，不致血压急剧下降或下降过低。常用降压药物如下。

1. 拉贝洛尔（柳氨苄心定）

α－受体阻滞剂、β－受体阻滞剂。用法：①口服，每次 50 ~ 150 mg，每日 3 ~ 4 次。②静脉注射，初始剂量 20 mg，10 分钟后如未见有效降压则剂量加倍，最大单次剂量 80 mg，直到血压被控制，每日最大总剂量 220 mg。③静脉滴注，50 ~ 100 mg 加入 5% 葡萄糖液 250 ~ 500 mL 中，根据血压调整滴速。血压稳定后改口服。

2. 硝苯地平

二氢吡啶类钙离子通道阻滞剂。用法：口服，每次 5 ~ 10 mg，每日 3 ~ 4 次，24 小时总量不超过 60 mg。紧急时舌下含服 10 mg，起效快，但不推荐常规使用。

3. 尼莫地平

二氢吡啶类钙离子通道阻滞剂，可选择性扩张脑血管。用法：①口服，每次 20 ~ 60 mg，每日 2 ~ 3 次。②静脉滴注，20 ~ 40 mg 加入 5% 葡萄糖液 250 mL 中，每日总量不超过 360 mg。

4. 酚妥拉明

α－受体阻滞剂。用法：10 ~ 20 mg 加入 5% 葡萄糖液 100 ~ 200 mL 中，以 10 μg/min 静脉滴注。

5. 甲基多巴

中枢性肾上腺素能神经阻滞剂。用法：口服，每次 250 mg，每日 3 次，以后根据病情酌情增减，最高不超过 2 g/d。

6. 硝酸甘油

硝酸甘油作用于一氧化氮合酶，可同时扩张静脉和动脉，降低前、后负荷，主要用于治疗合并急性心力衰竭和急性冠脉综合征的高血压急症。起始剂量 5 ~ 10 μg/min，静脉滴注，每 5 ~ 10 分钟增加滴速至维持剂量 20 ~ 50 μg/min。

7．硝普钠

强效血管扩张剂。用法：50 mg 加入 5% 葡萄糖液 500 mL 中，按 0.5 ~ 0.8 μg/（kg·min）静脉缓慢滴注。孕期仅适用于其他降压药物应用无效的高血压危象孕妇。产前应用不超过 4 小时。

8．肾素血管紧张素类药物

肾素血管紧张素类药物可导致胎儿生长受限、胎儿畸形，妊娠期禁用。

（四）利尿

一般不主张应用。仅用于全身性水肿、急性心力衰竭、肺水肿或血容量过多且伴有潜在肺水肿者。常用利尿剂有呋塞米、甘露醇等。

（五）扩容

一般不推荐使用扩容剂，仅用于严重的低蛋白血症、贫血，可选用人血清蛋白、血浆和全血。

（六）适时终止妊娠

终止妊娠是治疗妊娠高血压的有效措施。

1．终止妊娠指征

（1）重度子痫前期患者经积极治疗 24 ~ 48 小时仍无明显好转。

（2）重度子痫前期患者孕周已超过 34 周。

（3）重度子痫前期患者孕周不足 34 周，但胎盘功能减退，胎儿已成熟。

（4）重度子痫前期患者，孕周不足 34 周，胎盘功能减退，胎儿尚未成熟者，可促胎肺成熟后终止妊娠。

（5）子痫控制 2 小时后可考虑终止妊娠。

2．终止妊娠方式

如无产科剖宫产指征，原则上可以考虑阴道试产。但如果不能短时间内阴道分娩、病情有可能加重，可考虑放宽剖宫产指征。

产后子痫多发生在产后 24 小时，最晚可在产后 10 天发生，故产后应积极处理，防止产后子痫。

（七）子痫的处理

子痫是妊娠高血压最严重的阶段，是造成母儿死亡的最主要原因，应积极处理。处理原则：控制抽搐，纠正缺氧和酸中毒，控制血压，抽搐控制后终止妊娠。

1. 控制抽搐

（1）25% 硫酸镁 2.5 g 加入 25% 葡萄糖液 20 mL 中，静脉注射，继之以 2 g/h 静脉滴注，维持血药浓度，同时应用有效镇静药物（如地西泮）控制抽搐。

（2）20% 甘露醇 250 mL 快速静脉滴注，降低颅内压。

2. 降压治疗

血压过高时给予降压治疗。

3. 纠正缺氧和酸中毒

间断面罩吸氧，根据血气分析结果给予适量 4% 碳酸氢钠以纠正酸中毒。

4. 终止妊娠

抽搐控制 2 小时后可考虑终止妊娠。

5. 密切观察病情变化

及早发现心力衰竭、脑出血、肺水肿、HELLP 综合征、肾衰竭、DIC 等并发症，并积极处理。

（刘从丽）

第八节　妊娠合并心脏病

一、概述

妊娠合并心脏病是引起孕产妇死亡的主要原因之一，在我国孕产妇死因顺位中居于第 3 位。发病率国内外报道为 1% ～ 4%。

（一）妊娠合并心脏病的种类和对妊娠的影响

最常见的妊娠合并心脏病的种类及顺位是先天性心脏病、风湿性心脏病、妊娠期高血压疾病性心脏病、围生期心肌病（PPCM）、贫血性心脏病以及心肌炎等。不同类型心脏病的发病率，因不同国家及地区的经济发展水平而有一定差异，对妊娠的影响亦不同。

1. 先天性心脏病

（1）左向右分流型先天性心脏病

1）房间隔缺损：是最常见的先天性心脏病，占 20% 左右，对妊娠的影响取决于缺损的大小。缺损面积 $< 1\ cm^2$ 者，多数能耐受妊娠及分娩。若缺损面积较大，可引

起右向左的分流而出现发绀，并有诱发心力衰竭的可能。房间隔缺损面积＞ 2 cm^2 者，最好孕前手术矫治后再考虑妊娠。

2）室间隔缺损：缺损面积＜ 1.25 cm^2，既往无心力衰竭史及其他并发症者，一般能顺利度过妊娠期与分娩期。缺损面积较大且未修补的孕妇，易出现肺动脉高压和心力衰竭。发生右向左分流而发绀时，应在孕早期行治疗性人工流产。

3）动脉导管未闭：由于儿童期可行手术治愈，故妊娠合并动脉导管未闭者不多见。未闭动脉导管管径较小、肺动脉压正常者，妊娠期一般无症状，可继续妊娠至足月。较大分流的动脉导管未闭、孕前未行手术治疗者，由于大量动脉血流向肺动脉，肺动脉压升高使血流逆转，出现发绀和心力衰竭。孕早期已有肺动脉高压或有右向左分流者，建议终止妊娠。

（2）右向左分流型先天性心脏病：较常见的有法洛四联症及艾森门格综合征，一般多合并复杂的心血管畸形。此类患者对妊娠期血容量增加和血流动力学改变的耐受力极差，孕妇和胎儿死亡率极高。这类女性不宜妊娠，若已妊娠也应尽快终止。经手术治疗后心功能为Ⅰ～Ⅱ级者，可在严密监护下继续妊娠。

（3）无分流型先天性心脏病：主要有肺动脉口狭窄、主动脉缩窄、马方综合征等。此类先天性心脏病对妊娠的影响取决于病变程度及心脏代偿功能。对于中、重度患者，建议早期终止妊娠。

2．风湿性心脏病

风湿性心脏病以二尖瓣狭窄最多见，占风湿性心脏病的 2/3 ～ 3/4。部分为二尖瓣狭窄合并关闭不全，主动脉瓣病变较少见。无明显血流动力学改变的轻度二尖瓣狭窄者，可以耐受妊娠。伴有肺动脉高压的二尖瓣狭窄者，应在妊娠前纠正二尖瓣狭窄，已妊娠者宜早期终止妊娠。由于妊娠期外周阻力下降，使二尖瓣反流程度减轻，因此二尖瓣关闭不全者，一般情况下能耐受妊娠。

3．妊娠高血压疾病性心脏病

妊娠高血压疾病性心脏病指既往无心脏病病史及体征，在妊娠高血压疾病的基础上突然发生以左心衰竭为主的全心衰竭。主要由冠状动脉痉挛、心肌缺血、周围小动脉阻力增加、水钠蓄积及血黏度增加等因素而诱发。诊治得当，常能度过妊娠期并分娩，多不遗留器质性心脏病变。

4．围生期心肌病

围生期心肌病是指既往无心血管系统疾病史，于妊娠期 28 周至产后 6 个月内发生的扩张型心肌病。确切病因不清，可能与病毒感染、自身免疫、多胎、高血压、营养不良及遗传等因素有关，再次妊娠可复发。临床表现主要为呼吸困难、心悸、咳嗽、咯血、端坐呼吸、胸痛、肝大、水肿等。

（二）临床表现

1. 症状

有劳力性呼吸困难，经常性夜间端坐呼吸、咯血，经常性胸闷、胸痛等临床症状。

2. 体征

发绀、杵状指、持续性颈静脉怒张。心脏听诊有舒张期2级以上或粗糙的全收缩期3级以上杂音。有心包摩擦音、舒张期奔马律和交替脉等。

二、诊断

（一）诊断依据

由于正常妊娠的生理性改变，可以表现一些酷似心脏病的症状和体征，如心悸、气促、胸闷、气短、水肿、乏力、心动过速等。查体可以有轻度心界扩大及心脏杂音，容易与心脏病混淆。以下为有意义的诊断依据。

1. 病史

妊娠前有心悸、气短、心力衰竭史，或曾有风湿热病史，体检、X线、心电图检查曾被确诊为器质性心脏病。

2. 心电图

有严重心律失常，如心房颤动、心房扑动、Ⅲ度房室传导阻滞、ST段及T波异常改变等。

3. X线检查

心界明显扩大，尤其是个别心腔扩大。

4. B超心动图

心腔扩大、心肌肥厚、瓣膜运动异常、心内结构畸形等。

（二）心功能分级

为衡量孕妇心功能，纽约心脏病协会（NYHA）1994年采用并行的两种分级方案。

1. 依据患者生活能力状况

将心脏病孕妇心功能分为Ⅰ～Ⅳ级。

Ⅰ级：一般体力活动不受限制。

Ⅱ级：一般体力活动轻度受限制，活动后心悸、轻度气短，休息时无症状。

Ⅲ级：一般体力活动明显受限制，休息时无不适，轻微日常工作即感不适、心悸、呼吸困难，或既往有心力衰竭史者。

Ⅳ级：一般体力活动严重受限制，不能进行任何体力活动，休息时有心悸、呼吸困难等心力衰竭表现。

该心功能分级简便易行，不依赖任何器械检查。不足之处是主观症状和客观检查不一定一致，有时甚至差距很大。

2. 根据客观检查手段

心电图、负荷试验、X 线、B 超心动图等评估心脏病严重程度，将心脏病分为 A ~ D 级。

A 级：无心血管疾病的客观依据。

B 级：客观检查表明属于轻度心血管疾病患者。

C 级：客观检查表明属于中度心血管疾病患者。

D 级：客观检查表明属于重度心血管疾病患者。

其中，轻、中、重没有做出明确规定，由医师根据检查进行判断。两种分级可以单独应用，也可以联合应用。如心功能Ⅱ级 C、Ⅰ级 B 等。

三、治疗

心脏病孕产妇的主要死亡原因是心力衰竭和感染，因此心脏病患者进行孕前咨询十分必要，应从妊娠早期开始定期进行产前检查。在心力衰竭容易发生的三个时期（妊娠期、分娩期、产褥期）加强监护，减少母儿并发症的发生。

（一）妊娠前

根据心脏病种类、病变程度、是否需要手术矫治、心功能级别以及医疗条件等，综合判断能否妊娠。

1. 可以妊娠

心脏病变较轻，心功能Ⅰ ~ Ⅱ级，既往无心力衰竭史，亦无其他并发症者。

2. 不宜妊娠

心脏病变较重、心功能Ⅲ ~ Ⅳ级；既往有心力衰竭史；严重心律失常、肺水肿；中、重度肺动脉高压；右向左分流型先天性心脏病、活动性风湿热、联合瓣膜病变、心脏病并发细菌性心内膜炎、急性心肌炎；年龄 > 35 岁且心脏病病程较长者。

（二）妊娠期

1．定期产前检查

及早发现心力衰竭的早期征象：①轻微活动后即出现胸闷、心悸、气短；②休息时心率＞110 次 / 分，呼吸＞20 次 / 分；③夜间常因胸闷而坐起呼吸，或到窗口呼吸新鲜空气；④肺底部出现少量持续性湿啰音，咳嗽后不消失。妊娠 20 周前，每 2 周产前检查 1 次。妊娠 20 周后，尤其是 32 周后，发生心力衰竭的概率增加，应每周产前检查 1 次。发现早期心力衰竭征象，应立即住院。孕期经过顺利者，亦应在 36 ~ 38 周住院待产。

2．心力衰竭的防治

（1）避免过度劳累及情绪激动：保证充足休息，每日至少 10 小时睡眠。

（2）注意饮食结构及营养：控制整个孕期体重增长不超过 12 kg 为宜。以高蛋白、高维生素、低盐、低脂饮食为主，注意铁剂的补充。妊娠 16 周后适当限盐，每日食盐量不超过 5 g。

（3）预防和治疗引起心力衰竭的诱因：预防感染，纠正贫血，治疗心律失常。防治妊娠高血压和其他并发症。

（4）心力衰竭的治疗：与未孕者基本相同。由于血液稀释、血容量增加及肾小球滤过率增强，同样剂量药物在孕妇血中浓度相对偏低，使用强心药物时需注意。孕妇对洋地黄类药物耐受性较差，需注意其毒性反应。早期心力衰竭者，可给予作用和排泄较快的制剂，如地高辛 0.25 mg 口服，每日 2 次，2 ~ 3 天后可根据临床效果改为每日 1 次。严重心力衰竭者，需与内科合作，在控制心力衰竭的同时行急诊剖宫产，以挽救母儿生命。

（三）分娩期

应提前选择好适宜的分娩方式。

1．分娩方式的选择

心功能Ⅰ ~ Ⅱ级、胎儿不大、胎位正常、宫颈条件良好者，可在严密监护下经阴道试产。对于有产科指征及心功能Ⅲ ~ Ⅳ级者，均应择期行剖宫产。不宜再妊娠者，可同时行输卵管结扎术。

2．分娩期的处理

第一产程应安慰及鼓励产妇，消除其紧张情绪。适当应用地西泮、哌替啶等镇静剂。加强监护、预防感染。第二产程要避免用力屏气增加腹压，常规行会阴切开、胎头吸引或产钳助产，尽可能缩短第二产程。第三产程胎儿娩出后，在产妇腹部放置沙袋，以防腹压骤降而诱发心力衰竭。预防产后出血。

（四）产褥期

产后 3 天内，尤其产后 24 小时内仍是心力衰竭发生的危险期，产妇应充分休息并密切监护。预防产后出血、感染和血栓栓塞。心功能Ⅱ级及以上者，不宜哺乳。

（五）心脏手术指征

一般不主张在孕期手术，尽可能在幼年、孕前或延至分娩后再行心脏手术。若妊娠早期出现循环障碍症状，孕妇不愿行人工流产，内科治疗效果不佳且手术不复杂时，可考虑手术治疗。

（刘从丽）

第三章 肿瘤科危重症

第一节 鼻咽癌

一、概述

（一）鼻咽癌的发展

鼻咽癌（NPC）是我国常见的恶性肿瘤之一，具有显著的地理分布差异。据世界卫生组织的统计，全球近 50% 的鼻咽癌发生在中国，其中尤以华南地区发病率最高，而我国北方地区较少见。2020 年全球癌症统计报告显示，全球每年新发鼻咽癌病例超过 13.3 万，其中中国新增诊断 62 444 例鼻咽癌患者，占全球 46.8%。鼻咽癌在我国南方和东南亚地区高发，在广东省、广西壮族自治区和海南省位居第 6 位，在江西和贵州也位居前 10 位。鼻咽癌具有家族聚集性，据在广东省调查发现，10% 的鼻咽癌患者有癌家族史，其中 56% 有鼻咽癌家族史。鼻咽癌的发病率有明显的地区及种族差异，在世界三大人种中，部分蒙古人种为鼻咽癌高发人群，黑色人种次之，白色人种罕见。同属蒙古人种但已世代居住于北极地区的因纽特人鼻咽癌的发病率仍较高。根据《2024 年 CSCO 鼻咽癌诊疗指南》，鼻咽癌的发病年龄多为 30 至 59 岁，在性别比例方面，男女发病率比为 2.75 ： 1。目前，我国鼻咽癌的发病率相对稳定而病死率有下降的趋势。

（二）病因与发病机制

鼻咽癌的病因尚未完全明了，目前流行病学研究认为病毒、环境、遗传是致病的三大因素。

1．病毒感染

EB病毒感染作为鼻咽癌的病因已取得重要进展，其结果证明：①鼻咽癌活检中检出EB病毒定居的DNA和病毒抗原；②鼻咽癌患者的血清中大多有EB病毒抗体效价升高；③临床普查中，EB病毒阳性者检出鼻咽癌患者比阴性者发病高82倍；④EB病毒血清抗体滴度及其改变与病期、预后有关。

2．环境因素

鼻咽癌高发人群中，相似的生活环境及饮食习惯提示某些化学因素致癌的可能性。高发人群嗜食咸鱼、腌肉、腌菜等亚硝酸盐含量高的食物，其中二亚硝基哌嗪（DNP）已被证实可以诱发小鼠鼻咽黏膜上皮增生、原位癌、浸润癌，诱发率高达40%，证明化学因素和鼻咽癌的发病关系密切。

3．遗传因素

中山大学肿瘤防治中心科研小组研究显示，将鼻咽癌易感基因定位于4p15.1–q12的14 cm区域内，标志着鼻咽癌与遗传的关系的研究已迈出了重要一步。

（三）病理类型

目前，鼻咽癌的病理组织学分型仍没有统一标准。在我国仍使用1991年全国肿瘤防治办公室出版的《鼻咽癌诊治规范》中推荐的分类方法。在国外较普遍使用的是1991年世界卫生组织（WHO）推荐的分类方法（表3–1）。

表3–1　世界卫生组织（WHO）分型及我国分类对照

WHO分型	我国分类
Ⅰ型——角化鳞状细胞癌	高分化鳞状细胞癌
Ⅱ型——分化型非角化鳞状细胞癌	中、低分化鳞状细胞癌，泡状核细胞癌
Ⅲ型——未分化型非角化鳞状细胞癌	未分化癌，分化极差的鳞状细胞癌，泡状核细胞癌，腺性分化的分化极差的腺鳞癌

（四）临床分期

目前，鼻咽癌的TNM分期尚未有统一的国际标准。我国惯用的是鼻咽癌2008分期，国际上则常用的是国际抗癌联盟（UICC）和美国癌症联合会（AJCC）的临床分期，目前常用版本是UICC或AJCC临床分期的第八版。

1. 鼻咽癌2008分期

（1）T分期

T_1：局限于鼻咽。

T_2：侵犯鼻腔、口咽、咽旁间隙。

T_3：侵犯颅底、翼内肌。

T_4：侵犯脑神经、鼻窦、翼外肌及以外的咀嚼肌间隙、颅内（海绵窦、脑膜等）。

（2）N分期

N_0：影像学及体检无淋巴结转移证据。

N_{1a}：咽后淋巴结转移。

N_{1b}：单侧Ⅰ$_b$、Ⅱ、Ⅲ、Ⅴ$_a$区淋巴结转移且直径≤3 cm。

N_2：双侧Ⅰ$_b$、Ⅱ、Ⅲ、Ⅴ$_a$区淋巴结转移，直径>3 cm。或淋巴结包膜外侵犯。

N_3：Ⅳ、Ⅴ$_b$区淋巴结转移。

（3）M分期

M_0：无远处转移。

M_1：有远处转移（包括颈部以下的淋巴结转移）。

（4）临床分期

Ⅰ期：$T_1N_0M_0$。

Ⅱ期：$T_2N_{0\sim1b}M_0$，$T_1N_{1a\sim b}M_0$。

Ⅲ期：$T_3N_{0\sim2}M_0$，$T_{1\sim2}N_2M_0$。

Ⅳ$_a$期：$T_4N_{0\sim3}M_0$，$T_{1\sim3}N_3M_0$。

Ⅳ$_b$期：任何T，任何N、M_1。

2. 国际抗癌联盟（UICC）和美国癌症联合会（AJCC）推荐的第八版临床分期

（1）T分期

T_1：局限于鼻咽腔内或口咽和（或）鼻腔，无咽旁间隙侵犯。

T_2：肿瘤侵犯咽旁间隙，临近软组织侵犯（翼内肌、翼外肌、椎前肌）。

T_3：肿瘤侵及颅底骨质（颅底、颈椎）和（或）鼻窦旁。

T_4：肿瘤侵及颅内，颅脑神经、下咽、眼眶，广泛的软组织侵犯（超过翼外肌的外侧缘）。

（2）N分期

N_0：颈部淋巴结阴性。

N_1：咽后淋巴结（不论侧数）颈部；单侧，≤6 cm，环状软骨尾侧缘以上区域淋巴结转移。

N_2：颈部；双侧，≤ 6 cm，环状软骨尾侧缘以上区域淋巴结转移。

N_3：> 6 cm 和（或）环状软骨尾侧缘以下区域淋巴结转移（不论侧数）。

（3）M 分期

M_0：无远处转移。

M_1：有远处转移。

（4）临床分期

Ⅰ期：$T_1N_0M_0$。

Ⅱ期：$T_1N_1M_0$，$T_2N_{0\sim1}M_0$。

Ⅲ期：$T_{1\sim2}N_2M_0$，$T_3N_{0\sim2}M_0$。

Ⅳ$_a$期：$T_4N_3M_0$。

Ⅳ$_b$期：任何 T，任何 N、M_1。

（五）临床症状

鼻出血、颈部肿物、鼻塞、耳鸣、听力下降、面部麻木及复视是最常见的症状，鼻咽肿物、颈部肿块和脑神经麻痹是最常检查到的体征。临床上，往往因肿瘤局部侵犯和（或）颈部淋巴结转移情况的不同，而表现出不同组合的复杂多变的耳、鼻、颈部和脑神经麻痹症状和体征，病情晚期者还可能因远处转移的发生而表现出相应的症状和体征。鼻咽癌常见的症状和体征如下。

1. 鼻出血

70% 左右的患者有此症状，用力回吸鼻腔或鼻咽分泌物时，由于软腭背面与肿瘤表面相摩擦，肿瘤表面血管破裂所致。

2. 头痛

初发症状为头痛者约占 20%，以单侧颞顶部或枕部的持续性疼痛为特点，往往是由于肿瘤压迫、浸润脑神经或颅底骨质，也可以是局部感染或血管受刺激引起的反射性头痛。

3. 耳鸣与听力减退

位于鼻咽侧壁和咽隐窝的肿瘤常浸润、压迫咽鼓管，使鼓室形成负压，引起分泌性中耳炎所致。

4. 鼻塞

常为单侧性和渐进性加重，由于肿瘤堵塞后鼻孔所致。

5. 面部麻木

有 20% 左右的患者出现面部麻木，面部麻木是鼻咽癌前组脑神经受损发病率最高的症状，主要由肿瘤受压或侵犯三叉神经引起，临床表现与受累的三叉神经分支有关，眶下区麻木主要由三叉神经上颌支（V_2）麻痹引起，下颌部下齿槽麻木由三叉神经下颌支（V_3）麻痹引起。

6. 复视及眼部表现

复视及眼部表现主要由肿瘤侵犯眶内或侵及颅底、海绵窦、眶尖，导致眼球压迫或相应神经受损引起。肿瘤侵犯视神经会引起复视、视力下降、头痛等症状；肿瘤侵犯海绵窦、蝶骨大翼内侧压迫展神经引起展神经麻痹可致复视。

7. 脑神经麻痹综合征

鼻咽癌晚期容易侵犯颅底结构，造成颅底或颅内相邻结构受损，出现一组或多组脑神经损伤而导致如下综合征。

（1）眶上裂综合征：由第Ⅲ、Ⅳ、Ⅴ（第 1、2 支）和Ⅵ脑神经部分或全部麻痹导致，表现为复视、上睑下垂、瞳孔缩小、光反射消失、眼肌麻痹（包括单纯展神经麻痹）、三叉神经麻木或痛觉减退等。

（2）眶尖综合征：眶尖综合征表现为视力下降→复视→失明，主要由第Ⅱ、Ⅲ、Ⅳ、$Ⅴ_1$、Ⅵ脑神经麻痹引起。

（3）垂体蝶窦综合征：第Ⅲ、Ⅳ、Ⅵ脑神经先受累，继而第$Ⅴ_1$和Ⅱ损伤至失明。

（4）岩蝶综合征：肿瘤侵犯破裂孔、岩骨尖后继续向外卵圆孔和海绵窦发展，首先出现展神经麻痹，继而顺次出现第$Ⅴ_3$、$Ⅴ_2$、$Ⅴ_1$、Ⅲ、Ⅳ、Ⅱ脑神经麻痹。

（5）颈静脉孔综合征：肿瘤从破裂孔岩骨尖往后发展，侵犯后颅窝颈静脉孔，出现第Ⅸ、Ⅹ、Ⅺ脑神经麻痹，引起软腭活动障碍，咽反射减弱或消失、吞咽困难、声嘶等症状。

（6）舌下神经孔综合征：肿瘤侵犯枕骨大孔、舌下神经孔一带，出现舌肌麻痹、伸舌偏斜等舌活动障碍，影响说话、咀嚼、吞咽活动。

8. 颈淋巴结肿大

约 40% 的患者以颈淋巴结肿大为首发症状就诊，确诊时约有 70% 的患者已有颈淋巴结转移。其典型的转移部位是颈深上组的淋巴结，但由于这组淋巴结有胸锁乳突肌覆盖，一般是无痛性肿块。

9. 远处转移的症状

由于鼻咽癌血行转移发生率高，初治时约 10% 的病例已有远处转移，放疗后死亡的病例中远处转移率高达 45.5%。转移部位以骨、肺、肝最为常见。骨转移以骨盆、脊柱、肋骨和四肢最多。骨转移常表现为局部持续、部位固定不变的疼痛和压痛，且渐进性加剧。肝、肺的转移可以非常隐蔽，有时只在常规随访的胸部 X 线片、肝 CT 扫描或 B 型超声检查中才发现。

二、诊断

（一）诊断依据

1．病史

有鼻塞、鼻出血、耳鸣、听力下降等耳鼻症状，或颈部肿块、头痛、脑神经麻痹等症状，偶见无症状而体检发现鼻咽或颈部肿物。此外，因鼻咽癌发病有地区性及其家族聚集现象，应了解患者的地区来源及肿瘤家族史。

2．专科检查

触诊发现颈部肿物，间接鼻咽镜或鼻咽纤维镜检查见鼻咽肿物，还可伴有脑神经损伤、耳鼻其他部位的阳性体征或晚期肿瘤远处转移导致的其他相应阳性体征。

3．活组织病理检查

鼻咽纤维镜下行鼻咽肿物活检，是鼻咽癌治疗前的必备检查之一，必要时行多点、重复活检，这是鼻咽癌确诊的依据。一般情况下不主张行颈部肿块活检。

4．影像学检查

头颅、颈部及鼻咽部 MRI 或薄层 CT 扫描、胸部 X 线片、腹部 B 超，必要时行骨扫描或正电子发射计算机断层显像（PET–CT）检查等。MRI 可以横断面、冠状面、矢状面三维显示，能更清楚地显示咽旁肿物范围、淋巴结大小，以及颅底天然孔道、脑神经、颅底骨等受侵犯情况，对鼻咽癌的诊断及精确定位较 CT 具有更多优势，目前已成为鼻咽癌治疗前的常规检查。

5．实验室检查

血清免疫学（VCA–IgA、EA–IgA、EB 病毒 DNA 定量检查），血液细胞计数，血液生化等。

（二）筛查

筛查是通过一定的临床或实验室检查从无症状、体征的人群中发现可疑肿瘤患者，进一步进行确诊和治疗。由于鼻咽癌生长部位隐蔽，早期无特异性的症状，因此筛查可以提高早期诊断率。目前，常规应用于鼻咽癌筛查的指标有 IgA 或 VCA（EB 病毒壳抗原抗体 IgA）、IgA 或 EA（早期抗原抗体 IgA）。鼻咽癌的检出率与抗体水平及变化有关。凡属于下述情况之一者，可认为是鼻咽癌的高危对象。

（1）IgA 或 VCA 抗体滴度≥ 1 ： 80。

（2）在 IgA 或 VCA 和 IgA 或 EA 两项指标中任何一项为阳性者。

（3）在 IgA 或 VCA 和 IgA 或 EA 两项指标中，任何一项指标持续高滴度或滴度持续升高者。

凡符合上述标准者，都应在鼻咽光导纤维镜下做细致观察，必要时病理活检。特别要指出的是 EB 病毒的血清学改变，可在鼻咽癌被确诊前 4 ～ 46 个月即显示阳性反应。

三、治疗

（一）治疗原则

1. NCCN 治疗

（1）根治性放疗：原发灶和受侵淋巴结 60 ～ 70 Gy（每次 2 Gy）；颈部未受侵淋巴结区域 44 ～ 64 Gy（每次 1.6 ～ 2.0 Gy）。

（2）同期放化疗：原发灶和受侵淋巴结放疗剂量通常为 70 Gy（每次 2 Gy）；颈部未受侵淋巴结区域 44 ～ 64 Gy（每次 1.6 ～ 2.0 Gy）。推荐调强适形放射治疗（IMRT）或 3D-CRT 用于治疗鼻咽癌，以降低危及器官的照射剂量。

（3）$T_1N_0M_0$ 期：鼻咽部的根治性放疗和颈部的预防性放疗。

（4）T_1、$N_{1\sim3}$，$T_{2\sim4}$，任何 N，M_0 期：采用顺铂同期放化疗加辅助化疗（Ⅰ类）。同期化疗首选含顺铂或卡铂的方案（顺铂 100 mg/m^2，d1、d22、d43 或顺铂 40 mg/m^2 每周）。辅助化疗采用 PF 方案（顺铂 80 mg/m^2，第 1 天，5-FU 1000 mg/m^2 持续静脉滴注，第 1 ～ 4 天，每 4 周重复 1 次，共 3 个疗程）。也可以新辅助化疗后给予同期放化疗 + 辅助化疗（Ⅲ类），新辅助化疗可采用 PF 方案（DDP+5-FU），TPF 方案（Docetaxel+DDP+5-FU 或 DDP+Eirubicin+Paclitaxel）。

（5）任何 T，任何 N，M_1 期：以铂类为基础的联合化疗，如果完全临床缓解，再行原发灶和颈部的根治性放疗或同期放化疗。

（6）放疗后复发的患者可手术切除的采用手术治疗，根据术后不良预后因素采用放化疗；不能手术切除的患者采用放化疗，推荐临床试验。

（7）放疗后发生远处转移的患者可推荐临床试验，或根据患者的 PS 评分采用全身化疗或支持治疗。

2. 中山大学肿瘤防治中心鼻咽癌治疗原则

（1）无远处转移的初治患者：对于无远处转移的初治患者实施以放射治疗为主的分层综合治疗。

1）$T_{1\sim2}N_{0\sim1b}M_0$：单纯外照射治疗或外照射加鼻咽腔内后装治疗。单纯外照射治疗：鼻咽总剂量 66 ~ 70 Gy/6.5 ~ 7 周。颈淋巴结阳性者根治量 60 ~ 70 Gy/6 ~ 7 周；颈淋巴结阴性者预防剂量 50 ~ 56 Gy/5 ~ 5.5 周。外照射 + 后装：外照射 56 ~ 60 Gy 后，再给予鼻咽腔内照射 2 ~ 3 次，每周 3 次，每次 5 Gy。其中 N_1 患者可考虑配合同期化疗。

2）$T_{1\sim2}N_{2\sim3}/T_{3\sim4}N_{0\sim3}M_0$：以外照射治疗为主，配合以同期放化疗的综合治疗。化疗首选含顺铂或卡铂的方案。其他方案的化疗，以及组合方式尚处在临床研究之中。

（2）远处转移患者

1）选用以化疗为主的多学科综合治疗。

2）骨转移局部病灶可行局部姑息放疗。

3）其他器官单个病灶可配合手术治疗和（或）姑息性放射治疗。

（3）未控制或复发患者

1）根治剂量放疗后的残留病灶，视残留病灶大小和部位选择常规缩野推量、后装、X 刀、三维适形放疗、IMRT、手术切除或射频消融治疗，并视病灶大小配合化疗。

2）鼻咽局部复发者，可给予 2 个疗程放疗，肿瘤范围较大者可配合诱导化疗和（或）同期化放疗。局限性的鼻咽复发灶，可选择手术切除或外照射 + 后装。

3）根治性放疗后颈部淋巴结残留，观察 3 个月以上仍不消失者，建议手术治疗。

4）放疗后颈淋巴结复发者，首选手术治疗；不能手术者酌情放疗或化疗。

3. 鼻咽癌的放疗原则

由于鼻咽位于头颅中央，与周围重要组织器官关系密切，且鼻咽癌极易侵犯周围组织结构，同时颈部淋巴结转移率高，致使手术切除困难，因此放疗是其主要的治疗手段。在临床上应遵循以下原则。

（1）明确病理诊断及临床分期。治疗前必须取得明确病理诊断，行 MRI 或 CT 等影像检查，以充分了解病变侵犯的范围。MRI 可以更清楚显示病变范围，尤其对软组织及骨髓病变显示较 CT 更有优势。放射治疗前需做口腔处理，如有龋齿，要拔除后 7 ~ 14 天才能放射治疗。

（2）放疗是鼻咽癌的首选治疗手段。应以外照射为主，腔内近距离放疗为辅。外照射应选择能量较高、皮肤量较低、骨吸收较小的射线。目前外照射应尽量采用三维适形放疗，调强适形放射治疗（IMRT）较传统的三维放疗具有更多优势，代表放疗发展的方向，在有条件的地区应尽量采用。近距离放疗只作为补量照射的手段。

（3）照射应完全包括肿瘤及侵犯范围，对未受侵犯的高危部位（如颅底、颈淋巴结引流区等）应给予预防照射。

（4）放疗设计尽量采用缩野或多野照射技术（如颅底野、咽旁野），合理分配各照射野剂量比例，以保证肿瘤获得高剂量照射，尽量保护邻近正常组织免受过量照射。对重要器官，如大脑颞叶、脑干、脊髓、垂体和视神经，应限制在正常耐受剂量范围之内。

（5）采用 CT 模拟定位的方法，可更准确地包括应照射的范围，亦有利于周围正常组织器官的保护。三维适形放疗和调强适形放疗技术的运用已被初步证实有利于提高肿瘤局部控制率和改善生存质量。

（6）鼻咽癌的放疗应以个体化分层治疗为原则。Ⅰ/Ⅱ期患者以单纯放疗为主，对鼻咽病灶小的早期患者可采用外照射 + 鼻咽腔后装放射治疗。Ⅲ/Ⅳ期患者应采用放疗 + 化疗的综合治疗。对已有远处转移的患者应采用以化疗为主，姑息性放疗为辅的治疗策略。

（7）放疗计划应严格控制照射总剂量，不能盲目追加剂量，以免造成正常组织严重不可逆的损伤。

4. 鼻咽癌的化疗原则

（1）新辅助化疗：新辅助化疗又称诱导化疗，指放疗前使用的化疗，目的是减小肿瘤负荷和消灭微转移灶，以提高随后进行的放疗的疗效。其优点有以下几点：

1）尽早杀灭全身的亚临床转移病灶。

2）尽早缩小肿瘤并缓解由于肿瘤引起的临床症状。

3）放疗前患者的营养状况好，对化疗敏感且耐受性好。

4）肿瘤退缩后使放疗的射野简单，避免危及器官的高剂量照射。由于新辅助化疗会造成放疗延迟、身体状况下降，从而影响放疗效果。目前，多项Ⅲ期临床随机研究均显示，新辅助化疗提高了无远处转移生存率，对提高局部控制率和无瘤生存率有一定作用，但长期生存率并无提高。2004 年发表的一项有关放化疗治疗鼻咽癌的荟萃分析，包括了 1988—2004 年的 10 项Ⅲ期临床试验，其中包括 4 项新辅助化疗、3 项同期化疗和 3 项辅助化疗。结果显示：同期化疗可提高局部控制率并降低远处转移率，提高总生存率；新辅助化疗提高局部控制率，并降低远处转移率，但未能提高总生存率；辅助化疗对局部控制率、远处转移率和总生存率有明显作用。近期，由于含紫杉醇方案的新辅助化疗可提高头颈鳞癌患者的总生存率和喉保全率，其有望成为鼻咽癌的临床应用方案。多项Ⅰ～Ⅱ期随机临床研究的初步结果显示，入组的鼻咽癌患者能耐受含PTX方案的新辅助化疗，含PTX的新辅助化疗+同期放化疗可能会取得较同期放化疗更佳的疗效，但仍需Ⅲ期临床研究的证实。

（2）同期放化疗：是指在放疗的同时使用化疗。其应用的理论依据在于以下几点。

1）化疗使肿瘤细胞同步化，使肿瘤的放射敏感性得到提高。

2）化疗干扰肿瘤细胞亚致死损伤的修复。

3）化疗可直接杀灭肿瘤细胞。

4）化疗药物与放疗同时使用可发挥协同增效作用。同期放化疗不会延误放疗的时间，尽早杀灭亚临床转移灶，但由于化疗药物的非特异性增敏效应及不良反应，可能中断放疗影响治疗。同期放化疗是目前局部晚期鼻咽癌的首选治疗手段。1998年Alsarraf等报道的随机临床研究（INT-0099）结果显示，同期联合放化疗可显著提高鼻咽癌的总生存率。其同步化疗组的方案为DDP 100 mg/m^{2}于放疗期间的第1、第22和第43天静脉注射，放疗结束后接受3个疗程PF方案的辅助化疗〔DDP 80 mg/m^2，第1天；5-FU 1000 mg/（m^2·d），第1～4天〕。结果显示，同期放化疗组患者辅助化疗依从性差，仅55%的患者完成3个疗程的辅助化疗。INT-0099研究结果发表后的多项大样本Ⅲ期临床研究，除一项临床研究的结果为阴性外，均证实同期放疗较单纯放疗能提高中、晚期鼻咽癌的疗效。目前，对局部晚期鼻咽癌采用含DDP的化疗方案，同期放化疗+辅助治疗为标准治疗模式。

（3）辅助化疗：是在放疗后进行的化疗，其目的是杀灭放疗后残留的肿瘤细胞和全身亚临床转移灶，降低远处转移率。但由于患者放疗后纤维化，造成血运和淋巴循环的破坏，使局部药物浓度下降，全身毒性增加。同时患者放疗后营养状态和心理素质较差，难以坚持完成辅助化疗。因此，目前研究单纯辅助化疗的文献不多。2002年我国台湾的一项多中心临床试验结果显示辅助化疗未能提高生存率，试验过程中33.8%随机分到化疗组的患者在放疗后拒绝辅助化疗，即使在同意化疗的患者中78例仍未能完成全疗程的化疗，且有6例患者发生治疗相关死亡，最终临床试验提前结束。近期，由中山大学肿瘤防治中心马骏主持的一项多中心Ⅲ期随机研究，将局部晚期鼻咽癌DDP每周方案同期放化疗后随机分为随访观察组或PF方案辅助化疗组，试验入组了508例局部区域晚期鼻咽癌患者。经过3年的生存随访，发现两组患者在无瘤生存、总生存、无远处转移生存及无局部区域复发生存上的差异均无统计学意义，而辅助化疗则带来了明显的黏膜炎、胃肠道反应、骨髓抑制等不良反应，其中约有

20% 的患者出现Ⅲ度以上黏膜炎、15% 出现Ⅰ度以上胃肠道反应、20% 出现Ⅱ度以上血液毒性，有近 40% 的患者无法坚持完成全疗程的辅助化疗。

（4）靶向治疗：分子靶向是一种全新的肿瘤治疗模式，它能特异性阻断肿瘤细胞生长中起关键作用的信号传导通路，从而达到治疗肿瘤的目的。分子靶向药物联合放化疗治疗头颈鳞癌的临床研究取得了很大的进展，但在鼻咽癌的研究方面，主要集中在 EGFR 单克隆抗体联合放化疗的临床研究上。

西妥昔单抗是 EGFR 单克隆抗体。2005 年 Chan 等进行了西妥昔单抗联合 CBP 用于铂类治疗失败的鼻咽癌患者的临床试验，结果显示有效率为 12%，肿瘤稳定率为 48.3%，中位生存期为 7.7 个月，耐受性好，无严重不良反应。2008 年《NCCN 鼻咽癌临床实践指南》建议将西妥昔单抗联合放疗治疗鳞状细胞癌，并指出西妥昔单抗联合 CBP 可能对铂类治疗失败的复发或转移性鼻咽癌患者有效。中山大学肿瘤防治中心联合我国 8 个肿瘤中心进行了一项Ⅱ期临床试验，西妥昔单抗联合同期放化疗治疗 100 例局部晚期鼻咽癌患者，初步结果表明，总的 CR 率为 50%，PR 率为 49%，SD 为 1%，主要的不良反应是皮疹、放射性皮炎和黏膜炎等，未出现严重不良反应，但远期疗效还需要随访。尼妥珠单抗是一种 IgG1 型单克隆抗体，人源化程度达 95%，大大降低了人抗鼠抗体的反应概率。国内开展的一项多中心Ⅱ期随机对照临床研究，观察了尼妥珠单抗联合放疗治疗局部晚期鼻咽癌患者的疗效和不良反应。结果显示，试验组放疗后 17 周的 CR 率为 90.5%，对照组仅为 51.5%，与药物相关的不良反应主要为发热、血压下降、恶心和皮疹，且所有患者都能耐受。3 年的随访结果表明，试验组和对照组的生存率分别是 84.29% 和 77.61%，两者间有显著差异。分子靶向药物治疗作用明显，不良反应较少，相信未来将有越来越多的靶向药物进入临床，对鼻咽癌的综合治疗产生巨大的影响。

（二）放疗

1．鼻咽癌放疗的定位技术

（1）采用 X 线透视的模拟定位技术：该技术是目前最为普遍采用的方法，但由于无法满足对靶体积准确勾画的要求，只能通过影像学检查显示肿瘤的范围，在定位片上粗略地勾画出肿瘤及侵犯范围进行射野设计，因此其精确度不足，对正常组织器官的保护欠佳。

（2）采用 CT 模拟机的定位技术：与常规模拟机定位比较，采用 CT 模拟机的定位技术可准确地勾画靶体积，并通过靶体积及正常组织器官的重建，从各个方向上观察肿瘤的大小和侵犯范围，使照射野的设置更为直观、合理、准确，更有利于正常组织的保护。CT 模拟机定位是为适形放疗和调强放疗等先进技术做准备的。

2. 鼻咽癌的照射技术

（1）外照射治疗技术：鼻咽癌放疗技术的应用依赖放疗的设备，设备从 20 世纪 60 年代的深部 X 线过渡到 70 年代以后的 ^{60}Co 远距离治疗机为主，再到 80 年代的直线加速器。鼻咽癌常规放疗的照射技术也从侧卧位等距离面颈联合野过渡到侧卧位等距离面颈分野照射。90 年代以后开始应用低熔点铅挡块面颈联合野照射技术。随着计算机技术的不断发展，现代放疗技术日新月异，放疗新技术（3D-CRT 或 SRT 或 IMRT）使头颈肿瘤治疗受益匪浅，既能提高疗效，又能保护重要组织器官并减少放射性损伤，在鼻咽癌的放疗中充分发挥了新技术的优势。

1）低熔点铅挡块等中心照射技术：通过成模的低熔点铅挡块给患者不规则的面颈联合野和缩野后的不规则面颈分野进行照射，有利于减少正常组织受照射所致的放射性损伤。照射野如下：第一段采用面颈联合野 ± 下颈前野，剂量 34 ~ 36 Gy；第二段采用面颈联合缩野（避开脊髓）+ 颈后电子线野 ± 下颈前野（或采用双耳前野+全颈或半颈前野），予剂量 14 ~ 16 Gy，使鼻咽中心和颈部剂量达 50 ~ 52 Gy；第三段双耳前野（或鼻前野）± 颈部 L 形电子线野，予剂量 8 ~ 20 Gy，使鼻咽中心剂量达 60 ~ 70 Gy，颈部淋巴结转移灶剂量达 60 ~ 66 Gy。若合并广泛颅底骨质破坏或鼻咽肿瘤残留，则针对骨质破坏区或肿瘤残留区加局部野，剂量 8 ~ 10 Gy。这种照射技术的特点如下。①符合全靶区照射的原则。鼻咽原发肿瘤、咽旁浸润、口咽侵犯和颈部淋巴结转移灶实际上是一个“连续靶区”。②按照靶区形状设计照射野，通过低熔点铅挡板保护了相邻的重要组织器官，如脑干、口腔等。③使咽旁间隙及颈部淋巴结得到充分的照射剂量。④由于照射体位不变，使照射野剂量计算较精确，避免了射野间剂量的重叠或遗漏，避免以往面颈分野造成照射剂量的“热点”落在后组脑神经出颅处。⑤等中心照射时摆位重复性好，挡块设置准确。⑥可根据鼻咽癌侵犯的范围做个体化放疗设计。

2）三维适形放疗技术（3D-CRT）：该技术是使高剂量区的空间剂量分布与靶区的三维形状一致，同时周围正常组织器官减少照射剂量，从而提高治疗增益。这种照射技术的特点包括：①利用 CT 模拟定位和三维重建功能建立靶区和敏感器官的三维图像；②采用先进的剂量计算方法描述照射体积和剂量的关系；③与常规二维放疗技术比较，处方剂量相同时，3D-CRT 可给予病变（靶区）更高适形度的剂量分布和均匀性，从而提高肿瘤靶区剂量，缩小照射范围；④改善肿瘤靶区和周围正常组织和器官之间的剂量关系，减少某些正常组织器官如腮腺、颞颌关节等的照射剂量；⑤有助于提高局控率、生存率，以及生存质量，进而提高放射治疗增益比。

许多临床研究实践证实，该技术的运用能给靶区提供较满意的剂量适形度和均匀性，降低周围敏感器官的受照体积和剂量，提高肿瘤局部控制率、生存率及生存质量。目前，3D-CRT 可与常规放疗技术联合治疗鼻咽癌患者。①全程 3D-CRT：要满足全部靶区理想剂量分布较困难，尤其对鼻咽肿瘤体积较大、侵犯范围较广泛的患者，但各靶区剂量计算较准确。②常规放疗 + 第二段 3D-CRT：有利于肿瘤靶区的覆盖和亚临床灶的照射，但常规放疗与第二段 3D-CRT 照射剂量叠加计算难以准确，脑干、脊髓和腮腺的照射剂量很难控制在低剂量水平。③常规放疗结束的 3D-CRT 推量照射：随着常规放疗后肿瘤的退缩，肿瘤体积明显减少，其靶体积也明显缩小，这使得提高肿瘤的照射剂量成为可能，但正常组织的照射剂量较难低于常规放疗水平。

3）IMRT 技术：是 3D-CRT 的进一步发展，被称为“放射肿瘤学划时代的进展”和“二十一世纪放疗技术发展的方向”。IMRT 除了要求照射野的形状必须从三维方向与肿瘤靶区的形状一致，还要使靶区内及表面的剂量处处相等，而且要求每一个照射野内诸点的输出剂量率能按需要的方式进行调整。这种照射技术的特点有以下几点。①利用 CT 模拟定位及三维治疗计划系统，通过增强射野边缘的剂量强度，从而部分地补偿射线半影的影响，使靶体积的勾画和照射更为准确。②采用同期加速推量放疗（SMART Boost）方法，在使肿瘤靶区获得高度适形剂量分布的同时，提高了靶体积特别是 GTV 的照射总剂量和分次剂量，从而增加了靶体积的生物效应剂量，即使肿瘤靶体积既获得了比常规二维放疗更高的照射总剂量和分次剂量，又较好地保护了肿瘤周围正常组织和器官，缩短了总疗程时间，减少了肿瘤细胞的加速再增生。③ IMRT 治疗计划系统具有逆向设计功能，即根据预期的治疗结果来决定应使用的治疗方案，可通过计算机自动优化得出最佳方案。④精确的治疗实施和验证措施保证了靶体积能获得所需的可靠照射剂量。从剂量学方面来说，IMRT 是指通过改变靶区内的射线强度，使靶区内的任何一点都能得到理想均匀的剂量。⑤ IMRT 治疗计划为单一的治疗计划，评价和实施相对简单和容易，同时可通过放疗设备的控制，使鼻咽癌照射的范围根据肿瘤与周围正常组织的需要分别给予不同的照射剂量，更有利于保护正常组织器官的功能，达到既杀灭肿瘤又保护重要器官的目的，使患者的疗效和生存质量都得到提高，进而提高治疗增益比。这是目前晚期放射性损伤最轻的一种适用于晚期肿瘤的照射技术。然而，IMRT 在物理学、工程学、生物学和临床应用等方面，如患者摆位和器官运动不确定性、生物靶区界定等，仍存在局限性，有待于肿瘤的精确定位、剂量提升等新技术的发展。同时，确定不同肿瘤的最佳分割剂量、总剂量及时间相关参数，确定各类正常组织的放射耐受剂量和体积，解决低剂量照射诱导第二原发性恶性肿瘤等问题，仍有待临床研究进一步探讨。

（2）近距离放射治疗：由于20世纪80年代有了高剂量率（HDR）近距离治疗机，鼻咽癌的腔内后装治疗又得到了重视。目前，国内已有很多单位利用外照射＋后装治疗早期鼻咽癌，以及利用后装追加补充剂量治疗局部残留小病灶，临床应用已取得显著效果。据国内多家医院报道，减少外照射剂量后补充后装治疗虽然没有显著提高肿瘤控制率和生存率，但却显著降低了因外照射所致的后期放射性损伤，使张口困难的发生率从47.3%降到7.3%。目前，国内使用的^{192}Ir放射源的大小一般为φ1.1 mm，长6 mm，对于鼻咽癌患者仍显体积稍大，小于150°的转弯易造成卡源，临床上需要更小体积的放射源。三维TPS的应用会使得剂量分布更加合理，计划的设计更加容易。近距离放疗也是一种适形放疗，更准确的剂量分布会使疗效进一步提高，不良反应也会进一步减少。目前，粒子射线的中子后装机也开始应用在临床上，但疗效有待进一步观察。

3．鼻咽癌照射范围

鼻咽癌常规放射治疗的照射范围包括原发病灶体积、邻近可能扩展受侵的区域、鼻咽淋巴引流区域和颈部淋巴引流区域。照射范围的确定需要借助CT或MRI影像显示侵犯的范围，进行放射治疗计划的设计。

（1）鼻咽部照射范围

1）大体靶区（GTV）：是指临床上及影像学（CT或MRI）所见的肿瘤范围，包括原发灶和转移淋巴结，是一个临床解剖学概念。一般采用下标来分别定义原发灶和转移淋巴结，如GTVnx来代表鼻咽原发肿瘤，GTVnd代表转移淋巴结。

2）临床靶区（CTV）：根据国际辐射学单位委员会（ICRU）62号报告，它是根据GTV的大小和范围，以及肿瘤的生物学行为来决定的。CTV包括两部分，一部分是原发肿瘤周围极有可能受侵的邻近区域或极有可能转移的区域（高危区），另一部分是根据肿瘤的生物学行为推断出的可能出现转移的淋巴结区域（预防照射区）。临床靶区是指鼻咽癌可能扩展、侵犯的区域，如鼻腔和上颌窦后1/3、后组筛窦、眶尖、翼突基底部、翼腭窝、颅底的蝶骨基底、蝶骨大翼、蝶窦、破裂孔、岩尖、咽旁间隙（包括咽旁前间隙和咽旁后间隙、口咽扁桃体、软腭，以及第1、第2颈椎）。根据鼻咽癌受累的危险程度的不同，定义CTV1代表高危区，CTV2代表低危区（预防照射区）。笔者将GTVnx及其周围0.5 ~ 1.0 cm的区域和整个鼻咽黏膜下0.5 cm的范围划定为高危的微小病灶区域（CTV1）。将CTV1外扩0.5 ~ 1.0 cm（包括鼻腔和上颌窦后1/3、口咽、咽旁间隙、咽后淋巴结区域、颅底、翼腭窝、斜坡和蝶窦的1/2在内）和GTVnd所在淋巴引流区并扩展至需预防照射的阴性淋巴结引流区，划定为低危区（CTV2）。

3）计划靶区（PTV）：主要是为补偿器官和患者移动、摆位，以及系统误差的影响，保证 GTV 及 CTV 受到规定处方剂量照射而设置。由于头颈区域内无明显的器官移动，面罩固定技术亦较大限度地减少了患者的移动，而且日常的摆位变化通常介于 3 ~ 5 mm。此时，PTV 设置主要用于补偿摆位和系统的误差，需要在 CTV 基础上外放一定范围，一般为向前、上、下、左和右方向各扩 5 mm，向后扩 2 ~ 3 mm。在勾画颈部淋巴结的靶区时，一旦 CTV 接近皮肤，PTV 超出人体表面轮廓，应当适当修改 PTV 范围，使之局限在体表轮廓内，以避免皮肤受到高剂量的放射。

（2）颈部照射范围

1）颈部淋巴结有转移：双侧颈部淋巴结有转移，需全颈区域照射，并给予根治剂量。单侧颈部淋巴结转移，做患侧全颈区域照射，给予根治剂量，而另一侧无转移淋巴结的颈部只做上半颈照射，给予预防照射剂量。

2）无颈部淋巴结转移：只做上半颈区域预防照射，给予预防照射剂量。

3）全颈照射范围：上起乳突根部，下至锁骨上缘或下缘下及胸骨切迹下 2 ~ 3 cm，包括颈部淋巴结影像学分区的Ⅱ ~ Ⅳ区颈部淋巴结及咽后淋巴结。

4．鼻咽癌放射治疗的剂量

（1）常规外照射和三维适形放疗的照射剂量

鼻咽部照射剂量与分割方法：照射剂量为 66 ~ 70 Gy，照射次数为 33 ~ 35 次，疗程为 6.5 ~ 7 周。

颈部根治剂量与分割方法：照射剂量为 60 ~ 70 Gy，照射次数为 30 ~ 35 次，疗程为 6 ~ 7 周。

颈部预防剂量与分割方法：照射剂量为 50 ~ 56 Gy，照射次数为 25 ~ 28 次，疗程为 5 ~ 5.5 周。

（2）调强适形放射的剂量

1）鼻咽原发灶处方剂量：PTV-GTVnx 剂量为 66 ~ 70 Gy，次数为 30 ~ 33 次；PTV-CTV1 60 ~ 64 Gy/30 ~ 33 次；PTV-CTV2 50 ~ 54 Gy/31 ~ 33 次。

2）颈淋巴结的处方剂量：PTV-GTVnd 剂量为 60 ~ 70 Gy，次数为 31 ~ 33 次；PTV-CTVnd 剂量为 50 ~ 54 Gy，次数为 31 ~ 33 次。

总而言之，对不同期别的患者应根据具体情况进行合理的个体化设计，以达到提高肿瘤控制率，减少各种放射所致的并发症，改善生存质量的目的。

5．鼻咽癌放疗后患者生存质量评估

生存质量（QOL）也被称为生命质量或生活质量，这一概念是在 20 世纪 50 年代由美国的经济学家 Calbraith 提出，而将生存质量应用于个体或群体的评价则是在 1976

年由 Briestman 开始。随着放疗技术的不断改进，鼻咽癌患者生存期获得显著的延长，如何提高生存质量，已经成为迫切需要解决的问题。

（1）鼻咽癌放疗后患者生存质量的影响因素

1）肿瘤本身的影响：鼻咽癌作为头颈部常见的恶性肿瘤之一，恶性程度较高，早期较难发现，对患者来说是一个严重的负性生活事件，患者将会出现明显的焦虑及抑郁反应，进而影响到疾病的预后和转归，降低患者生存质量。多项调查研究显示鼻咽癌同期放化疗患者抑郁、焦虑明显高于一般人群，且存在较多的心理－社会问题，其中以焦虑更为明显。因此，重视肿瘤患者治疗结束后的心理障碍，对改善肿瘤患者生活质量、提高生存率具有重要作用。

2）放疗的影响：鼻咽癌的放疗也会引起患者的心理反应。不少患者对放疗缺乏常识，惧怕放射线对人体的伤害，随着放射剂量增加，局部出现反应，尤其是口腔黏膜糜烂、疼痛和进食困难，患者就会产生抗拒心理，悲观失望，甚至放弃放疗。这些都会影响到患者的心理调节能力和应对能力，增加患者在患病过程中的压力，影响其遵医行为，从而影响其躯体功能恢复和生存质量。

影响鼻咽癌患者放疗后生存质量的因素，还包括放疗后出现的各种并发症，如放射性脑损伤、放射性皮肤损伤、中耳炎等。大部分患者出院后认为疾病已经治愈，忽视了之后可能出现的不良反应，对口腔卫生、张口、颈部活动等康复训练的重要性认识不足，从而导致放射性损伤引起的躯体症状的加重。

3）社会与环境因素的影响：在社会及环境关系方面，家庭的支持可缓解患者的抑郁、焦虑情绪，增强治疗信心。社会的支持可给患者带来心理安慰，从而减轻其孤独无助感，树立治愈疾病的信心。

文化程度对生存质量也有一定的影响，大学文化程度以上的患者大多生活在城市，经济和医疗条件相对优越，能及早发现、治疗疾病，这减少了放疗后并发症的发生。

医务人员的指导也对患者的生活质量起到重要作用，医务人员指导患者行张口及颈部锻炼，以防张口困难及颈部纤维化，医务人员也可协助组织病友会，使患者得到家庭、集体和社会的帮助与关怀，保持精神和心理健康。因此，临床医务人员要主动适应生物－心理－社会医学模式，重视不良心理－社会因素对患者内在的伤害和精神影响。

（2）鼻咽癌患者放疗后的生存质量现状：鼻咽癌放疗后引起的相关功能下降，对患者心理和社会生活带来巨大的影响。过去对患者生活状况的评价主要依据客观指标，以医师作为观察者，这种方式忽视了患者的主观感受，随着医学模式的改变，医务人员对患者的主观感受越来越重视。

鼻咽癌患者放疗的影响主要表现为皮肤、肌肉、唾液腺、耳部、鼻部、咽喉及神经损伤等。其中放射性神经损伤是最为影响患者生存质量的并发症。在放射性脑病症状当中，延髓性麻痹、神经功能障碍及头痛位居前三位。其中延髓性麻痹远高于其他症状，因大脑、脑干神经受损均可导致延髓性麻痹。延髓性麻痹患者言语、吞咽等重要生理功能严重障碍，经治疗后效果欠佳，可频发吸入性肺炎，需多次住院，这加重了患者经济及身心负担，使其生活质量明显下降。

此外，根据分析结果还发现，头痛分级、神经功能障碍分级与生活质量生理领域，总的生活和健康评分呈负相关；再程放疗组较单程放疗组在总的健康、总的生活评分及生理、心理方面评分低，提示了再程放疗后生存质量下降较单程放疗更为明显。

（张盛涨）

第二节 喉癌

一、概述

（一）定义

喉癌是头颈部常见的恶性肿瘤，发病年龄在 50 ~ 70 岁，以男性多见，男女比例为（4 ：1）~（6 ：1）。病因尚未明确，但嗜好烟酒以及癌前病变如喉黏膜角化症、黏膜白斑、乳头状瘤、喉黏膜重度不典型增生等与喉癌的发生密切相关。

（二）应用解剖

喉上方与口咽相延续，下方与气管相通，两侧及后方与下咽相邻。成人相当于第 4 ~ 6 颈椎椎体水平。生长在不同部位的喉癌有着不同的生物学特性、临床表现和治疗原则，因此解剖学上将喉分为三个解剖区域：声门上区、声门区和声门下区，其中声门上区和声门区又包括若干亚区。

声门上区是指声带以上的喉部，包括会厌喉面和舌面、杓会厌皱襞、假声带（室带）及喉室。声门区包括声带，前、后联合及前联合下 0.5 cm 范围内的区域。声门下区是指声门区以下至环状软骨下缘水平。

声门上区和声门下区淋巴引流丰富，因此声门上喉癌、声门下喉癌容易出现颈部淋巴结转移。声门上区淋巴液引流至上、中颈深组淋巴结，最常见的是二腹肌下淋巴结，而下颌、脊副淋巴结转移少见，肿瘤侵犯梨状窝或舌根可明显增加淋巴结转移率；声门下区淋巴管较细，主要引流至喉前、气管前、气管旁淋巴结，然后引流至下颈深组、锁骨上和上纵隔淋巴结；声带的淋巴管细小且少，故早期声门型喉癌很少出现淋巴道转移，只有晚期肿瘤侵犯声门上区或声门下区才容易出现转移。

（三）临床表现

由于肿瘤部位的不同而有不同的临床表现。

1．声音嘶哑

声音嘶哑是喉癌最常见的症状。如发生于声带则为早期表现，如为声门上或声门下病变而出现声音嘶哑，多表明声带受侵，非早期症状。

2．喉部不适、异物感

喉部不适多为声门上喉癌的早期表现。随着病变进展，可出现咽喉疼痛，吞咽时加重，并可放射至耳部。

3．咳嗽、痰中带血

如肿瘤侵犯血管，则患者可出现血痰。另外，声门下区病变早期多无症状，病变进展时则可出现咳嗽、痰中带血等症状。

4．呼吸困难

呼吸困难多为晚期症状。

5．颈部肿物

部分患者是因为发现颈部包块就诊而发现喉癌。声门上喉癌在确诊时 30% ~ 50% 的患者已有颈淋巴结转移。而声门下型颈部淋巴结转移率为 10% ~ 20%。

（四）病理

喉癌大体分型包括菜花型、结节型、糜烂型、溃疡型及肿块型，组织学分型有原位癌、微小浸润癌、浸润癌。浸润癌临床最常见，其中以鳞癌最多，占 90% 以上，且分化程度较高；声门型喉癌分化程度最好，声门上喉癌分化较差，声门下喉癌介于两者之间。其他病理类型包括未分化癌、小涎腺来源的恶性肿瘤、肉瘤及淋巴瘤、浆细胞瘤等，但均少见。

二、诊断

凡有以上症状者，间接喉镜检查应列为常规检查。如间接喉镜检查不满意，必须行纤维喉镜检查，发现病变并活检证实。多数患者在间接喉镜下即可完成活检，对黏膜下肿物则需直接喉镜下活检。个别患者经多次活检仍不能明确诊断者可直接手术，术中冰冻切片并结合术中所见确定切除范围。

体格检查时应注意观察喉外形有无异常，即甲状软骨有无膨大、移位；颈前皮肤有无癌肿侵犯；双侧颈部及气管前有无肿大淋巴结；喉摩擦音是否存在，若喉摩擦音消失，常提示癌肿向喉外发展。

明确诊断后，还需进行相应的辅助检查，包括以下几项：

1. 喉部X线片

常用的有喉侧位X线片、喉正位体层片和喉造影检查。近年来，由于CT和MRI影像技术的发展，喉部X线片的临床应用已明显减少。

2. CT或MRI检查

CT或MRI检查可有效显示肿瘤大小、位置、侵犯范围及淋巴结转移情况，对临床分期、制订治疗方案、评价预后都很有帮助。

3. 食管造影及胸部X线片

喉癌合并上消化道、呼吸道第二原发肿瘤比较常见，因此食管造影及胸部X线片是常规检查项目。

三、治疗

（一）治疗原则

早期喉癌可采用单纯放射治疗、手术治疗、激光治疗等，其生存率基本相似，但对发音功能的保护以放射治疗者最为理想，因此可首选放射治疗，若放射治疗失败或复发挽救时可选手术治疗。对于晚期喉癌，任何单一的治疗手段均不理想，可采用放射治疗与手术治疗相结合的综合治疗，根据具体情况采用术前放射治疗或术后放射治疗。对患者无明显呼吸困难或肿瘤广泛坏死、严重感染、喉组织水肿等放射治疗禁忌证时，均可采用术前放射治疗。DT 45 Gy时评价疗效，如肿瘤消退满意，可改为根治性放射治疗或接受较为保守的手术治疗；如肿瘤消退不满意，则行全喉切除术。

在晚期喉癌放射治疗过程中主张同步化疗以提高局部控制率。诱导化疗对晚期喉癌总体预后无明显改善，因此临床上不常规推荐使用；对于需行全喉切除术的患者，如采用诱导化疗+根治性放射治疗，约1/3的患者可保留喉功能，因此部分患者可酌情使用。

（二）放射治疗

1. 适应证

（1）根治性放射治疗：早期病例，可按根治性放射治疗计划进行。

（2）姑息性放射治疗：局部病变广泛，或手术后复发者，为减轻症状可考虑行姑息性放射治疗。

（3）术前、术后放射治疗：中、晚期喉癌、无气道梗阻时行术前放射治疗；部分喉切除或全喉切除术，切缘不干净者可行术后放射治疗。

2. 禁忌证

（1）局部肿瘤严重水肿、坏死和感染者。

（2）邻近气管、软组织或软骨广泛受侵者。

（3）颈部淋巴结大而固定，且有破溃者。

（4）有明显的喉喘鸣、呼吸困难等呼吸道梗阻症状者。

（三）操作方法及程序

1. 放射源

放射源以射线或高能 X 射线为宜，可用相应能量的电子线补充。

2. 照射范围

照射野范围应包括原发病变、转移淋巴结及亚临床病灶，喉癌不同部位照射治疗范围有别。

（1）声门型喉癌：T_1、T_2 期无颈转移者，仅照射局部。中、晚期声门型喉癌治疗范围要相应扩大。

（2）声门上喉癌：无淋巴结肿大者，照射范围为原发灶及中上颈淋巴结。

3. 剂量

每日 2 次左右，每周 5 次，根治性治疗量建议 6 ~ 7 周 1 次，每次 60 ~ 70 Gy。

4. 术前放射治疗

常规照射剂量至 45 ~ 50 Gy，休息 2 ~ 4 周后手术。

5. 术后放射治疗

照射剂量 60 ~ 70 Gy，必要时小野推量。

（四）注意事项

注意放射反应、并发症和后遗症。

1. 放射性咽喉炎

下咽困难、咽喉疼痛等症状。

2. 喉水肿

由于放射导致淋巴管阻塞或软骨周围炎，在放射治疗过程中和放射治疗后可出现喉水肿。其发生率和程度与剂量、照射野大小和肿瘤的范围有关。

3. 喉软骨坏死

软骨受侵犯的患者放射后发生坏死的机会较多。

（五）放射治疗并发症及处理

喉癌放射治疗最常见的晚期并发症是喉水肿、喉软骨膜炎和喉软骨坏死，占全部患者的 5% ~ 10%，其发生与肿瘤范围、照射野的大小、剂量的高低有关。肿瘤范围大、照射野大、分次剂量大、总剂量偏高者易发生。喉水肿可给予超声雾化、抗感染和激素对症治疗。另外，喉软骨坏死的发生与喉软骨是否受侵密切相关。喉软骨受侵者采用放射治疗，不仅软骨坏死的发生率高，而且放射治疗的局部控制率低。因此，这类患者一般首选手术，根据情况决定是否术后放射治疗。喉软骨坏死只能采取手术治疗。

（六）疗效及预后

声门型喉癌单纯放射治疗的 5 年生存率则为 70%，T_3、T_4 可达 50% ~ 60%。声门上喉癌的放射治疗效果不如声门型喉癌，T_1N_0 接近 80%，T_2N_0 接近 T_3、T_1 病变有或无淋巴结转移的单纯放射治疗的局部控制率分别为 37% 和 23% 左右。而手术和放射的综合治疗有着较高的有效率，达到 50% ~ 60%。

影响预后的因素主要有以下几个方面。

1. 患者一般状态

KS 评分＞ 80 分，放射治疗效果好，预后相对好。放射治疗前血红蛋白＞ 130 g/L 的早期声门型喉癌放射治疗后 2 年的局部控制率为 92%，明显高于放射治疗前血红蛋白≤ 130 g/L 组。

2. 肿瘤因素

患者的预后与肿瘤生长位置、大小、淋巴结转移情况、周围侵犯范围、肿瘤分期及病理类型均有关。

3. 治疗因素

（1）射线选择：采用过高能量的高能 X 线，如 6 MV 以上的高能 X 线，可造成局部区域控制率一定程度的下降，其原因与过高能量的高能 X 线的剂量建成区较深，容易造成浅表瘤床部位剂量不足有关。

（2）分割方式：分次剂量低或分段放射治疗引起的治疗总时间延长，可显著降低放射治疗的局部控制率。

（张盛涨）

第三节 胰腺癌

一、概述

胰腺癌是恶性程度极高的消化道肿瘤。早期诊断困难，大多数患者出现症状时已出现转移或血管侵犯，丧失了手术机会。然而近年来由于诊断技术的发展，对于局限于胰腺内直径≤ 2 cm 的小胰腺癌进行根治性切除术后，5 年生存率可提高至 19% ~ 41%，癌肿直径≤ 1 cm 者，5 年生存率接近 100%。因此早期诊治对胰腺癌的预后至关重要。

（一）发病因素

胰腺癌的发病因素至今仍不明，一些研究者认为与吸烟、饮酒、胰腺炎和糖尿病等有关。一般认为吸烟、高脂饮食和体重指数超标可能是胰腺癌的主要危险因素。另外，糖尿病、过量饮酒以及慢性胰腺炎等与胰腺癌的发生也有一定关系。胰腺癌具有遗传易感性，约 10% 的胰腺癌患者具有遗传背景，患有遗传性胰腺炎、Peutz-Jeghers 综合征、家族性恶性黑色素瘤及其他遗传性肿瘤疾患的患者，胰腺癌的风险显著增加。

罹患胰腺癌的高危人群：年龄＞ 40 岁，有腹上区非特异性不适；有胰腺癌家族史；突发糖尿病，特别是不典型糖尿病，年龄在 60 岁以上，缺乏家族史，无肥胖，很快形成胰岛素抵抗者，40% 的胰腺癌患者在确诊时伴有糖尿病；慢性胰腺炎患者，目前认为慢性胰腺炎在小部分患者中是一个重要的癌前病变，特别是慢性家族性胰腺炎和慢性钙化性胰腺炎；导管内乳头状黏液瘤亦属癌前病变；患有家族性腺瘤息肉病者；良性病变行远端胃大部切除者，特别是术后 20 年以上的人群；长期吸烟、大量饮酒，以及长期接触有害化学物质等。

（二）病理学

根据胰腺癌不同组织起源进行病理分类，胰腺癌以导管腺癌最为多见，占 90%。其他组织学类型主要有如下分类：乳头状腺癌、管状腺癌、囊腺癌、鳞状上皮癌、腺鳞癌、腺泡细胞癌、神经内分泌癌、未分化癌、胰母细胞癌、癌肉瘤等。

（三）癌的浸润和转移途径

胰腺癌的恶性度极高，由于胰腺血管、淋巴管丰富，胰腺本无包膜，容易发生转移，或直接浸润周围组织，或经过淋巴管和血管进行转移。胰腺癌确诊时，大约仅10% 患者癌肿仍限于局部，而 90% 的患者已发生转移。胰腺癌直接侵犯的内脏有十二指肠、胃、脾、左肾上腺及横结肠。另据 7145 例尸检结果，胰腺癌转移的部位依次为区域性淋巴结、肝、肺、腹膜、十二指肠、肾上腺、胃、胆囊与脾脏等。

（1）直接浸润：胰头癌早期即可直接侵犯邻近的胆总管下端、门静脉、下腔静脉及肠系膜上血管。晚期通常浸润腹膜后纤维脂肪组织、小网膜囊、十二指肠、胃后壁等，癌肿与所受累的组织广泛融合连成一团，形成较大肿块，固定于腹腔。胰体及胰尾部癌可直接侵犯脾脏、胃、肾上腺、肾脏、十二指肠和横结肠等，还可浸润腹膜、大网膜后发生广泛的种植性转移并产生血性腹腔积液。

（2）淋巴结转移：胰腺组织周围富含淋巴组织，淋巴结转移发生较早。淋巴结转移以胰腺周围淋巴结最常见，其次为肠系膜根部，肝十二指肠韧带等淋巴结。有学者报道一组胰头癌行胰十二指肠切除或全胰腺切除或廓清淋巴结的病理检查结果，胰头癌累及相关淋巴结的顺序依次为：①胰头后部淋巴结（第 13 组淋巴结）；②肠系膜根部淋巴结（第 14 组）；③胰头前部淋巴结（第 17 组）；④脾动脉干淋巴结（第 11 组）；⑤腹腔动脉周围（第 9 组）。

（3）血道播散：胰腺癌可直接累及门静脉、肠系膜血管、脾静脉及下腔静脉。血道播散最常见由门静脉转移至肝，再转移至肺，继而转移至肾上腺、肾、脾、脑及骨骼等，少数也可转移至腋下、腹股沟淋巴结，甚至皮下及肌肉组织。尸检时约有 2/3 病例出现肝转移。

（4）沿神经鞘膜浸润转移：胰腺横卧于腹上区腹膜后神经丛之前，胰腺癌向后方浸润可累及腹膜后神经鞘膜及神经根，因而产生持续性背部疼痛。

（四）临床分期

准确的肿瘤分期是指导胰腺癌临床实践、个体化地选择适宜的治疗方式及判断患者预后的重要基础。美国癌症协会（AJCC）基于肿瘤原发灶（T）、淋巴结转移（N）及远处转移（M），制订了胰腺癌的 TNM 分期系统。

二、诊断

胰腺癌发病隐匿，由于缺乏特异性的症状和体征，早期诊断比较困难。但是要提高胰腺癌的治疗效果，应重视早期不典型症状，尽力发现早期的患者。

（一）临床症状与体征

早期胰腺癌因病灶小且局限于胰腺内，可无任何症状。随病情进展，肿瘤逐渐增大，累及胰内段胆总管、胰管及胰周组织时，方可出现症状。此时病程往往已达半年或以上。

腹上区不适疼痛是胰腺癌最常见的首发症状。肿瘤侵犯胆管和胰管，由于胆汁、胰液引流不畅，胆管和胰管一定程度扩张，患者即可出现腹部不适及隐痛或胀痛的症状。进餐后食物刺激胆汁和胰汁分泌，胆管内压力增高，腹痛加剧。胰体尾疼痛主要表现为持续隐痛或钝痛，夜间加重，并向背部放射。肿瘤浸润周围组织，发生区域淋巴结转移，向腹膜后神经丛和脊椎旁神经浸润时，患者腹痛可由隐痛变成钝痛，并向背部放射，不能平卧，在坐、立、前倾时症状稍减轻，患者常采取被动胸膝位和侧卧位，疼痛严重影响休息和睡眠。

阻塞性黄疸是胰头癌的典型症状，发生率在 90% 以上。病灶部位愈邻近壶腹部，黄疸发生亦愈早。黄疸通常呈持续性且进行性加深。当完全梗阻时，大便可呈陶土色，而皮肤黄染可呈棕色或古铜色，患者常因胆盐刺激神经末梢而伴瘙痒。在发病初期，黄疸不重，25% 患者表现为无痛性，随着胆道内压的不断增高，绝大多数患者都感觉腹上区胀痛，特别是进食后胆汁分泌增加，症状可明显加剧，因此，胰腺癌并不是真正的无痛性黄疸。

绝大多数胰腺癌患者发病过程中都表现为消瘦和体重减轻，一般体重减轻 5 ~ 10 kg。一方面是因为肿瘤致胰胆道阻塞，使胰液、胆汁排入肠道受阻，患者食欲减退并影响食物消化吸收。另一方面肿瘤引起的疼痛影响患者的休息与睡眠。

（二）辅助诊断

1. 肿瘤标志物检测

目前用于胰腺癌诊断的肿瘤标志物有 10 种之多，其中有些已成为常用方法，但至今尚无一种标志物有足够的敏感性与特异性可用于普查以发现早期胰腺癌。血清 CA19-9 是胰腺癌的最重要标志物之一。CA19-9 诊断胰腺癌的敏感性为 79% ~ 81%，特异性为 82% ~ 90%。CA19-9 水平的监测亦是判断术后肿瘤复发、评估放化疗效果的重要手段。但是，3% ~ 7% 的胰腺癌患者因为 Lewis 抗原阴性血型结构，不表达 CA19-9，故此类胰腺癌患者检测不到 CA19-9 水平的异常。某些良性疾病所致的胆道梗阻及胆管炎，亦可导致患者 CA19-9 水平的升高。因此，联合应用其他肿瘤标志物，如 CEA、CA125、CA50 及 CA242，有助于提高诊断的敏感性及特异性。

2. 影像学诊断

（1）B 超扫描：虽然超声显像是胰腺癌首选的无创性检查项目，可发现直径大于 2 cm 的局限性肿瘤，可探查胰管及胆总管是否扩张，胆囊是否肿大及肝内腹膜后是否淋巴结转移等，但由于受胃肠道气体的干扰和操作者技术及经验水平的影响，敏感性及特异性不高，诊断价值有限。内镜超声（EUS）其探头可紧贴胃后壁对胰腺做全面检查，诊断率大大提高。可准确描述病灶有无累及周围血管及淋巴结转移，在诊断门静脉或肠系膜上静脉是否受累方面，敏感性及特异性优于对肠系膜上动脉的检测。EUS 的准确性受操作者技术及经验水平的影响较大。

（2）CT 检查：临床上，CT 检查是疑有胰腺肿瘤患者的首选影像学检查。CT 扫描可显示胰腺肿块的位置、大小、密度以及有无主胰管中断、狭窄、管壁僵硬、病灶局部扩散、血管受侵及淋巴结转移等情况。应用对比剂加强扫描，包括薄层（<3 mm）、平扫、动脉期、实质期、门静脉期及三维重建等可以更准确地显示肿瘤大小、部位及有无淋巴结转移，特别是与周围血管的结构关系等。

（3）磁共振成像（MRI）检查：磁共振成像（MRI）检查能发现与 CT 大多相似的征象，但因成像原理及比例变化，对胰腺癌似无整体优越性。在排除及检测肝转移病灶方面，敏感性及特异性优于 CT。磁共振胰胆管成像（MRCP）亦可立体显示肝内外胆管及胰管系统的整体情况，对判断病变范围及手术切除率有一定帮助。

（4）PET-CT 检查：PET-CT 是胰腺 CT 或 MRI 的重要补充，在排除及检测远处转移方面具有一定优势。对于原发病灶较大、疑有区域淋巴结和其他器官转移者，尤其是 CA19-9 显著升高的患者中，应推荐应用。

（5）腹腔镜探查：不建议常规应用。对于瘤体较大、疑有腹腔种植或远处转移的患者，可行腹腔镜探查，以避免不必要的开腹探查。

（6）细胞学检查：有多种途径，如经胰管内镜或纤维十二指肠镜插入胰管，在静脉注射促胰液素后收集胰液，离心沉淀，涂片经细胞学检查，阳性率在 86% 左右。另外用细针穿刺细胞学检查，以 0.7 ~ 0.9 mm 直径带芯细针在内镜超声定位下直接穿刺活检，其阳性率可达 87% ~ 100%。在有条件的医院中已成为常用检测方法，但在个别患者中可发生出血及胰瘘，大多可经保守治疗治愈。

（三）鉴别诊断

胰腺癌应与慢性胰腺炎、胰腺囊肿、胰腺囊腺瘤或囊腺癌及胰岛素瘤等鉴别。慢性胰腺炎一般多有急性胰腺炎病程，可长期迁延不愈，CA19-9 大多正常。胰腺囊肿在影像学上表现多为边界清楚的单房囊性低密度病变，而胰腺囊腺癌的多房性是其特点。胰腺囊性肿瘤多见于女性，好发年龄为 40 ~ 50 岁，女性以良性居多，男性则多为恶性病变，肿瘤大多位于胰腺体尾部，胰头部少见。胰腺囊腺瘤或囊腺癌的临床症状很少，一般表现为腹上区闷胀、轻度腹痛和餐后痛加重等。多在出现腹块时就诊。B 超与 CT 均有可靠的诊断价值。胰岛素瘤典型的症状是空腹或劳累时的发作性低血糖表现，主要为乏力、精神恍惚、嗜睡或运动失调等。胰岛素瘤的惠普尔（Whipple）三联征对诊断颇有价值，即空腹或体力活动时低血糖发作；发病时血糖＜ 2.8 mmol/L；提高血糖水平可缓解症状。

三、治疗

（一）外科治疗

外科手术目前是唯一对胰腺癌有治愈可能的治疗措施。外科手术治疗的基本原则是完整根治性切除肿瘤，重建胰胆道、胃肠道或处理胰腺残端。姑息性切除可减轻患者的痛苦，改善患者的生活质量，以延长生命。胰腺由于位于腹膜后方，早期胰腺癌缺乏特异症状，相当多患者就诊时已属中晚期，失去了根治性切除的机会。胰头癌手术切除率一般在 20% 左右，而胰体尾部癌切除率更低，约为 5%。

术前评估胰腺癌可切除性的标准：

可切除胰腺癌：①无远处转移；②影像学检查显示肠系膜上静脉或门静脉形态结构正常；③腹腔动脉干、肝动脉、肠系膜上动脉周围脂肪境界清晰。

可能切除胰腺癌：①无远处转移；②肠系膜上静脉或门静脉局限受累，狭窄、扭曲或闭塞，但其远近端正常，可切除重建；③肿瘤包裹胃十二指肠动脉或肝动脉局限性包裹，但未浸润至腹腔动脉干；④肿瘤紧贴肠系膜上动脉，但未超过 180°。

胰腺癌术式主要有传统的胰十二指肠切除术、全胰腺切除术及胰体尾＋脾切除术。

1. 胰十二指肠切除术

胰十二指肠切除术是胰头癌首选的根治性手术。由 Whipple 于 1935 年首创，因而命名为 Whipple 手术。手术范围包括胰头、远端 1/3 胃、全部十二指肠、胆总管下段、Treitz 韧带以下约 15 cm 的空肠。

Whipple 手术的程序一般可分为探查、切除与重建三个步骤。全面准确的探查是决定可否切除的关键，包括胰腺肿瘤的部位与大小，是否存在肝脏与腹膜转移，结肠中动脉根部、小肠系膜根部或腹腔动脉旁淋巴结是否转移或肿瘤侵犯，是否侵犯下腔静脉、右肾及右肾静脉、门静脉、肠系膜上静脉，等等。

胰十二指肠切除术的切除顺序一般先从切断胃开始，离断胃十二指肠动脉，切断胆管，颈部离断胰腺以及十二指肠及近端空肠。在各组部位切除时，同时清扫相应的脂肪与淋巴组织，包括肝十二指肠韧带，胰头前后、肠系膜上动脉右半侧、横结肠系膜根部、幽门上下淋巴组织应一并清除。随后重建消化道，包括胰肠、胆肠及胃肠吻合。

胰十二指肠切除术手术死亡率为 5% 左右。现代麻醉学的发展，熟练的外科手术操作、ICU 的围术期处理等已使 Whipple 术后并发症发生率明显降低。

2．全胰腺切除术

全胰腺切除术是胰腺癌的另一种根治性手术方式。该手术不仅彻底切除了胰腺内多中心癌灶，还可最大限度清除四周的淋巴结组织。由于切除了全胰腺，术后不发生胰瘘。手术技术上并不比 Whipple 复杂，也不增加手术死亡率。几十年的研究表明，全胰腺切除术使患者彻底丧失了胰腺的内外分泌功能，严重的消化功能不良及永久性自身胰岛素缺失，患者生活质量明显降低。为此，应慎重选择。全胰腺切除仅适用于多中心癌灶、远端胰腺萎缩及残胰无法行胰肠吻合者。

3．胰头癌扩大切除术

胰头癌扩大切除术是在 Whipple 或全胰腺切除的基础上，扩大淋巴结清扫范围的手术，如联合血管切除术，将癌肿侵犯的大血管一并切除的手术方式。如将受累的肠系膜上静脉、门静脉或肝动脉等血管联合切除，再行血管吻合重建术和消化道重建。该术可提高胰头癌的切除率，但手术死亡率及术后并发症发生率较高，临床应酌情选用。

4．根治性手术

胰体尾部癌的根治性手术是胰体尾部切除及脾切除，并清扫周围区域性淋巴结的手术。肿瘤侵犯左侧肾上腺、胃底、左肾、十二指肠或横结肠时，可联合脏器切除。

5．姑息性手术

胰腺癌经手术探查证实已不能根治性切除时，为了缓解症状，提高生活质量，延长生命，则可根据病变情况施行相应手术。对黄疸的患者，可行胆囊或胆总管空肠吻合术。十二指肠梗阻的患者，可行结肠前胃空肠吻合。有条件者可行术中放疗。关腹前用钛夹标记于肿瘤四周以利术后放疗示踪定位。有作者提倡切除或切断内脏大小神经、腹腔神经节或腹腔神经丛节后纤维以缓解疼痛。但由于肿瘤广泛浸润腹膜后组织，手术操作十分困难。亦可用无水酒精注射破坏腹腔神经节以解除疼痛。一般止痛效果可达 4 个月，80% 患者疼痛可得以缓解。

6．术后并发症

（1）早期并发症

1）术中出血：主要原因是解剖游离时损伤受肿瘤侵犯的门－肠系膜上静脉、动脉所致。破裂处可用无损伤血管钳阻断两端后予以缝合，或用人工血管置换。难以控制的脾血管损伤，可将脾摘除。

2）术后出血：早期出血，术后 24 小时以内发生，多因术中止血不确切、术后结扎线（吻合钉）脱落等技术性因素或凝血功能异常等所引起，关腹前仔细检查手术野能有效预防，早期大量出血建议及早手术止血。迟发性出血，24 小时以后发生，多继发于胰瘘、腹腔内感染、脓肿等导致的手术区域缝线脱落或者血管内膜损伤引起的假性动脉瘤、动脉破裂等，或胃肠吻合口溃疡。前哨出血，犹如地震前征象，指大出血前发生的需要积极处理的出血。发生于术后 7 ~ 10 天，因为出血量少，容易被忽视，一般 12 ~ 24 小时内可能发生大出血；迟发性大量出血的患者中，80% 可观察到前哨出血。对于临床出现的大量出血，应及时行高选择性腹腔血管造影或内镜止血，必要时应采取手术止血。

3）感染：术后切口、腹腔、肺和尿路均可发生感染。阻塞性黄疸并发胆道感染手术时可污染手术野；或渗血形成血肿而继发腹腔感染；胰胆瘘引流不畅也可致腹腔感染。应用有效的广谱抗生素，保持引流通畅，及时行 B 超、CT 检查和诊断性穿刺引流，有助于控制感染。文献报告 10% 的手术死亡是由于腹腔感染导致腹膜炎、腹腔脓肿和败血症所致。

4）胰瘘：胰瘘与吻合方式的选择、术者的经验及胰腺本身质地有关。术中妥善放置引流管，避免胰液腐蚀大血管。发生胰瘘经抗感染支持疗法和生长抑素治疗，多能自行愈合。胆瘘发生率低于胰瘘，其处理方法相同，术后很少发生胃肠吻合口瘘。

5）胃蓄积：术后胃排空功能恢复较慢，需减压 3 ~ 4 天。保留幽门的手术胃蓄积发生率可高达 50%。可能是十二指肠供血不足，胃窦幽门部迷走神经切断所致。排除机械性因素保守治疗均能治愈。

6）心血管和肺部并发症：胰腺癌手术后约 10% 发生心、肺并发症。应加强术前准备，术后严密监护，及时处理。

7）血管栓塞：约 4% 患者发生术后腹腔内大血管栓塞。门 – 肠系膜上静脉或肠系膜上动脉栓塞多有急腹症症状。

8）肾衰竭：肾衰竭多继发于术中休克或胆汁淤积性肾病。应用血液透析和全静脉营养提高了肾衰竭的疗效。胰腺癌伴阻塞性黄疸发生肾衰竭的死亡率很高。术中、术后及时补充血容量是预防肾衰竭的重要措施，需紧急处理。

（2）晚期并发症

1）胃空肠吻合口溃疡：发生率为 2.4% ~ 5%，可能与残胃酸度高有关，多数内科治疗有效。

2）黄疸：因肝内广泛转移和淋巴结压迫肝门而发生，少数患者可因胆肠吻合口狭窄或肝动脉缺血所致。

3）糖尿病：许多胰腺癌患者术前已有糖尿病。手术切除以及术后由于炎症、堵塞胰管空肠吻合口而导致胰腺实质萎缩所致，应根据血、尿糖含量给予胰岛素。

（二）手术不能根治性切除胰腺癌的综合治疗原则

1. 胰腺癌的一线化疗

（1）吉西他滨：由于吉西他滨是一种前体药，只有在体内经过磷酸化后才能发挥抗肿瘤作用。临床试验发现，吉西他滨采用固定剂量率（FDR）的给药方式，能使其最大限度地进入细胞并发挥作用。在一项由 Tempero 等人开展的Ⅱ期随机对照试验中，92 例局部进展期患者或远处转移的胰腺癌患者分别给予 2200 mg/m^2，30 分钟输注或 15 000 mg/m^2、10 mg/（m^2・min）输注，第 1 天、第 8 天、第 15 天，4 周为一个周期，结果显示 FDR 组细胞内药物浓度大约是对照组的 2 倍，中位生存期分别为 8.0 个月和 5.0 个月；1 年生存率分别为 28.8% 和 9%；2 年生存率分别为 18.3% 和 9%。随后在一项Ⅲ期随机对照研究 ECOG-6201 中，832 例局部进展期的胰腺癌患者分别采用吉西他滨 FDR 给药和常规 30 分钟给药，中位生存期分别为 6.2 个月和 4.9 个月（P=0.4），尽管结果并没有达到方案规定的优势标准，但在 2025 最新的《NCCN 胰腺癌临床实践指南》中，已经认为固定剂量率 10 mg/（m^2・min）是一个可供选择的标准的输注方式。

（2）吉西他滨联合用药

1）白蛋白结合紫杉醇联合吉西他滨（AG 方案）：白蛋白结合紫杉醇（nab-paclitaxel，商品名 Abraxane）是采用纳米技术研发的新型紫杉醇类，可以减少过敏等不良反应，并且白蛋白结合紫杉醇微粒可以利用肿瘤的嗜白蛋白特性，通过与肿瘤细胞分泌的 SPARC 蛋白结合，吸附并进入肿瘤细胞。发表于 2013 年的一项来自美国华盛顿大学的Ⅲ期临床试验研究表明，白蛋白结合紫杉醇联合吉西他滨可显著改善晚期胰腺癌患者的总生存期。

2）吉西他滨联合顺铂（GP）：GP 方案是临床上较早使用的晚期胰腺癌化疗方案。理论上，吉西他滨可以抑制核酸的切除修复，进而促进顺铂与 DNA 形成复合物，而顺铂可以增加吉西他滨的磷酸盐整合进 DNA，两者在药理学上有协同作用。但 3 项Ⅲ期临床试验数据表明，相比于吉西他滨单药，GP 方案并不能使晚期胰腺癌患者取得生存期获益，且肿瘤的反应率也没有增加。然而，研究发现一些特定的患者，比如携带 BRCA 突变的乳腺癌或卵巢癌患者，具有胰腺癌遗传表现的患者，可以从 GP 方案中获益。

3）吉西他滨加卡培他滨：卡培他滨（capecitabine）是一种可以在体内转变成5-氟尿嘧啶（5-FU）的抗代谢氟嘧啶脱氧核苷氨基甲酸酯类药物，2023年的报道显示，该研究探索了替吉奥对比吉西他滨辅助治疗胰腺癌的疗效，结果显示替吉奥非劣效于吉西他滨，其中替吉奥组和吉西他滨组的5年生存率分别为44.1%和24.4%（HR=0.57，$P<0.0001$）。2024年的分析结果显示，在中位随访104个月时，所有患者的中位OS为29.5个月。与吉西他滨单药组相比，GemCap组患者的OS显著延长，中位OS分别为31.6个月和28.4个月（HR=0.83；P=0.031）。在R0切除患者中，GemCap组的患者OS显著延长，中位OS分别为49.9个月和32.2个月（HR=0.63；P=0.002），5年OS分别为45%和31%。在不符合PRODIGE24入组标准的患者中，GemCap组和吉西他滨单药组的中位OS分别为25.9个月和20.7个月（HR=0.71；P=0.038），表明该方案在更广泛的患者群体中也具有疗效。

4）吉西他滨和其他氟尿嘧啶：吉西他滨联合氟尿嘧啶或其类似物在胰腺癌治疗中的应用已得到多项临床试验的验证。2024年12月的ESPAC-4研究和PRODIGE24研究进一步证实了吉西他滨联合卡培他滨方案在胰腺癌术后辅助治疗中的长期疗效和安全性。FIRGEM方案在晚期胰腺癌患者中实现了在第6个月时达到45%的无进展生存的主要目标，但血液学不良反应较对照组高。因此研究者认为FIRGEM方案可应用于远处转移的胰腺癌患者。但在ECOGE2297研究中，在晚期胰腺癌患者中，应用吉西他滨单药或吉西他滨，联合口服5-FU或四氢叶酸，总生存期并无统计学差异，但在一般状况良好的亚群中，总生存期有明显的提高。

（3）FOLFIRINOX：2024年12月的分析结果显示，在中位随访104个月时，所有患者的中位总生存期（OS）为29.5个月。与吉西他滨单药组相比，改良FOLFIRINOX方案显著提高了患者的无病生存期（DFS）和OS，其中mDFS分别为21.4个月和12.8个月，mOS分别为53.5个月和35.5个月，均优于吉西他滨单药治疗。2024年11月的报道显示，mFOLFIRINOX和GnP方案治疗局部进展期胰腺癌的疗效相当，mFOLFIRINOX组1年OS率为77.4%，GnP组为82.5%，中位OS分别为20.0个月和21.3个月。GnP组在ORR和CA19-9反应率上表现更好，且胃肠道毒性较轻。2024年11月的报道显示，AG（吉西他滨+白蛋白紫杉醇）与AG序贯FOLFIRINOX作为局部进展期胰腺癌的多药诱导化疗方案，两组的中位OS分别为18.5个月和20.7个月，R0切除率分别为65%和69%，均无统计学差异。AG和AG序贯FOLFIRINOX在局部进展期胰腺癌的治疗中具有相似的疗效。2024年10月的报道显示，比较了FOLFIRINOX与吉西他滨为基础的放化疗作为新辅助治疗在可切除/临界可切除胰腺癌中的疗效。研究入组 188 例接受 FOLFIRINOX 新辅助治疗的患者和 187 例接受吉西他滨放化疗新辅助治疗后继以吉西他滨辅助治疗的患者。结果显示，尽管两组在 R0 切除率和 OS 上没有显著差异，但吉西他滨放化疗组在 yPN0 切除率上更高（58% vs.47%，P<0.01），且治疗相关不良反应发生率较低。

但在 PRODIGE 的临床试验中，FOLFIRINOX 方案较吉西他滨对照组，不良反应显著增加，尤其是 3 ~ 4 级不良反应的发生率远高于对照组。约有 45.7% 的患者存在中性粒细胞减少，12.7% 的患者出现腹泻，9.1% 的患者出现血小板减少症，9% 的患者出现感觉性神经病变。尽管毒性反应很大，但到目前为止还没有出现因毒性反应而死亡的病例报道。在治疗第 6 个月时，相比于吉西他滨对照组，使用 FOLFIRINOX 方案的患者很少出现生活质量下降（31%vs.66%，$P < 0.01$）。目前已经有更多的研究分析发现：尽管 FOLFIRINOX 方案有很大的不良反应，但其在实际应用中相比吉西他滨单药，可以改善晚期患者的生活质量。目前，已经有研究发现可以通过一些方法，减轻 FOLFIRINOX 方案的不良反应。

（4）替吉奥（S-1）：替吉奥是一种氟尿嘧啶衍生物口服抗癌药，包括替加氟（FT）和两类调节剂，即吉美嘧啶（CDHP）及奥替拉西（Oxo）。其中 FT 是 5-FU 的前体药物，在二氢嘧啶脱氢酶作用下在体内转化为 5-FU；CDHP 能抑制活化的 5-FU 的分解代谢，有助于血液中和肿瘤组织内的 5-FU 长时间处于有效浓度；Oxo 能阻断 5-FU 的磷酸化，进而降低 5-FU 的毒性反应。S-1 与 5-FU 相比具有以下优势：能长时间维持有效血液浓度并提高抗癌活性；减少了不良反应；给药方便，患者依从性高。

（5）氟尿嘧啶联合奥沙利铂：根据德国 CONKO 胰腺癌研究小组发起的一项随机Ⅲ期临床研究 CONKO-003，一种氟嘧啶（口服卡培他或者 5-FU/ 四氢叶酸）联合奥沙利铂的化疗方案，可以作为局部进展或远处转移的胰腺癌患者的一线化疗方案。虽然该试验包含已经使用 1 种化疗方案的患者，但最新版《NCCN 胰腺癌临床实践指南》认为，仍可根据外推法将该方案列为治疗晚期胰腺癌患者一线治疗方案（2B 级推荐）。

2．胰腺癌的二线化疗

在一线化疗后，部分患者仍会出现疾病进展。但体力状态良好的患者或肿瘤负荷较小的晚期胰腺癌患者，仍会从二线化疗方案获益。但目前缺乏有力的临床证据和有效的二线化疗方案。因此，十分需要进一步开展临床试验，探究可能使患者获益的二线化疗方案。

2013 年，一个关于胰腺癌临床试验的综述得出结论，根据目前十分有限的数据，在以吉西他滨作为一线化疗方案后，应用序贯化疗较最佳支持治疗能使患者获益更多。因此，对于晚期的胰腺癌患者，若其一线化疗方案选用的是以吉西他滨为基础的治疗方案，那其二线方案可以选择以氟尿嘧啶为基础的化疗方案；反之，若其一线化疗方案选用的是以氟尿嘧啶为基础的治疗方案，那其二线方案可以选择以吉西他滨为基础的化疗方案。在 2008 年，由德国 CONKO 胰腺癌研究小组发起一项Ⅲ期临床试验（CONKO-003），目的是探索晚期胰腺癌吉西他滨单药化疗失败后，OFF（奥沙利铂 + 氟尿嘧啶 + 甲酰四氢叶酸）方案与 FF 方案（氟尿嘧啶 + 甲酰四氢叶酸）相比，哪个方案能使胰腺癌患者最大获益。该项研究在德国 19 家医学中心总共随机入组 168 例一线吉西他滨单药化疗失效的晚期胰腺癌患者，随机分成 2 组，其中 OFF 组 77 例，FF 组 91 例。该试验的最终结果发表在 2014 年，OFF 方案最终显示出的中位生存期为 5.9 个月（95%CI：4.1 ~ 7.4），然而对照组 FF 方案的中位生存期为 3.3 个月（95%CI：2.7 ~ 4.0），HR 有一个显著的提高（HR=0.66；95%CI：0.48 ~ 0.91；P=0.01），差异均有统计学意义。进一步亚组分析发现：在转移的胰腺癌患者中，KPS 评分 70 ~ 80 分及对于一线吉西他滨化疗持续时间大于 6 个月的患者能更好地从 OFF 方案中获益。而在常见不良反应方面（贫血、消化道反应、白细胞计数减少等），两者无明显差别。《NCCN 胰腺癌临床实践指南》推荐 OFF 方案作为晚期胰腺癌一线吉西他滨化疗失败后，二线标准治疗方案之一。然而，另一项Ⅲ期临床试验 PANCREOX 却得出相反的结论。对比了胰腺癌的二线治疗中 mFOLFOX6 和 FU 或 LV 方案，PFS（分别为 3.1 个月和 2.9 个月；P=0.99），OS（分别为 6.6 个月和 9.9 个月；P=0.02）结果显示增加奥沙利铂的使用，导致了更多的不良反应，并且没有带来生存获益。

最近一项 NAPOLI-1 临床试验报告，417 例转移性胰腺癌患者，在以吉西他滨为基础的一线化疗方案进展后，分别给予伊立替康单药、伊立替康与 5-FU 或 LVF 联合组，或 5-FU 或 LVF 单药（对照组）。伊立替康加 5-FU 或 LVF 联合治疗组和对照组患者的中位生存期分别为 6.1 个月和 4.2 个月（HR=0.57；P=0.042）。而与 5-FU 或 LVF 相比，伊立替康单药没有显著改善患者的生存时间。在伊立替康与 5-FU 或 LVF 联合组，出现 3 ~ 4 级不良反应，包括中性粒细胞减少（27%）、乏力（14%）、腹泻（13%）、恶心呕吐（11%）。2015 年 10 月 22 日，美国 FDA 批准伊立替康脂质体注射液（onivyde）与氟尿嘧啶及甲酰四氢叶酸合并用于治疗既往以吉西他滨为基础化疗药物治疗过的晚期（转移性）胰腺癌患者。2017 年《NCCN 胰腺癌临床实践指南》将该组合作为 1 级推荐，作为状态良好的以吉西他滨为基础化疗的晚期胰腺癌患者的二线化疗方案。

胰腺癌目前的有效药物和方案还较少，大多数指南依据都是来自国外欧美人群，很多方案在中国人群中是否依然有效，值得进一步研究探索。此外，《NCCN 胰腺癌临床实践指南》本身也提示并非适用于所有胰腺癌患者，临床医师需要根据患者具体病情，确定符合规范的个体化治疗方案。

3．局部进展期同步放化疗

30% ~ 40% 的患者在初诊时即为局部晚期。局部进展期胰腺癌应符合以下标准：①无远处转移征象；②胰头及钩突部肿瘤，肿瘤包绕肠系膜上动脉或腹腔干，范围＞180°；或侵犯空肠动脉第一支；肠系膜上静脉和门静脉受侵或闭塞无法重建；③胰体尾肿瘤，肿瘤包绕肠系膜上动脉或腹腔干，范围＞180°，占全部胰腺癌的 30% ~ 50%。在过去的 20 年间，多项临床研究结果已经证实局部晚期胰腺癌进行同期放化疗，优于单纯放疗和最佳支持治疗，可以更好地控制肿瘤相关的疼痛、梗阻和恶病质症状，并且在生存方面也存在一定的提高。同步放化疗的治疗模式起始于 GITSG 的一项临床研究，在该研究中，5-FU 联合分段放疗（总剂量为 40 Gy），与单纯放疗及 5-FU 联合分段放疗（总剂量为 60 Gy）的治疗方式进行比较，其中 5-FU 联合分段放疗（总剂量为 40 Gy）较单纯放疗总生存期延长了 2 倍（分别为 44.2 周和 22.9 周）。近年来，开展了大量关于同步放化疗对局部晚期胰腺癌的临床研究，但对提高患者的生存是否获益，文献中存在不同的结果，故目前放疗的作用存在争议。

4．介入治疗

由于胰腺癌的供血多为乏血供和多支细小动脉供血等特征，理论上经动脉高压灌注可以提高肿瘤内药物浓度，但临床研究较少，治疗效果有限，推荐证据不足。可以采取超选择性供血动脉灌注化疗或栓塞作为特殊治疗；对肝转移性病变可根据供血特征分别行供血动脉灌注化疗或化疗栓塞；尚缺乏高级别的循证医学证据，需要进行大样本多中心临床研究以明确介入治疗的指征和意义。

（1）适应证：①梗阻性黄疸（胆管引流术或内支架置入术）；②不宜手术或者不愿意手术、接受其他方法治疗或术后复发的患者；③控制疼痛、出血等疾病相关症状；④灌注化疗可作为特殊形式的新辅助化疗，用于提高后续治疗效果等。

（2）禁忌证

1）相对禁忌证：①对比剂轻度过敏；② KPS 评分＜ 70 分或 ECOG 评分＞ 2 分；③有出血和凝血功能障碍性疾病不能纠正及有出血倾向者；④白细胞计数＜ 4.0×10^9/L，血小板计数＜ 80×10^9/L。

2）绝对禁忌证：①肝肾功能严重障碍：总胆红素＞ 51 μmol/L、ALT ＞ 120 U/L；②有明显出血倾向者：凝血酶原时间＜ 40% 或血小板计数＜ 50×10^9/L；③中等或大量腹腔积液、全身多处转移；④全身情况衰竭者。

（谭　宜）

第四章 综合性急症

第一节 休克

一、失血性休克

失血性休克是指各种原因致机体大量血液迅速流失于血管之外，引起循环血量减少而导致的有效循环血量与心排血量减少、组织灌注不足、细胞代谢紊乱和功能受损的病理生理过程。

（一）病因

失血性休克常见于严重外伤、大手术、消化性溃疡、食管曲张静脉破裂、妇产科疾病等所引起的出血。严重的体液丢失，如大面积烧伤、肠梗阻、剧烈吐泻等引起大量血浆或体液的丢失，导致有效循环血量的急剧减少，亦可引发休克。

（二）病理生理

失血后是否发生休克不仅取决于失血量，还取决于失血速度。休克往往发生于快速、大量（超过总血量的 20%）失血而又得不到及时补充的情况下。容量不足超越代偿功能，就会呈现休克综合征。心排血量减少，尽管周围血管收缩，血压依然下降。组织灌注减少，促使发生无氧代谢，形成乳酸增高和代谢性酸中毒。血流再分布，使脑和心供血能得到维持。血管进一步收缩会导致细胞损害。血管内皮细胞的损害致使体液和蛋白丢失，加重低血容量。最终将会发生多器官功能衰竭。

（三）临床表现和分级

1．临床表现

失血性休克的临床表现见表 4–1。

表 4–1　失血性休克的临床表现

临床分期	临床表现
休克代偿期	精神紧张或烦躁不安，皮肤和口唇苍白，手足湿冷，心率加快，脉压减小，呼吸浅快，尿量减少
休克抑制期	神志淡漠，皮肤苍白，口唇及肢端发绀，四肢厥冷，脉搏细速，血压进行性下降，皮下浅表静脉萎陷，毛细血管充盈时间延长，尿量减少
休克末期	意识模糊或昏迷，皮肤、结膜明显苍白发绀，四肢厥冷，脉搏触不清，血压测不到，浅表静脉严重萎陷，毛细血管充盈非常迟缓，少尿或无尿，常伴有反复出现的心律失常和重度代谢性酸中毒

2．临床分级

根据机体的失血量，失血性休克可分为 4 级（表 4–2）。

表 4–2　失血性休克的临床分级

临床分级	临床表现
Ⅰ级（失血 0 ~ 15%）	无并发症，仅轻度心率增快；无血压、脉压及呼吸变化
Ⅱ级（失血 15% ~ 30%）	心率增快（＞ 100 次 / 分）、呼吸加速、脉压下降、皮肤湿冷、毛细血管充盈延迟、轻度焦虑
Ⅲ级（失血 30% ~ 40%）	明显呼吸急促、心率增快、收缩压下降、少尿、明显意识改变
Ⅳ级（失血＞ 40%）	明显心率增快、收缩压下降、脉压很小（或测不到舒张压）、少尿或无尿、意识状态受抑（或意识丧失）、皮肤苍白或湿冷

（四）辅助检查

1．血常规检查

动态观察红细胞计数、血红蛋白（Hb）及血细胞比容（HCT）的数值变化。

2．中心静脉压（CVP）

中心静脉压正常值为 5 ~ 12 cmH_2O。在低血压情况下，中心静脉压低于 5 cmH_2O 时，提示血容量不足。高于 15 cmH_2O 时，则提示心功能不全、静脉血管床过度收缩或肺循环阻力增加。高于 20 cmH_2O 时，则表示有充血性心力衰竭。连续测定中心静脉压，观察其变化，要比单凭一次测定所得的结果可靠。

3．动脉血气分析

根据动脉血气分析结果，可鉴别体液酸碱紊乱性质。碱缺失可间接反映血乳酸的水平，碱缺失与血乳酸结合是判断休克组织灌注较好的方法。当休克导致组织供血不足时碱缺失下降，提示乳酸血症的存在。

4．动脉血乳酸监测

动脉血乳酸增高常较其他休克征象先出现，是反映组织缺氧的高度敏感的指标之一。正常值为 1 ~ 2 mmol/L。持续动态的动脉血乳酸及乳酸清除率监测对休克的早期诊断、判定组织缺氧情况、指导液体复苏及预后评估具有重要意义。血乳酸浓度在合并肝功能不全等特别情况下难以充分反映组织的氧合状态。

5．凝血功能监测

在休克早期即进行凝血功能的监测，对选择适当的容量复苏方案及液体种类有重要的临床意义。常规凝血功能监测包括血小板计数、凝血酶原时间（PT）、活化部分凝血酶原时间（APTT）、国际标准化比值（INR）和 D- 二聚体、血栓弹力描记图（TEG）等。

6．肺动脉楔压（PCWP）

肺动脉楔压的正常值为 6 ~ 15 mmHg，增高表示肺循环阻力增加。肺水肿时，肺动脉楔压超过 30 mmHg。当肺动脉楔压已增高但中心静脉压尚无增高时，即应避免输液过多，以防引起肺水肿，并应考虑降低肺循环阻力。

7．心排血量和心脏指数

通过肺动脉插管和温度稀释法，测定心排血量并计算心脏指数。心脏指数的正常值为 3.20 ± 0.20 L/（min · m^2）。休克时，心排血量一般都降低。连续监测心排血量与心脏指数，有助于动态判断容量复苏的临床效果与心功能状态。

（五）诊断及鉴别诊断

1．诊断根据

在继发于体内外急性大量失血或体液丢失，或有液体（水）严重摄入不足史的基础上，伴有休克的症状和体征，一般可迅速诊断失血性休克。CVP 和 PCWP 测定有助于监测休克程度。

2．鉴别诊断

需要注意与创伤性休克等其他类型的休克相鉴别。

（六）治疗

失血性休克治疗的关键是迅速补充血容量，应用血管活性药物，同时迅速查明原因，防止继续出血或失液。

1．基本治疗

（1）维持生命体征平稳：严重休克患者应安置在ICU内监护救治，患者采取休克体位（头低足高位，下肢抬高15° ～ 20° ），以增加回心血量。气道通畅是通气和给氧的基本条件，应予以切实保证。尽早建立两条静脉通路，维持血压，早期给予吸氧，保持气道通畅。对有严重休克和循环衰竭的患者，还应该进行气管插管，并给予机械通气。

（2）密切监测病情：观察生命体征、神志、尿量等的变化，监测重要生命器官的功能。注意有无出血倾向，快速补液时有无肺水肿及心力衰竭的表现。

2．病因治疗

休克所导致的组织器官损害的程度与血容量丢失量和休克持续时间直接相关。如果休克持续存在，组织缺氧不能缓解，休克的病理生理状态将进一步加重。所以，尽快纠正引起血容量丢失的病因是治疗失血性休克的基本措施。对于出血部位明确，存在活动性出血的休克患者，应尽快进行手术或介入止血；对于出血部位不明确、存在活动性出血的患者，应迅速进行检查与评估。

3．药物治疗

药物治疗分为液体复苏、输血治疗、使用血管活性药和正性肌力药。

（1）液体复苏：①晶体溶液。液体复苏治疗常用的晶体液为生理盐水和乳酸林格液。在一般情况下，输注晶体液后会进行血管内外再分布，约有25%存留在血管内，而其余75%则分布于血管外间隙。因此，失血性休克时若以大量晶体液进行复苏，可以引起血浆蛋白的稀释及胶体渗透压的下降，同时出现组织水肿。生理盐水等渗，但含氯高，大量输注可引起高氯性代谢性酸中毒。乳酸林格液电解质组成接近生理，含有少量的乳酸，一般情况下，其所含乳酸可在肝内迅速代谢，大量输注乳酸林格液应该考虑到其对血乳酸水平的影响。②胶体液。羟乙基淀粉（HES）是人工合成的胶体溶液，不同类型制剂的主要成分是不同分子质量的支链淀粉，最常用浓度为6%的HES氯化钠溶液。输注1000 mL羟乙基淀粉能够使循环血容量增加700 ～ 1000 mL。人工胶体，包括明胶和右旋糖酐，都可以达到容量复苏的目的。白蛋白作为天然胶体，构成正常血浆中维持血容量与胶体渗透压的主要成分，因此，在容量复苏过程中常被选择用于液体复苏。但白蛋白价格昂贵，并有传播血源性疾病的潜在风险。

（2）输血治疗：输血及输注血制品在失血性休克中应用广泛。失血性休克时，丧失的主要是血液，但在补充血液、容量的同时，并非需要全部补充血细胞成分，也应考虑到凝血因子的补充。①浓缩红细胞：为保证组织的氧供，当血红蛋白降至 70 g/L 时应考虑输浓缩红细胞。对于有活动性出血的患者、老年人及有心肌梗死风险者，血红蛋白保持在较高水平更为合理。无活动性出血的患者每输注 1 U 浓缩红细胞（相当于 200 mL 全血）其血红蛋白升高约 5 g/L。②血小板：血小板输注主要适用于血小板数量减少（血小板计数＜ 50×10^9/L）或功能异常伴有出血倾向的患者。对大量输血后并发凝血异常的患者联合输注血小板和冷沉淀可显著改善止血效果。③新鲜冰冻血浆：新鲜冰冻血浆含有纤维蛋白原与其他凝血因子，能够补充凝血因子的不足。多数失血性休克患者在抢救过程中纠正酸中毒和低体温后，凝血功能仍难以得到改善，因此，应在早期积极改善凝血功能。大量失血时，在输注红细胞的同时应注意使用新鲜冰冻血浆。④冷沉淀：内含凝血因子Ⅴ、Ⅷ、Ⅺ及纤维蛋白原等，适用于特定凝血因子缺乏所引起的疾病、肝移植围手术期以及肝硬化、食管静脉曲张等出血。对大量输血后并发凝血异常的患者及时输注冷沉淀可提高血液循环中凝血因子及纤维蛋白原等凝血物质的含量，缩短凝血时间，纠正凝血异常。

（3）血管活性药与正性肌力药：失血性休克的患者一般不常规应用血管活性药物，因为这些药物有进一步加重器官灌注不足和缺氧的风险。通常仅对于足够的液体复苏后仍存在低血压或未开始输液的严重低血压患者，才考虑应用血管活性药与正性肌力药。

4．未控制的失血性休克

复苏未控制的失血性休克患者死亡的主要原因是大量出血导致严重持续的低血容量休克，甚至心搏骤停。

失血性休克未控制出血时早期积极复苏可引起稀释性凝血功能障碍；血压升高后，血管内已形成的凝血块脱落，造成再出血；血液过度稀释，血红蛋白降低，减少组织氧供；并发症和病死率增加。因此，对出血未控制的失血性休克患者，早期应采用控制性液体复苏（延迟复苏），即在活动性出血控制前应给予小容量液体复苏，在短期内允许收缩压维持在 80 ～ 90 mmHg，以保证重要脏器的基本灌注，并尽快止血；出血控制后再进行积极复苏。但对合并颅脑损伤的多发伤患者、老年患者及高血压患者应避免控制性复苏。

二、创伤性休克

创伤性休克是由于严重的外伤或大手术造成血液或血浆丧失，并且由于胸部创伤的直接作用、血管活性物质的释放和神经－内分泌系统的反应进一步影响了心血管系统造成的休克。

（一）病因

各种严重的创伤，如骨折、挤压伤、火器伤等，特别是伴有一定量出血时，常可引起休克。大面积烧伤伴有大量血浆丧失，常可导致烧伤性休克。

（二）病理生理

创伤可以引发以体液分布不均为基本变化的一系列病理生理改变。

（1）全血或血浆的丢失加上损伤部位的内出血、渗出、水肿而致血容量减少。

（2）严重创伤容易感染，细菌及内毒素可加重休克。

（3）损伤组织坏死、分解可产生具血管抑制作用的组胺、蛋白分解酶等炎性因子。

（4）多器官功能障碍综合征发生率较单纯低血容量性休克高。

（三）临床表现

从休克的角度来看，创伤性休克与失血性休克的临床表现并无特殊。但是，应注意的是，创伤性休克与损伤部位、损伤程度和出血量密切相关。急诊时必须根据伤情迅速做出初步判断。对于重危伤员，切不可只注意开放伤而忽略极有价值的创伤体征。接诊医师尤其应该注意伤员的神志、呼吸以及致伤机制等。

（四）辅助检查

1. 实验室检查

由于创伤性休克患者出现 DIC 的时间较早，应加强此方面的监测；其他方面的实验室检查与失血性休克相同。

2. 影像学检查

有助于提供创伤和致伤机制的信息，有条件者应尽可能完善此方面检查。

（五）诊断及鉴别诊断

1. 诊断

患者有严重创伤病史，伴有休克的症状和体征，即可明确诊断。

2. 鉴别诊断

注意与失血性休克等其他类型的休克相鉴别。

（六）治疗

1. 急救

各种严重创伤后 1 小时内的现场死亡率约占 50%，其中，最初 10 分钟是死亡率最高的时间段，因此灾害发生后最初的10分钟，被称为“白金10分钟”。此段时间内，如果伤员的创伤和出血得到控制，可以极大缩短抢救时间，提高抢救成功率。

2. 液体复苏

创伤失血性休克是由严重创伤引起的重要病理生理过程，表现为组织灌注不足、细胞代谢紊乱，如不进行有效的液体复苏治疗将会导致器官功能障碍，甚至死亡。创伤性休克患者多为非控制性出血性休克，对其进行大容量液体复苏和提升血压会导致出血持续、血液稀释和体温下降，进而造成氧输送不足、凝血功能障碍、失血量的增加。故对有活动性出血的失血性休克患者主张在到达手术室彻底止血前给予少量的平衡盐溶液，以维持机体基本需要。在手术彻底处理后再进行大量复苏。

3. 损伤控制外科技术

在创伤早期，出血未被有效控制前不要过度扩容，仅施行包括保持呼吸道通畅、开放大静脉和简单的控制性手术，然后尽快将伤员转送到有救治条件的综合医院。之后有计划地在即将行确定性手术前开始进行容量复苏。

三、脓毒症休克

脓毒症休克又称为感染性休克，是指因病原微生物进入机体后，由微生物（包括细菌、病毒、立克次体、原虫与真菌等），特别是革兰氏阴性细菌的感染及其毒素等产物（包括内毒素、外毒素、抗原抗体复合物）所引起的全身炎症反应综合征、低血压及组织低灌注为特征的临床综合征。

（一）病因

脓毒症休克的病因主要包含病原、宿主和外科常见疾病引发的感染3种因素。

1. 病原因素

革兰氏阴性菌为常见致病菌，如肠杆菌科细菌（大肠埃希菌、克雷伯菌、肠杆菌等）、不发酵杆菌（假单胞菌属、不动杆菌属等）、脑膜炎球菌、类杆菌等；占脓毒症休克病因的70% ~ 80%。革兰氏阳性菌如葡萄球菌、链球菌、肺炎链球菌、梭状芽孢杆菌等也可引起休克。某些病毒性疾病，如流行性出血热，其病程中也易发生休克。另外，还有真菌引起的严重感染。

2. 宿主因素

老年人、婴幼儿、分娩妇女、大手术后体力恢复较差者，或伴有慢性基础疾病如肝硬化、糖尿病、恶性肿瘤，烧伤、器官移植以及长期接受肾上腺皮质激素等免疫抑制药、长期留置导尿管或中心静脉导管者为易患人群。

3．外科常见病

急性腹膜炎、胆道感染、绞窄性肠梗阻、重症胰腺炎以及尿路感染等。

（二）病理生理

有关脓毒症休克的发生机制尚未完全阐明，由感染细菌产生的细菌毒素可促发复杂的免疫反应，除内毒素（革兰氏阴性肠杆菌细胞壁释放的脂多糖中的类脂组分）外，还有大量介质，包括肿瘤坏死因子、白三烯、脂氧合酶、组胺、缓激肽、5- 羟色胺和白介素 -2 等。

最初的变化为动脉和小动脉扩张，周围动脉阻力下降，心排血量正常或增加。当心率加快时，射血分数可能下降。后来心排血量可减少，周围阻力可增加。尽管心排血量增加，但血液流入毛细血管进行交换的功能受损，氧的供应和 CO_2 及废物的清除减少，这种灌注的下降使肾及脑受到影响，进而引起一个或多个脏器衰竭。最后导致心排血量减少而出现典型的休克特征。

（三）临床表现

脓毒症休克的临床表现主要与体温、意识和精神状态、呼吸频率和幅度、皮肤色泽、温度和湿度、颈静脉和外周静脉充盈情况、尿量、甲皱微循环检查、眼底检查等相关。

1．体温

患者大多表现为发热，体温可超过 40℃。5% ~ 10% 患者可伴有寒战。少部分患者可表现严重低体温，体温低于 36℃。

2．意识和精神状态

经初期的躁动后转为抑郁淡漠，甚至昏迷，表明神经细胞的反应性由兴奋转为抑制，病情由轻转重。原有脑动脉硬化或高血压患者，血压降至 80/50 mmHg 左右时反应即可迟钝；而原体质良好者对缺氧的耐受性较高，但持续时间极短暂。

3．呼吸频率和幅度

（1）休克初期：由于细菌毒素对呼吸中枢的直接刺激或有效循环血量降低的反射性刺激，而引起呼吸增快、换气过度，导致呼吸性碱中毒。

（2）休克中期：因脏器氧合血液灌注不足、生物氧化过程发生障碍、三羧酸循环抑制、ATP 生成减少、乳酸形成增多，导致代谢性酸中毒，呼吸深大而快。

（3）休克晚期：因中枢神经系统或肺功能损害而导致混合性酸中毒，可出现呼吸节律或幅度的改变。

4. 皮肤色泽

皮肤苍白、发绀或花斑样改变，微循环灌注不足，前胸或腹壁出现瘀点或瘀斑，提示有 DIC 可能。

5. 颈静脉和外周静脉充盈情况

静脉萎陷提示血容量不足，充盈过度提示心功能不全或输液过多。

6. 尿量

尿量减少，甚至无尿。

7. 甲皱微循环检查

休克时可见甲皱毛细血管襻数减少，管径细而缩短，显现呈断线状，充盈不良，血液颜色变紫，血流迟缓失去均匀性，严重者有凝血。

8. 眼底情况

可见小动脉痉挛、小静脉曲张淤血，动静脉比例可由正常的 2 ∶ 3 变为 1 ∶ 2 或 1 ∶ 3，严重者有视网膜水肿。颅内压增高者可有视盘水肿。

（四）辅助检查

1. 血常规

白细胞计数大多增高，为（15 ~ 30）$\times 10^9$/L，中性粒细胞增多伴核左移，中性粒细胞的胞质内可出现中毒颗粒。

感染严重时，机体免疫抵抗力明显下降，其白细胞总数可降低，血细胞比容和血红蛋白增高，提示血液浓缩。

并发 DIC 时，血小板进行性下降，各项凝血指标异常。

2. 病原学检查

在抗菌药物治疗前常规进行血（或其他体液、渗出物）和脓液培养（包括厌氧菌培养），分离得到致病菌后做药敏试验，内毒素和降钙素原（PCT）的检测有助于感染的诊断。

3. 中心静脉压（CVP）测定

中心静脉压（CVP）测定的数值及意义见表 4–3。

4. 酸碱平衡的血液生化检查

二氧化碳结合力（CO_2CP）为临床常测参数，但在呼吸衰竭和混合性酸中毒时，必须同时做血气分析，测定血 pH、$PaCO_2$、标准 HCO_3^- 和实际 HCO_3^-、缓冲碱与碱剩余等。尿 pH 测定简单易行，血乳酸含量测定对判断预后有意义。

表 4-3　中心静脉压（CVP）的测定

数值	意义
CVP=5 ~ 12 cmH_2O	正常值
CVP ＜ 5 cmH_2O	提示血容量不足
CVP ＞ 15 cmH_2O	提示心功能不全、静脉血管床过度收缩或肺循环阻力过高
CVP ＞ 20 cmH_2O	提示存在充血性心力衰竭
CVP=16 ~ 20 cmH_2O	处理休克时要求有足够的充盈量，故对于机械通气和腹压高的患者以此作为复苏目标

5．尿常规和肾功能检查

发生肾衰竭时，尿比重由初期偏高转为低而固定（1.010 左右），血肌酐和尿素氮升高，尿与血的肌酐浓度之比＜ 1 ： 5，尿渗透压降低，尿 / 血浆渗透压的比值＜ 1.5，尿钠排出量＞ 40 mmol/L。

6．血清电解质测定

休克时血钠和氯多偏低，血钾视肾功能和血酸碱情况高低不一。少尿和酸中毒时血钾可升高，反之则降低。

7．血清酶的测定

血清丙氨酸氨基转移酶（ALT）、血肌酸激酶（CPK）、乳酸脱氢酶（LDH）同工酶的测定可反映肝、心等脏器的损害情况。

（五）诊断及鉴别诊断

1．意识变化

随血压变化出现烦躁转入昏迷，但却因人而异。老年患者有动脉硬化，即使血压下降不明显，也可出现明显意识障碍。体质好的人，脑对缺氧耐受性强，虽然血压测不到，其神志仍可清醒。

2．血压

血压是诊断休克的一项重要指标，但在休克早期，因交感神经兴奋，儿茶酚胺释放过多，可造成血压升高。此时，如使用降压药，将会引起严重后果。

3．尿量

尿量既反映肾微循环血流灌注量，也可间接反映重要脏器血流灌注情况，当血压维持在 80 mmHg，尿量＞ 30 mL/h，表示肾灌注良好。冷休克时，袖带法测压虽听不清，而尿量尚可，皮肤温暖，氧饱和度正常，表示此血压尚能维持肾灌注。使用血管收缩药，血压虽在 90 mmHg 以上，但四肢皮肤湿冷、无尿或少尿，同样提示肾和其他脏器灌注不良，预后差。

4．肾功能判断

不仅要关注尿量，而且应对尿比重和 pH 以及血肌酐和尿素氮水平进行综合分析，不要单纯被尿量所迷惑。注意对非少尿性急性肾衰竭的鉴别，此时每天尿量虽可超过 1000 mL，但尿比重低且固定，尿 pH 上升，提示肾小管浓缩和酸化功能差。结合血清肌酐和尿素氮升高这一情况，表示肾脏功能不良。

5．低氧血症

对低氧血症和 ALI，ARDS 诊断应有足够认识，由于低氧血症原因未能很好寻找，救治措施不力，可产生一系列代谢紊乱，结果出现不可逆休克。在抗休克时尽早行机械辅助通气，纠正低血氧，更为重要。

6．血糖

因感染性休克时交感神经兴奋，升糖激素释放，肝功受损，胰岛功能减退，外源性糖皮质激素和葡萄糖补充等影响，造成继发性高血糖，为细菌、真菌生长创造了很好条件。高血糖又带来血液高渗。对中枢神经和各重要脏器损害使血管反应性进一步下降，休克加剧。

7．心率

正常心率 60 ～ 100 次 / 分，感染性休克时机体处于高代谢状态，同时细菌毒素、炎性介质和代谢产物对心脏作用，故心率代偿性增快在 100 次 / 分以上，一旦下降至 60 ～ 70 次 / 分常预示心脏失代偿而即将停止跳动，并非心功能改善。

8．血清电解质变化需要准确分析判断

由于感染性休克代谢性酸中毒，细胞释放 K^+，故血清钾有时很高且难以下降。受大剂量利尿药、脱水药和胃肠减压等影响，血清钾均可下降。由于体液丧失，血液浓缩，使血清钾相对升高，此时，细胞内可以存在严重低钾，故应结合血生化、心电图和临床综合分析判断。感染性休克时常存在镁、锌、铁、铜等降低，尤其镁的补充对休克和 MODS 防治有帮助。

9．注意酸碱失衡鉴别

感染性休克的组织缺血、缺氧，代谢性酸中毒是酸碱失衡的基础，但由于呼吸深快的代偿作用，可出现代谢性酸中毒和呼吸性碱中毒并存，血 pH 可以在正常范围。一旦发生呼吸抑制，出现呼吸性酸中毒，病情加重。当同时合并低氯、低钾时并产生代谢性碱中毒时，血气分析判断更为复杂。对于三重性酸碱失衡，不但要注意血气分析、阴离子间隙（AG）测定，还要结合临床进行鉴别。

10．其他

鉴于抗生素使用广泛，且剂量大，常可掩盖局部严重感染征象。

各种感染性疾病如肺炎、败血症、腹膜炎、化脓性胆管炎、菌痢、脑膜炎、尿路感染、坏死性胰腺炎和各类脓肿等，均可导致感染性休克，其病原体见表 4–4。

表 4–4 脓毒症休克的感染病原体

革兰氏阴性菌（最常见）	铜绿假单胞菌、硝酸盐阴性不动杆菌、大肠埃希菌、变形杆菌、克雷伯菌、痢疾杆菌和脑膜炎球菌等
革兰氏阳性菌	金黄色葡萄球菌、粪链球菌、肺炎链球菌、产气荚膜杆菌等
病毒支原体	流行性出血热、巨细胞病毒性肺炎等

（六）治疗

积极控制感染，治疗原发病，早期发现和预防，尽快纠正休克的低血压状态和改善微循环，缩短休克期是关键所在。

1．控制感染

控制感染是救治感染性休克的主要环节。

未明确病原菌前，一般应以控制革兰氏阴性杆菌为主，兼顾革兰氏阳性球菌和厌氧菌，宜选用杀菌剂，避免用抑菌药。

给药方式宜用静脉滴注或静脉注射，一般不采用肌内注射或口服。因此时循环不良、呼吸困难，起效较慢。

休克时肝肾等器官常受损，应该注意选择抗生素的种类、剂量和给药方法。一般主张肾功能轻度损害者给予原量的 1/2，中度者为 1/5 ~ 1/2，重度者为 1/10 ~ 1/5。感染性休克的发生常来势凶猛，病情危急，且细菌耐药性不断增加，给治疗带来困难。故应按临床实情选用强效抗生素，否则会失去抢救时机。可选用头孢曲松（菌必治、罗氏芬）、环丙沙星（悉复欢）、头孢他啶（复达欣）、亚胺培南 – 西司他丁（泰能）等。

2．扩容治疗

相对或有效循环血量的不足是感染性休克的危险因素，故扩容治疗是抗休克的基本手段。扩容所用液体应包括胶体和晶体，各种液体的合理组合才能维持机体内环境的恒定。胶体液有低分子右旋糖酐、血浆、清蛋白和全血等；晶体液中以生理盐水、复方氯化钠注射液较好。

（1）胶体液：胶体液有低分子右旋糖酐、血浆、清蛋白和全血等。

1）低分子右旋糖酐：右旋糖酐又称葡聚糖，是多相分散的糖聚合物。输注后可提高血浆渗透压、拮抗血浆外渗，从而补充血容量，稀释血液，降低血液黏度、疏通微循环，防止发生 DIC。在肾小管内发挥渗透性利尿作用。静脉滴注后 2 ~ 3 小时其作用达高峰，4 小时后逐渐消失，故滴速宜较快。

有严重肾功能减退、充血性心力衰竭和出血倾向者最好勿用。右旋糖酐可明显减少血管性血友病因子和损害血小板功能，并有促进纤溶作用，引起凝血功能紊乱，并且它的变态反应发生率高、程度重，因此，右旋糖酐已有逐渐退出临床使用的趋势。

2）血浆、白蛋白和全血：适用于肝硬化或慢性肾炎伴低蛋白血症、急性胰腺炎等病例。血细胞比容以维持在 0.35 ~ 0.40 较合适。无贫血者不必输血，已发生 DIC 者输血亦应慎重。

3）羟乙基淀粉：能提高胶体渗透压、增加血容量，不良反应少、无抗原性，很少引起变态反应。

（2）晶体液：晶体液可分为生理盐水和乳酸钠林格液等平衡盐液。

晶体液所含各种离子浓度较接近血浆水平，可提高功能性细胞外液容量，并可部分纠正酸中毒。但需要注意的是，对肝功能有明显损害者以用碳酸氢钠林格液为宜。

3. 纠正酸中毒

纠正酸中毒的根本措施在于改善组织的低灌注状态。缓冲碱主要起治标作用，且血容量不足时，缓冲碱的效能亦难以充分发挥。

纠正酸中毒可增强心肌收缩力、恢复血管对血管活性药物的反应性，并防止 DIC 的发生。

在 $pH < 7.20$ 时首选的缓冲碱为 5% 碳酸氢钠，其次为 11.2% 乳酸钠（肝功能损害者不宜用），三羟甲基氨基甲烷（THAM）适用于需限钠患者，因其易透入细胞内，有利于细胞内酸中毒的纠正。

三羟甲基氨基甲烷（THAM）滴注过程中溢出静脉外时可致局部组织坏死，静脉滴注速度过快可抑制呼吸，甚至呼吸停止；此外，尚可引起高钾血症、低血糖、胃肠道反应等。

4. 血管活性药物的应用

血管活性药物的应用旨在调整血管舒缩功能、疏通微循环淤滞，以利休克的逆转。

（1）扩血管药物：扩血管药物必须在充分扩容的基础上使用，适用于低排高阻型休克。常用的药物如下。

1）α – 受体阻滞药：可解除内源性去甲肾上腺素所引起的微血管痉挛和微循环淤滞，使肺循环内血液流向体循环而防治肺水肿（表 4–5）。

表 4-5　α－受体阻滞药

药品	作用	用法	注意
酚妥拉明（苄胺唑啉）	短效的非选择性 α－受体阻滞药（α_1、α_2），能拮抗血液循环中肾上腺素和去甲肾上腺素的作用，使血管扩张而降低周围血管阻力	剂量为每次 5 ～ 10 mg（儿童 0.1 ～ 0.2 mg/kg），以葡萄糖液 500 ～ 1000 mL 稀释后静脉滴注，开始时宜慢，以后根据反应调整滴速	心功能不全者宜与正性肌力药物或升压药合用以防血压骤降
氯丙嗪	具有明显中枢神经镇静和降温作用，能降低组织氧耗量，还能阻断 α－受体、解除血管痉挛、改善微循环，适用于烦躁不安、惊厥和高热患者	剂量为每次 0.5 ～ 1.0 mg/kg，加入葡萄糖液中静脉滴注或肌内注射，必要时可重复	对年老有动脉硬化和呼吸抑制者不宜应用，肝功能损害者禁用

2）β－受体激动药：典型代表为异丙肾上腺素，成年人 2 ～ 4μg/（kg·min），儿童 0.05 ～ 0.2μg/（kg·min），心率不超过 120 次 / 分（儿童心率不超过 140 次 / 分）。多巴胺为合成去甲肾上腺素和肾上腺素的前体，最初滴速为 2 ～ 5μg/（kg·min），然后按需要调节滴速。多巴胺为目前应用较多的抗休克药，对伴有心肌收缩力减弱、尿量减少而血容量已补足的休克患者疗效较好（表 4–6）。

表 4–6　多巴胺剂量与作用

剂量	作用
2 ～ 5μg/（kg·min）	主要兴奋多巴胺受体，使内脏血管扩张，以肾血流量增加、尿量增多较显著
6 ～ 15μg/（kg·min）	主要兴奋 β－受体，增强心肌收缩力，使心排血量增多，而对心率的影响较小，较少引起心律失常，对 β_2 受体的作用较弱
＞ 15μg/（kg·min）	主要兴奋 α－受体，也可使肾血管收缩，应予以注意

3）抗胆碱能药物：分类与剂量见表 4–7。

表 4–7　抗胆碱能药物的分类与剂量

分类	剂量
阿托品	成年人每次 1 ～ 2 mg，儿童每次 0.03 ～ 0.05 mg/kg
东莨菪碱	成年人每次 0.3 ～ 0.5 mg，儿童每次 0.006 mg/kg
山莨菪碱	成年人每次 10 ～ 20 mg

给药方式为静脉注射，每 10 ~ 30 分钟注射 1 次，病情好转后逐渐延长给药间隔直到停药，如用药 10 次以上仍无效，或出现明显中毒症状者，应立即停用，并改用其他药物。

注意事项：在有效血容量得到充分补充的前提下方可加用血管扩张药；剂量应逐步增减，防止机体不适应和反跳现象；注意首剂综合征的发生，有的患者对某种血管扩张药（如哌唑嗪等）特别敏感，首次应用后可发生严重低血压反应，故药物种类与剂量需因人而异。血管扩张药单一长期应用可发生“受体脱敏”现象，血管对药物产生不敏感性，故应予更换。联合用药法，一般应用多巴胺和多巴酚丁胺加酚妥拉明或硝普钠。

（2）缩血管药物：常用的缩血管药物有去甲肾上腺素与间羟胺。

去甲肾上腺素的剂量为 0.03 ~ 1.5μg/（kg · min），去甲肾上腺素具有兴奋 α－受体和 β－受体的双重效应。其兴奋 α－受体的作用较强，通过提升平均动脉压而改善组织灌注；对 β－受体的兴奋作用为中度，可以升高心率和增加心脏做功，但由于其增加静脉回流充盈和对右心压力感受器的作用，可以部分抵消心率和心肌收缩力的增加，从而相对减少心肌氧耗。因此亦被认为是治疗感染中毒性休克的一线血管活性药物。剂量超过 1μg/（kg · min），可由于对 β－受体的兴奋加强而增加心肌做功与氧耗。

5. 防治各种并发症

脓毒血症和感染性休克可导致各类脏器损害，如心功能不全、心律失常、肺水肿、消化道出血、DIC、急性肾衰竭、肝功能损害和 ALI、ARDS 等，尤其须警惕 MODS 的发生，并应做相应预防与救治处理。

（1）强心药物的应用：重症休克和休克后期病例常并发心功能不全，是因细菌毒素、心肌缺氧、酸中毒、电解质紊乱、心肌抑制因子、肺血管痉挛、肺动脉高压和肺水肿加重心脏负担以及输液不当等因素引起。老年人和幼儿尤易发生，可预防应用毒毛花苷 K 或毛花苷 C。

出现心功能不全征象时，应严格控制静脉输液量和滴速。除给予快速强心药外，可给予血管解痉药，但必须与去甲肾上腺素或多巴胺合用以防血压骤降。大剂量糖皮质激素有增加心排血量和降低外周血管阻力，提高冠状动脉血流量的作用，可早期短程应用。同时给氧、纠正酸中毒和电解质紊乱，并给予能量合剂以纠正细胞代谢失衡状态。

（2）维持呼吸功能、防治急性呼吸窘迫综合征：肺为休克的主要靶器官之一，顽固性休克常并发肺衰竭。此外，脑缺氧、脑水肿等亦可导致呼吸衰竭。

休克患者均应给氧，经鼻导管（4 ~ 6 L/min）或面罩间歇加压输入，吸入氧浓度以 40% 左右为宜，必须保持呼吸道通畅。

在血容量补足后，如患者神志欠清、痰液不易清除、气道有阻塞现象时，应及早考虑做气管插管或切开并行辅助呼吸（间歇正压），并清除呼吸道分泌物，注意防止继发感染。应及早给予呼气末加压呼吸（PEEP），可通过持续扩张气道和肺泡，增加功能性残气量，减少肺内分流，提高动脉血氧分压、改善肺的顺应性、增高肺活量。

除纠正低氧血症外，应及早给予血管解痉药以降低肺循环阻力，并应正确掌握输液量、控制入液量、尽量少用晶体液。

如血容量正常或偏高，为减轻肺间质水肿可给予白蛋白和大剂量呋塞米。

己酮可可碱对急性肺损伤有较好的保护作用，早期应用可减少中性粒细胞在肺内积聚，抑制肺毛细血管的渗出，防止肺水肿形成，具有阻断 ARDS 形成的作用；IL–1 与 TNF 均为 ARDS 的重要损伤性介质，己酮可可碱能抑制两者对白细胞的激活作用，是治疗 ARDS 与多器官功能障碍综合征较好的药物。

（3）肾功能的维护：休克患者出现少尿、无尿、氮质血症时，应注意鉴别为肾前性或急性肾功能不全所致。维护肾功能，在有效心排血量和血压恢复之后，如患者仍持续少尿，静脉滴注呋塞米（速尿）20 ~ 40 mg。如患者排尿无明显增加，而心脏功能良好，则可重复 1 次。若患者仍无尿，提示可能已发生急性肾功能不全，应给予相应处理。

（4）脑水肿的防治：脑缺氧时易并发脑水肿，患者出现神志不清、一过性抽搐和颅内压增高，甚至发生脑疝，应及早给予血管解痉药、抗胆碱类药物、渗透性脱水药（如甘露醇）、呋塞米，并予大剂量糖皮质激素（地塞米松 10 ~ 20 mg）静脉滴注及给予能量合剂等。

（5）DIC 的治疗：见表 4–8。

表 4–8　DIC 治疗

阶段	剂量
DIC 确立	采用中等剂量肝素，1 mg/kg，静脉滴注，每 4 ~ 6 小时 1 次，使凝血时间控制在正常的 2 倍以内
DIC 控制后	停药，并用双嘧达莫，剂量可酌减
DIC 后期	继发性纤溶可加用抗纤溶药物

（瞿星光）

第二节 多器官功能障碍综合征

一、概述

多器官功能障碍综合征（MODS）是指急性疾病过程中两个或两个以上的器官或系统同时或序贯发生功能障碍。MODS 的发病基础是全身炎症反应综合征（SIRS）。迄今为止，MODS 的发病机制尚未完全了解，治疗方法和手段也在不断的完善中。

（一）病因

现代细胞分子生物学、免疫学以及大量的临床研究证实，创伤、感染、出血等导致的后期死亡几乎都是由于全身炎症反应综合征（SIRS）/ 多器官功能障碍综合征（MODS）这一共同途径引起。MODS 的发病基础包括以下多种外科危重病：①创伤、烧伤或大手术等致组织严重损伤或失血、失液；②严重的感染；③各种原因的休克；④心跳呼吸骤停经复苏后；⑤重症急性胰腺炎、绞窄性肠梗阻、全身冻伤复温后；⑥输血、输液、用药或呼吸机应用失误；⑦原有某些疾病，如冠心病、肝硬化、慢性肾病等，免疫功能低下如糖尿病、营养不良和应用免疫抑制药者易发生 MODS。

（二）发病机制

MODS 的发病机制尚未完全明确，SIRS 是形成 MODS 最主要的原因。防治各种病因引发的 SIRS，尤其是内毒素引发的 SIRS 是防治 MODS 的关键。当机体受到严重损害时可发生强烈的防御性反应，一方面起到稳定自身的作用，另一方面又会有损害自身的作用。各种免疫细胞、内皮细胞和单核吞噬细胞系统被激活后产生大量细胞因子、炎症介质及其他病理性产物，包括肿瘤坏死因子（TNF）、白介素 -1（IL-1）、白介素 -2（IL-2）、白介素 -6（IL-6）、组胺、缓激肽、一氧化氮（NO）、血栓素（TXA_2）、心肌抑制因子、血小板活化因子（PAF）、白三烯、C3a 及 C5a 等，还可引起酶类失常和氧自由基过多。这种炎症反应一旦失控，通过级联反应逐级放大形成瀑布样效应，当促炎反应大于抗感染反应时可造成广泛的组织破坏，从而启动从 SIRS 向 MODS 发展的过程。Bone 提出代偿性抗感染症反应综合征（CARS），在 SIRS 向 MODS 发展的过程中实际上是 SIRS 和 CARS 在机体中相互作用，最终由平衡发展为失衡的一个过程，是抗感染介质（如 IL-4，IL-10 等）与促炎介质交叉网络，控制全身炎症反应在适当的范围内，当 SIRS > CARS 时，MODS 即易发生。MODS 不一定是一次性严重生理损伤的后果，往往是由多次重复打击造成。初次打击可能并不严重，但可使全身免疫系统处于预激状态。当受到再次打击时，全身炎症反应将成倍扩增，可超大量地产生各种继发性炎症介质。这些炎症介质作用于靶细胞后导致更多级别的新的介质产生，从而形成炎症介质“瀑布”反应。其结果可导致低血压、休克、微循环障碍、细胞营养受损、心肌抑制、内皮细胞受损、血管通透性增加、血液高凝或微血栓形成，以及分解代谢亢进和严重营养不良，最终发展为 MODS。MODS 发生前器官功能大多是良好的，发生后若患者得到及时治愈，脏器功能大多可以恢复至正常水平，但那些慢性疾病终末期出现的器官功能衰竭很难再恢复。

近年来也有一部分学者将 MODS 的发病机制研究注意力集中于肠道，认为肠道是激发 MODS 的策源地，Marshall 认为肠黏膜氧合障碍和缺血性损伤是 MODS 的始动因素。Meakins 更将胃肠道称为 MODS 的发动机，可见肠道屏障功能受损是 MODS 形成的重要原因。危重病情况下肠黏膜因灌注不足而遭受缺氧性损伤，可导致细菌易位，形成肠源性感染，从而诱发多种炎症介质释放，引起远距离器官损伤。另外，缺血 - 再灌注的肠道释放出活性氧中间体（ROI）等，使肠道区域性循环血液中性粒细胞（PMN）首先被预激，继而与血管内皮细胞发生相互作用，引发炎症反应，从而导致 MODS。MODS 的早期可发生肺衰竭，表现为肺毛细血管内皮受损、肺间质水肿、肺泡表面活性物质丢失和肺泡塌陷，部分肺血管栓塞、肺分流和无效腔通气增加，即 ARDS。肝在 MODS 的进展和结局中起到了决定性作用，肝具有重要的代谢功能，肝巨噬细胞有宿主防御功能。当 MODS 同时存在严重肝功能障碍时，可使肝的合成和代谢功能恶化。

（三）临床表现

临床上 MODS 有 2 种类型。①速发型：是指原发急症在发病 24 小时后有两个或更多的器官系统同时发生功能障碍，如 ARDS+ 急性肾衰竭（ARF）、ARDS+ARF+ 急性肝功能衰竭（AHF）、弥散性血管内凝血（DIC）+ARDS+ARF。此型发生多由于原发病为急症且甚为严重。对于发病 24 小时内因器官衰竭死亡者，一般只归于复苏失败，而不作为 MODS。②迟发型：是先发生一个重要器官或系统的功能障碍，如心血管、肺或肾的功能障碍，经过一段较稳定的维持时间，继而发生更多的器官、系统功能障碍。此型多见于继发感染或存在持续的毒素或抗原。

二、诊断

各器官或系统功能障碍的临床表现可因为障碍程度、对机体的影响、是否容易发现等而有较大差异。如肺、肾等器官和循环系统的功能障碍临床表现较明显，故较易诊断，而肝、胃肠道和血液凝血功能障碍在较重时临床表现才明显，故不易早期诊断。采用实验室检查、心电图、影像学和介入性监测等检查方法，有助于早期诊断器官功能障碍。如动脉血气分析可以反映肺换气功能；检查尿比重和血尿素氮、血肌酐可以了解肾功能；心电图和中心静脉压、平均动脉压监测、经 Swan-Ganz 导管的监测可以反映心血管功能等。因此，MODS 的诊断需要病史、临床表现、实验室和其他辅助检查结果的综合分析。MODS 的诊断指标目前尚未统一，初步诊断标准见表 4-9。

表 4-9　MODS 的初步诊断

脏器功能	衰竭类型	临床表现	检验或检测
心	急性心力衰竭	心动过速，心律失常	心电图失常
外周循环	休克	血压降低，肢端发凉，尿少	平均动脉压降低，微循环失常
肺	ARDS	呼吸加快、窘迫，发绀，需吸氧和辅助呼吸	血气分析 PaO_2 降低等，呼吸功能失常
肾	ARF	无血容量不足的情况下尿少	尿比重持续在 1.010，尿钠、血肌酐增多
胃肠	应激性溃疡、肠麻痹	呕血、便血、腹胀，肠音弱	胃镜检查可见病变
肝	急性肝功能衰竭	黄疸，神志异常	肝功能异常，血清胆红素增高
脑	急性中枢神经功能障碍	意识障碍，对语言、疼痛刺激等反应减退	
凝血功能	DIC	皮下出血瘀斑、呕血、咯血等	血小板减少，凝血酶原时间和部分凝血活酶时间延长，其他凝血功能试验异常

诊断 MODS 应详细分析患者的所有资料，尤其应注意以下几点。

（1）熟悉引起 MODS 的常见疾病，警惕存在 MODS 的高危因素。在外科疾病中，任何严重的感染、创伤以及大手术均可发生 SIRS，当这些患者出现不明原因的呼吸、心律改变，血压偏低，神志变化，尿量减少，尤其出现休克时，就应警惕 MODS 的发生。

（2）及时详细的辅助检查：当怀疑患者出现 MODS 时，除进行如血常规、尿比重、心电图、胸部 X 线片和中心静脉压测定等常规检查外，还应尽快做特异性较强的检查，如血气分析、肝肾功能监测、凝血功能检查、Swan-Ganz 导管监测等，以便及早做出正确诊断和鉴别。

（3）任何危重患者应动态监测心脏、呼吸和肾功能。由于 MODS 的表现可以是渐进的，也可能较隐蔽，往往被原发病掩盖，因此，一些较明显的表现变化就应加以注意。临床上容易监测的是心脏、呼吸和肾功能，心动过速、呼吸加快、发绀、尿少等较容易被发现，如按常规治疗不能有效改善症状，就应注意已发生 MODS。

（4）当某一器官出现功能障碍时，应严密观察其他器官的变化。MODS 多数是序贯出现的。只着眼于出现症状的器官，容易遗漏 MODS 的发生。因此，一旦某一器官功能障碍，应根据其对其他系统器官的影响，注意连锁反应的可能性，及时做有关的检查。例如急症患者胃肠出血，应注意有无 DIC、脑出血、ARDS 等，以便及时做出正确诊断。临床上，肺功能障碍常常是 MODS 中最早被发现的，而肝功能衰竭最易并发肾衰竭。

（5）熟悉 MODS 的诊断指标。器官功能障碍与衰竭是疾病的不同阶段，器官衰竭较容易诊断，但难以治愈。MODS 则尚处在疾病的发展阶段，有较大的治愈可能，因此，应熟悉 MODS 的诊断指标，以早期、及时诊断 MODS 的存在。如在有肝功能异常伴大量腹腔积液时就应做出肝功能障碍的诊断，不一定要有深度黄疸；如肺功能障碍不应等到出现呼吸困难，而在呼吸加快、血气分析 PaO_2 降低，需辅助呼吸时就做出诊断。

三、治疗

由于对 MODS 的病理过程缺乏有效的遏制手段，因而病死率较高。因此，如何有效预防其发生是提高危重患者救治成功率的重要措施。

1．积极治疗原发病

无论是否发生 MODS，为抢救患者的生命，对原发病应予以积极治疗。只有控制原发病，才能有效防止和治疗 MODS。否则，必然使病情加重、恶化。如大面积的创伤，及时的清创、及时的补充体液、防止感染，就容易防止可能出现的肾功能障碍。

2．重点监测患者的生命体征

生命体征是最容易反映患者器官或系统变化的征象，如果患者呼吸快、心率快，应警惕发生心、肺功能障碍；血压下降则要考虑周围循环衰竭。对可能发生 MODS 的高危患者，应进一步扩大监测的范围，如中心静脉压、尿量及比重、肺动脉楔压、心电图改变等，可早期发现 MODS。

3．防治感染

鉴于外科感染是引起 MODS 的重要病因，因此防治感染对预防 MODS 有非常重要的作用。对可能感染或者已有感染的患者，在未查出明确感染微生物以前，必须合理使用广谱抗生素或联合应用抗菌药物。对明确的感染病灶，应采取各种措施使其局限化，只要可能，应及时做充分的外科引流，以减轻脓毒症。如急性重症胆管炎、弥漫性腹膜炎等，应积极做胆管和腹腔引流。当发热、白细胞明显升高，但没有发现明确感染灶时，应做反复细致的全身体格检查，反复做血培养，采用可利用的各种辅助检查寻找隐藏的病灶。维持各种导管的通畅，加强对静脉导管的护理，有助于防止感染的发生。

4. 改善全身情况和免疫调理治疗

急症患者容易出现水、电解质紊乱和酸碱平衡失调，外科患者常见是等渗性缺水、低渗性缺水和代谢性酸中毒，必须予以纠正。创伤、感染导致的低蛋白血症、营养不良也需要耐心纠正。除了补充人体血清蛋白以外，适时进行肠外营养，并根据病情逐渐过渡到肠内营养，以补充体内消耗。同时，酌情使用生长激素可增加蛋白合成。

5. 保护肠黏膜的屏障作用

有效纠正休克、改善肠黏膜的灌注，能维护肠黏膜的屏障功能。尽可能采用肠内营养，可防止肠道细菌的易位。合并应用肠黏膜保护药及包含有精氨酸、核苷酸和 ω-3 多不饱和脂肪酸的肠内营养剂等，可增强免疫功能，减少感染性并发症的发生。

6. 及早治疗首先发生功能障碍的器官

MODS 多从一个器官功能障碍开始，连锁反应导致更多器官的功能障碍。治疗单个器官功能障碍的效果胜过治疗 MODS。只有早期诊断器官功能障碍，才能及早进行治疗干预，阻断 MODS 的发展。

（瞿星光）

第五章 急性中毒

第一节 有害气体中毒

一、急性氨中毒

氨为无色而有特殊刺激性的尿臭味气体。短期内吸入高浓度氨气，误服氨水都可致中毒，多见于冷库、化肥、制药、塑料、合成纤维、石油精炼等作业。

（一）病因及发病机制

1. 病因

喷洒氨水时不注意防护，或贮藏、运输泄漏使高浓度氨大量逸散、污染空气，可造成扩散中毒。一次咽下浓氨水 8 mL 即可致死。

2. 发病机制

氨挥发性大，对黏膜有高度的刺激性，引起人体组织的液化性坏死，可损害眼、口腔及呼吸道黏膜；氨被吸收入血后所致的急性中毒，呼吸系统损害最为严重，可致 ARDS，甚至猝死。

（二）诊断

1. 毒物接触史

生活或工作中曾经吸入或误服氨。

2. 临床表现

（1）症状。①轻度中毒：患者吸入较高浓度氨气后，出现胸闷、咳嗽、咳痰等症状。脱离现场后可短期内恢复正常。②中度中毒：患者吸入高浓度氨气后，表现为呼吸困难、胸部紧迫感、咳嗽加剧。咳痰或咳血丝痰，常伴有头晕、头痛、乏力、心悸、恶心等症状。③重度中毒：患者有呼吸窘迫、咳嗽加剧、咳大量白色或粉红色泡沫样痰；伴有严重喉头水肿或支气管黏膜坏死脱落阻塞所致窒息，或较严重的气胸或纵隔气肿，或较明显的心、肝或肾等脏器损害者。随后陷入昏迷，未得到及时治疗的可因呼吸衰竭而死亡。

（2）体征。①轻度中毒：肺部可听到散在性干啰音。②中度中毒：有轻度发绀，两肺可闻干啰音或散在性湿啰音。③重度中毒：明显发绀，两肺满布干湿啰音。

3．实验室及其他检查

（1）毒物定性：胃内容物有强烈的刺鼻氨味，可使石蕊试纸变为蓝色（碱性）。

（2）X 线胸片：示肺野透亮度减低，肺纹理增多，粗乱、模糊呈网状阴影，或有局部或散在性点片状阴影，或互相融合成斑片状。符合严重的肺炎或肺泡性肺水肿改变。

（3）血气分析：动脉血氧分压严重降低。

（三）鉴别诊断

根据中毒者现场中的高浓度氨气吸入等线索，以及上述的临床表现，一般不难做出急性氨中毒的诊断。

（四）治疗

治疗原则：使中毒者迅速脱离现场，供氧，防治肺水肿。

1．现场抢救

（1）吸入中毒者的初步处理：立即将中毒者搬离现场，至新鲜空气处，给氧，除去污染衣服，保温。有条件者即用喷雾剂吸入，解除支气管痉挛。可用氨茶碱 0.25 g，加入 50% 葡萄糖液 20 mL 中，缓慢静脉注射。如呼吸表浅，注射呼吸中枢兴奋剂。

（2）眼或皮肤损伤的处理：立即用 2% 硼酸水或清水彻底冲洗。抗生素眼药水点眼防止感染。皮肤损伤冲洗干净后，可用 3% 硼酸水湿敷 48 小时后，涂布抗生素软膏、消毒纱布包扎。严重眼损伤（如角膜损伤）转眼科医师诊治。

（3）必要时气管切开：如患者呼吸窘迫，发绀进行性加重，有窒息预兆者，应立即做气管切开。当中毒者动脉血 pH 小于 7.35，$PaCO_2$ 大于 8.6 kPa，有严重喉头水肿，肺水肿 24 小时不缓解者，即为气管切开的指征。气管切开有增加肺泡通气量、减少无效腔、利于吸出分泌物等优点，有适应证时宜尽早施行。

2．院内抢救

在本阶段治疗时，主要以防治中毒性肺水肿、感染及其他并发症为重点。

（1）雾化吸入疗法：不论病情轻重，都是雾化吸入的适应证。雾化剂处方可用地塞米松 5 mg、氨茶碱 0.125 g、庆大霉素 8 万 U、α－糜蛋白酶 5 mg，加入生理盐水 20 mL。根据病情第一个 24 小时内每隔 30 ~ 60 分钟吸入 1 次，每次 10 分钟。同时可用生理盐水 20 mL，交替吸入。喷雾剂组合可按病情需要增减。临床应用以超声雾化法为佳。

（2）治疗中毒性肺水肿：是抢救的关键，严密观察至少 24 ~ 48 小时。按病情需要做血气分析监护，合理给氧，及早、短程给予糖皮质激素。必要时注射山莨菪碱及快速利尿剂。适当使用消泡剂，如二甲硅油气雾剂（但不宜长时间应用）。

（3）防止呼吸道梗阻：及时吸痰，排除梗阻因素，防治感染，注意病室消毒与中毒者的隔离，口腔与呼吸道护理，气管切开术后护理，以及合理应用抗生素等。

（4）纠正缺氧：在血气分析的监护下，选用适当的给氧方法和相应的氧流量。有二氧化碳蓄积者采用鼻导管法，低氧流量持续给氧。一般不用高压氧治疗。

（5）支持疗法：注意合理静脉营养，补充维生素、血清白蛋白、护肝药物等。

二、急性一氧化碳中毒

一氧化碳（CO）俗称煤气，为无色、无臭、无味、无刺激的气体。在生产和生活中，如不慎吸入过量后可发生急性一氧化碳中毒，是常见的生活性中毒和职业性中毒。

（一）病因及发病机制

1. 病因

（1）生活性因素：冬季在密闭的居室中使用煤炉或天然气炉、炭炉等，通风不良或排烟不畅所致。

（2）职业性中毒：在有一氧化碳的操作室长期工作，通风设备不良以致中毒。

2. 发病机制

一氧化碳经呼吸道进入肺内，由肺泡吸收进入血液，迅速与红细胞内的血红蛋白分子中的原卟啉的亚铁相结合形成碳氧血红蛋白（HbCO），使红细胞失去摄氧能力，造成机体急性低氧血症。临床上出现颅内压增高，甚至形成脑疝，危及生命。

（二）诊断

1. 毒物接触史

以冬季为多见，有吸入一氧化碳史。

2. 临床表现

（1）症状：根据临床症状的严重程度和血液中碳氧血红蛋白含量，急性一氧化碳中毒可分为轻、中、重度。

1）轻度中毒：头痛，头晕，目眩，耳鸣，心悸，恶心呕吐，全身乏力等。体检无异常体征，血液碳氧血红蛋白含量为10% ~ 20%。脱离现场，吸入新鲜空气后即可好转。

2）中度中毒：上述症状加重并出现面色潮红，口唇呈樱桃红色，出汗多，心率快，初起血压升高然后下降，躁动不安，步态不稳，震颤，意识模糊，渐至昏迷状态。血液碳氧血红蛋白含量为30% ~ 40%。患者脱离现场后，经积极抢救，一般数小时内可清醒，无明显并发症和后遗症。

3）重度中毒：患者出现深昏迷，反射消失，二便失禁，四肢厥冷，抽搐，呼吸困难，血压下降，可因呼吸衰竭、肺水肿、脑水肿而危及生命，血液碳氧血红蛋白含量在50%以上。长时间昏迷及缺氧严重者常有心肌损害，心律失常，水、电解质紊乱等并发症。如昏迷后因体位而致肢体受压迫过久，该部肌肉血液供应受阻可导致压迫性肌肉坏死（横纹肌溶解症），体表皮肤出现大水疱和红肿，坏死肌肉所释放的肌球蛋白可引起急性肾小管坏死和肾衰竭。此类患者死亡率高，抢救成功而幸存者，在神志清醒后1 ~ 2个月亦常会出现一些严重后遗症，如肢体瘫痪、震颤、麻痹、癫痫、周围神经炎、自主神经损害、皮肤营养障碍、耳眩晕、发作性头痛、精神障碍等。还有一种重度中毒类型，因为现场的一氧化碳浓度非常高，故可在进入此环境短时间内就突然发生昏迷、痉挛、呼吸困难，以致呼吸麻痹而快速死亡。

（2）体征：意识障碍，伴皮肤黏膜呈樱桃红色，尤以两颊、前胸、大腿内侧较明显。

3. 实验室及其他检查

（1）血液HbCO定性测定。①加碱法：取患者血液3 ~ 5滴，用等量蒸馏水稀释后，加入10%氢氧化钠1 ~ 2滴，如血中有HbCO，则血液仍保持淡红色不变，正常血液则呈棕绿色。②煮沸法：取蒸馏水10 mL，加入患者血液3 ~ 5滴，血中如有HbCO，煮沸后仍为红色，正常血液呈褐色。③硫酸铜法：取患者血液2 mL，加入等量水和3滴饱和硫酸铜溶液，混合后正常血液出现绿色沉淀，血中如有HbCO，则出现红色沉淀。

（2）血液HbCO定量测定：正常人不吸烟者HbCO低于5%；吸烟者HbCO低于10%。轻度中毒者血中HbCO含量10% ~ 20%，中度中毒者30% ~ 40%，重度中毒者50%以上。

（3）脑电图检查：发现弥漫性不规则性慢波，双额低幅慢波及平坦波，对 HbCO 的测定有辅助诊断意义。

（三）鉴别诊断

1. 脑血管意外

多见于高龄，或有高血压动脉硬化病史，可有神经系统体征。头颅 CT 检查有助于诊断。

2. 急性安眠药中毒

有服安眠药史、血液 HbCO 阴性。

3. 糖尿病酮中毒昏迷

多有糖尿病病史，血糖增高，血酮，尿酮阳性，代谢性酸中毒。

（四）危重指标

（1）昏迷、抽搐。

（2）HbCO 高于 25%，PaO_2 低于 4.8 kPa（36 mmHg），$PaCO_2$ 高于 6.37 kPa（50 mmHg）。

（3）昏迷伴严重的心律失常或心力衰竭。

（4）并发肺水肿。

（五）治疗

治疗原则：使中毒者迅速脱离现场，供氧，保护大脑，防治并发症及后遗症。

1. 现场抢救

立即打开门窗，将中毒者撤离有毒现场，保持患者呼吸道通畅。此过程中应注意施救者的安全，救人者瞬间变为患者的病例在临床上屡见不鲜。重症患者于运送途中，根据中毒表现，条件具备者，必要时注射呼吸兴奋剂，血压下降者按休克处理。呼吸、心搏骤停者立即施行心肺复苏，入院后改气管插管加压给氧。

2. 院内抢救

（1）供氧：尽快吸氧，有条件应及时施行高压氧疗法以加速 HbCO 的解离。凡昏迷或 HbCO 超过 25% 均是高压氧治疗的适应证。高压氧治疗的压力为 2 ~ 3 个绝对大气压，每日治疗 1 ~ 2 小时，清醒后每日 1 次，疗程 5 ~ 20 天。高压氧疗法具有治愈率高、后遗症少的优点。如无高压氧设备，应采用高浓度（氧浓度 60% 以上）面罩给氧，时间一般不应超过 24 小时，以免发生氧中毒。

（2）保护脑组织。①防治脑水肿：控制补液量，如出现脑水肿可予 20% 甘露醇静脉滴注，必要时可与呋塞米交替使用。尚可用氢化可的松 200 ~ 400 mL 或地塞米松

10 ~ 30 mg、胞磷胆碱 400 ~ 600 mg，静脉滴注，每日 1 次，连用 3 ~ 5 天。同时补充大量维生素 C、维生素 B。②改善脑微循环：可用低分子右旋糖酐 500 mL 加入川芎嗪 150 mg 静脉滴注，每日 1 次。③改善脑组织代谢：细胞色素 C 30 ~ 60 mg，静脉滴注，每日 1 次，用药前须做皮肤过敏试验；脑活素 10 ~ 20 mL 加入 250 mL 生理盐水中静脉滴注，每日 1 次，7 ~ 10 天为 1 个疗程。④人工冬眠疗法：昏迷时间超过 10 小时，抽搐频繁，高热者可采用。

（3）换血或输血：重症昏迷患者，血压稳定者可放血 300 ~ 400 mL，在严格无菌条件下，充氧后再行输入，如无上述条件不宜用此法。可输入新鲜全血 200 ~ 400 mL。

（4）对症支持：昏迷期间要预防肺部感染，纠正酸中毒及水、电解质紊乱等。

（瞿星光）

第二节 急性氰化物中毒

一、概述

氰化物是一种常见的毒物，种类很多，常见的无机氰化物有氰化氢（氢氰酸）、氰化钾、氰化钠、溴化氰、硫氰酸等，有机氰化物（腈类）有乙腈、丙腈、丙烯腈等，其中以氰化氢的毒性为最大。某些植物如苦杏仁、桃仁、木薯中含有苦杏仁苷，食入胃内后，在胃酸的作用下可分解释放出氰化氢（氢氰酸 HCN），故大量食用亦可引起氰化物中毒。临床表现以意识障碍伴呼吸抑制、口唇皮肤及静脉呈深红色、呼出气体有苦杏仁味为特点。

（一）病因

1. 职业性氰化物中毒

主要由于工业生产时吸入氰化氢气体或氰化物盐类的粉尘所致，有机氰化物（腈类）中毒除吸入其蒸气外，皮肤吸收也是重要途径。

2. 生活性氰化物中毒

多由于误食，氰化物盐类在胃肠道里均吸收完全，水溶性强的氰化钠（钾）甚至可经口腔黏膜、眼角膜快速吸收而产生中毒。

（二）发病机制

无机氰化物进入人体后可迅速解离，释放出氰化氢（HCN）或游离的氰离子（CN^-），并迅速分布于全身组织和细胞。氰离子可与各种细胞线粒体内之呼吸酶中的铁、铜、钼、锌等金属离子结合，特别是与氧化型细胞色素酶含有的三价铁结合，从而中断电子传递过程而导致该酶失活，使该酶所催化的生物氧化过程无法进行，产生“细胞内窒息”现象。呼吸抑制和麻痹为急性氰化物中毒最严重和最常见的表现，此时血液中虽有充足的氧，但不能为细胞所利用，故静脉血呈鲜红色。口服致死量氢氰酸为 0.06 g，氰化钾（或钠）为 0.1 ~ 0.3 g。成人服苦杏仁 40 ~ 60 粒，小儿服 10 ~ 20 粒即可引起中毒，严重者甚至死亡。

二、诊断

（一）毒物接触史

患者有氰化物的吸入、食入史或接触史。

（二）临床表现

1. 症状

典型的氰化物中毒按中毒症状的先后表现，可分为 4 期。

（1）前驱期：此期一般短暂，表现为眼、咽喉及上呼吸道的局部刺激症状，逐渐加重伴流涎，呼气有苦杏仁味，同时全身表现为逐渐加重的头痛、头晕，全身乏力、胸闷、耳鸣、震颤、大便急迫感。

（2）呼吸困难期：胸部压迫感，心悸，脉促，呼吸困难，呼出气体有苦杏仁味，血压升高，心律失常及传导阻滞，瞳孔逐渐散大，眼球突出，常有恐怖感，听力、视力减退，头晕头痛，乏力，神志逐渐模糊以致昏迷，皮肤黏膜呈鲜红色。

（3）痉挛期：出现强直性或阵发性惊厥，甚至角弓反张，大小便失禁，大汗，血压下降，心率减慢，呼吸表浅，意识丧失。可发生肺水肿，呼吸衰竭，皮肤黏膜转为发绀。

（4）麻痹期：抽搐停止，全身肌肉松弛，瞳孔散大，感觉和反射消失，呼吸浅缓，甚至呼吸麻痹，此时如及时抢救还可能控制病情发展；否则，逐渐呼吸停止、心搏骤停。还有一种特殊类型的中毒：当一次口服致死量（超过 100 mg）的氰化钠或氰化钾，或短期吸入高浓度的氰化氢，中毒者可在数秒钟内出现昏迷，继之惊厥，呼吸停止、心搏骤停，在 2 ~ 3 分钟内死亡，称“闪电样死亡”。

2．体征

（1）皮肤黏膜呈鲜红色，但口唇、指甲无发绀现象。

（2）呼气和口腔中有苦杏仁气味。

3．实验室及其他检查

尿中硫氰酸盐含量显著增加（正常人不吸烟者平均值 3.09 mg/L，吸烟者 6.29 mg/L）。

（三）鉴别诊断

1．急性一氧化碳中毒

有一氧化碳吸入史，血液碳氧血红蛋白阳性，尿中硫氰酸盐含量不增高。

2．急性有机磷农药中毒

有机磷农药接触史或口服史，呼出气及口腔中有大蒜样臭味，瞳孔缩小，肌肉纤维震颤，血胆碱酯酶活力降低。

（四）危重指标

（1）意识不清，中枢性呼吸抑制。

（2）昏迷，伴心律失常或心力衰竭。

（3）呼吸骤停，虽经复苏仍有呼吸频率及呼吸节律异常。

（4）并发脑水肿、肺水肿。

三、治疗

（一）治疗原则

立即脱离中毒环境，吸氧，尽早应用解毒药，对症支持。

（二）治疗措施

1．现场急救

就地抢救，应争分夺秒，呼吸中毒者，迅速将其移至空气新鲜处，接触中毒者脱掉污染的衣物，尽快转入医院治疗。呼吸停止者应尽快行人工呼吸或机械通气，心脏停搏者应立即行胸外心脏按压。

2．尽快吸氧

可缓解机体缺氧，赢得抢救时间。

3．特效解毒药的使用

高铁血红蛋白形成剂与供硫剂是氰化物中毒的特效解毒药。高铁血红蛋白形成剂有亚硝酸钠、亚硝酸异戊酯、亚甲蓝等；供硫剂以硫代硫酸钠为代表。临床上公认较好的疗法是亚硝酸钠与硫代硫酸钠联合疗法，两者所产生的作用为协同作用，而非简单的相加作用。临床常用的联合疗法如下：

（1）立即将亚硝酸异戊酯 1 ~ 3 安瓿裹在手帕中折断，放置在患者鼻孔处，让患者吸入 15 秒，可在 3 ~ 5 分钟后重复 1 ~ 2 次。用此药吸入，药效发挥快，在紧急情况下最为适宜，使体内迅速产生高铁血红蛋白。用药时应监测患者血压并密切注意，若突然下降，血压过低时立即停止吸入。

（2）继用 2% ~ 3% 亚硝酸钠水溶液 10 ~ 15 mL，加入 50% 葡萄糖液 40 mL 中，缓慢静脉注射（小儿剂量按 6 ~ 10 mg/kg 计算），于 10 分钟内注完，并频频测量血压，防止其骤然下降。血压骤降时应立即停止注射，并皮下注射 0.1% 肾上腺素 1 mL，必要时再注射。

（3）接着用原来注射针头静脉注射 25% ~ 50% 硫代硫酸钠液 20 ~ 50 mL，于 10 分钟内注射完。需要时 1 小时后可重复注射半量或全量。亦可在第一次静脉注射后，用硫代硫酸钠 10 g，溶于 5% 葡萄糖液 1000 mL 中静脉滴注（成人量）。

（4）如无亚硝酸钠溶液，可用亚甲蓝代替。亚甲蓝剂量为每次 5 ~ 10 mg/kg。常用方法为 1% 亚甲蓝溶液 25 ~ 50 mL，可混合于葡萄糖液中，静脉注射。亚甲蓝宜与硫代硫酸钠交替注射。亚甲蓝注射在普通病例 1 次便可，在重症或极重病例可于 0.5 ~ 1 小时后再注射 1 次。亚甲蓝治疗机制与亚硝酸钠相同，但疗效较差，因能够产生高铁血红蛋白的最好药物是亚硝酸钠，其效率约为亚甲蓝的 7 倍。但须注意，如高铁血红蛋白形成过多，可致症状加重，甚至引起死亡。因此须密切注意病情变化，如应用亚甲蓝后病情迅速改善，再用后反而发生意识障碍者，则不要盲目加用亚甲蓝。患者经上述治疗后，继续密切观察 1 ~ 2 天，必要时还须适当延长观察时间；如症状再出现，可再行上述治疗，药量可各减半，直至病情缓解。

4．其他解毒剂

（1）有机钴化合物：如依地酸二钴、组氨酸钴、谷氨酸钴等，也是氰的解毒剂，可迅速与游离的氰离子结合，而且对氰根的亲和力大于细胞色素氧化酶对氰根的亲和力，其中不良反应较小的依地酸二钴已经用于临床，临床报道效果好，认为可作为氰化物中毒的首选药物。

用法：1.5% 依地酸二钴 10 ~ 20 mL（每千克体重 2.5 ~ 5 mg）溶于 50% 葡萄糖液 40 ~ 60 mL 中，缓慢静脉注射。为了增强疗效，可再继之以 25% 硫代硫酸钠

25 ~ 50 mL 静脉注射。

（2）新型高铁血红蛋白生成剂：系近年由中国军事医学科学院研制并生产的抗氰新药，有针剂和口服剂两种剂型。针剂是 4- 二甲基氨基苯酚（4-DMAP），该药供急救时肌内注射用。

用法：中度中毒患者立即肌内注射 1% 4-DMAP 2 mL（20 mg）；重度中毒患者，包括呼吸停止、心搏骤停者立即肌内注射 10% 4-DMAP 2 mL（200 mg），继之 25% ~ 50% 硫代硫酸钠 20 mL 静脉注射。重症者在必要时 1 小时后重复半量。轻症中毒患者可口服 85 号抗氰片〔由 4- 二甲基氨基苯酚（4-DMAP）和对氨基苯丙酮（PAPP）组成，每片含 4-DMAP 180 mg、PAPP 90 mg〕，每次 1 片，一般在 20 分钟后症状缓解。

5．洗胃

口服中毒者在应用解毒剂同时，以 1 ：（1000 ~ 5000）高锰酸钾液或 5% 硫代硫酸钠或 3% 过氧化氢洗胃。口服牛奶、鸡蛋清、豆浆，并服硫酸亚铁，每 15 分钟 1 汤匙，可使氰化物生成无毒的亚氰化物而减缓吸收并降低毒性。

6．对症治疗

据具体表现可给予人工呼吸、呼吸兴奋剂、强心剂及升压药物治疗。①重症患者可给予地塞米松 10 ~ 20 mg 静脉注射以提高机体应激能力。②细胞色素 C，每次 15 ~ 30 mg，肌内注射或静脉滴注，每日 3 ~ 4 次，或以胞磷胆碱、三磷酸腺苷等静脉滴注，以改善脑细胞代谢。③皮肤灼伤处先用高锰酸钾溶液冲洗，再用硫化铵溶液洗涤。

（瞿星光）

第六章 危重症患者输血与急救

第一节 输血治疗的常见疾病

一、创伤

各种机械性与损伤性创伤所致急性出血，原则上首先控制出血。但为了急救，也要争取在手术前输血，以便立即改善急性失血性贫血状况，提高对手术的耐受性。有严重血管损伤或内脏破裂，如腹部大血管创伤、骨盆骨折合并脏器破裂、女性生殖器创伤等，均合并有大出血，常致患者迅速休克，故入院急诊时，首要任务是抗休克。

1. 以最快速度建立输血、输液通道

尽可能在上肢与颈部，最好在上腔静脉插管，既可保证输液、输血速度，又可测中心静脉压，也可避免输入的液体在未入心脏前于手术野中流失。立即抽取血标本做血型鉴定与交叉配血试验。

2. 快速推入平衡溶液及其他扩容剂

使血压上升，等待输血。

3. 大量、快速输血或加压输血

输血量一般较大（3000 ~ 9000 mL），特别在起初几小时内，其速度可达 100 mL/min。

4. 在输血同时应做相关检查

如 X 线摄片、腹腔穿刺等，一旦明确出血部位，立刻进行止血措施，如结扎血管、修补组织，以及切除损伤器官或手术探查止血。

5．留置导尿管

记录每小时尿量，检查尿液，包括 pH、潜血等。

6．止血剂应用

必要时应用强心剂与利尿药。

7．大量输血注意事项

①不可能全部应用新鲜血，在绝大多数场合是用库存血，而库存血中血细胞与血浆成分均会发生质与量的变化，因此，在应用过程中必须进行血液成分的合理组合才能达到预期目的；②可能会出现各种不良反应。为此，需随时对受血者进行血小板计数、血浆中游离血红蛋白、钾、钠、氯、钙、血气分析，心电图等相关检测。

二、产科大出血疾病

产科大出血疾病包括妊娠子宫破裂、异位妊娠、流产、胎盘性出血（前置胎盘、胎盘早期剥离）及产后出血等，为产科中极其险恶的疾病，如抢救不及时，往往致母婴双亡。由于妊娠妇女的血容量高于正常人，尤其在妊娠后期，可增加 30%，故对出血有较大耐受性。因此，孕妇常在大量出血后才出现症状，这在抢救中估计出血量时应注意此特点。另对胎儿而言，若在产前出血量超过 1000 mL，病死率会增加 1 倍。故及早诊断、尽快输血、补液及迅速手术为治疗三大原则。

又由于妊娠后，尤其是多次妊娠后，孕妇血清中可有同种异型血型抗体，若输入具有相应抗原的血液时，可能会引起溶血性输血反应，使原发病恶化。因而在输血前尽可能做有关不全抗体的检测，根据其结果选择适用制品。在等待输血时期内，应大量补液。若情况万分紧急，无法再等待时，可输用 O 型而抗 A、抗 B 凝集素阴性或滴度最弱的血液，并且最好是 Rh 阴性血之全血 1000 mL。若无此条件时，可用 O 型浓缩红细胞 2 ～ 4 U，再加用适量血浆。

三、上消化道出血

1．胃及十二指肠溃疡出血

当出血量不多时，除应用各种止血措施外，可予平衡液或中分子右旋糖酐。但若出血量多，血细胞比容少于 30%，或患者年龄较大，可予全血或浓缩红细胞，以使血红蛋白达到 100 ～ 110 g/L 为宜。一般经过上述处理后出血停止，血压上升，心率减慢。但若输血总量已达 1000 mL 以上，症状并无改善，或上升的血压在停止输血后又下降时，应考虑手术治疗。

2. 肝硬化食管、胃底静脉曲张破裂出血

出血量较大，一般常在 1000 mL 以上。由于本病患者肝功能不良，代谢功能降低，对缺血耐受性较差，常可由于血容量减少、长时间缺氧导致肝功能进一步恶化而诱发肝性脑病。故应加速输血、补液，纠正休克，同时积极配合止血措施。一般血红蛋白在 80 g/L 以上时，首先补给碳酸氢钠林格液或 5% 葡萄糖生理盐水，血压不能维持时，应加用中分子右旋糖酐 500 ~ 1000 mL。若患者有水肿或有腹腔积液，应限制钠盐输入，改用干冻血浆或白蛋白液，以纠正低蛋白血症。若当时血红蛋白在 80 g/L 以下，应予输血。

输血注意事项：①由于肝功能不全及脾功能亢进，凝血机制多有缺陷，如血小板计数低下，凝血酶原、第Ⅴ因子、第Ⅶ因子、纤维蛋白原含量降低，因而输新鲜全血最为适宜（以采血后 24 小时内新鲜血为佳）；②若无新鲜全血，可用浓缩红细胞加新鲜冰冻血浆；③若病情紧急，一时无新鲜血时，只能用库存血，为防止枸橼酸中毒及低钙血症、出血倾向、血氨剧增诱发肝性脑病，每输 1000 mL 血应检测一次血钙、血小板计数、凝血酶原及部分凝血酶原时间、血氨含量，根据其结果酌情加用新鲜全血、浓集血小板、钙剂、碳酸氢钠，以及谷氨酸或精氨酸；④输血用量以达到血红蛋白维持在 120 ~ 140 g/L 较好，为的是若在数日内再次出血，再用晶体或胶体液恢复血容量时有较好耐受性。

四、弥散性血管内凝血

弥散性血管内凝血是一种由多种原因引起的临床综合征，也是许多疾病的一个共同的中间过程。

（一）急性溶血

各种原因引起的红细胞在血管内大量破坏，起病急、病情发展快者常需紧急处理。因其溶血机制不同，处理上也不尽相同。

1. 免疫性溶血性贫血

一般为慢性，不需输血，尤其是自身免疫性溶血性贫血（AIHA）。由于体内有自身性抗体存在，不仅破坏自身红细胞，还与外来红细胞发生反应，因而尽量不予输血。但在感染、妊娠或其他因素刺激下，可有急性溶血发作；亦有患者甚至出现再生障碍性贫血危象——骨髓抑制、全血细胞减少；有些患者骨髓未受抑制，仍呈红系增生图像，但网织红细胞极度低下。这类患者常呈严重贫血，血红蛋白低于 20 g/L，出血倾向严重，甚至发生贫血性心脏病及心力衰竭，病死率高，此时输血治疗成为抢救生命的重要措施。虽然已探明此时输入的红细胞也同样遭到迅速破坏，但其生存期比患者自己的红细胞稍长些。借助外来红细胞这一短暂的生存期力图维持患者基本氧量的需求，在其他治疗（包括排除诱因等）产生作用前，使患者度过危机，挽救生命。这类患者进行输血前的配血时需考虑两个问题：①要确定患者血清中是否有同种抗体；②确定自身抗体的特异性。由于温性抗体可与所有红细胞发生反应，能够干扰同种异型抗体的检测，从而增加了由于血型不合引起溶血反应的危险。在这种情况下，可用自身红细胞吸附法进行配血。

输血时应注意：①输血速度要慢，并严密观察患者情况，必要时动态检查患者血浆游离血红蛋白含量，若急剧增加，则应停止输血；②对冷抗体者输血时，应予保温措施；③在血中加地塞米松 2 ~ 5 mg，以减少反应；④输血量以血红蛋白达到 60 g/L 为宜；⑤以输用洗涤红细胞为主，若无条件亦可应用浓缩红细胞。

2. 阵发性睡眠性血红蛋白尿（PNH）

PNH 患者红细胞膜上的缺陷使其对血清中的补体溶血作用异常敏感，致使红细胞易于溶破，出现慢性血管内溶血性贫血。在服用某些药物、过劳、妊娠、感染或精神刺激下，亦可有急性溶血发作，导致患者极度贫血，以致危及生命，此时必须予以输血治疗。输血的目的包括：①改善贫血症状，供应需氧量；②抑制异常红细胞增生，从而阻止急性溶血发作。然而，输用全血易引起严重溶血反应，这种反应并非由于红细胞本身抗原 – 抗体反应所致，而是全血中的白细胞与血小板发生抗原反应，激活了液相中补体成分。因此只能输用洗涤红细胞、冰冻红细胞。若无条件制备上述红细胞，至少应输用浓缩红细胞。

3. 6– 磷酸葡萄糖脱氢酶（G–6–PD）缺乏所致的急性溶血

如药物性溶血、蚕豆病，在我国并不少见。G–6–PD 在保持红细胞稳定性和抵抗药物氧化作用中发挥重要作用。当其缺乏或活性下降时，每于服用或接触诱发物（某些药物或蚕豆）后出现急性血管内溶血，症状凶险，除立即与诱发物脱离接触，予大剂量肾上腺皮质激素静脉滴注以终止继续溶血外，输血仍为治疗本病的主要措施，常可使病情迅速得到改善。输血的指征依病情与血源而定。血红蛋白降至 30 g/L，神志不清晰、脑缺氧征明显时，应立即给予输新鲜全血。输血量为 10 ~ 20 mL/kg，连续输用 2 ~ 3 天。输血时加入地塞米松，每 100 mL 血液中加入 1 ~ 2 mg，以便减轻溶血、减少输血反应。在蚕豆病高发地区选择供血员，首先要排除病孩的母亲，除非已做过 G–6–PD 活性检测证明系正常者，因本病系不完全显性性联遗传性疾患。异常基因来源于母亲，她们在临床上有时可无异常表现，若输入母血后，有可能接触患者体内残存的诱发物或其他尚未明确的机制，触发再次溶血，造成严重后果。其次，对每例供血员亦应做 G-6-PD 活性测定。

（二）凝血因子缺乏的出血性疾病

临床上较为多见的是甲型血友病。这类患者常在手术后、拔牙时出血不止；或系自发性关节出血、软组织血肿形成；少见的有内脏出血，表现为呕血、便血、咯血及尿血等；而最严重的为颅内出血，是血友病致死原因之一。由于本病系凝血因子Ⅷ活性缺乏所致，因此治疗上主要是输入含有因子Ⅷ的制剂，使其血浆中因子Ⅷ达到可以止血的水平。但患者血浆因子Ⅷ的止血浓度与临床出血部位及出血程度等因素有关，因而补充治疗所需的因子Ⅷ的剂量也有所不同。一般而言，损伤部位越广泛、出血程度越严重者，所需因子Ⅷ的剂量也越大（表 6-1）。

表 6-1　不同出血情况下因子Ⅷ的补充量

病情	症状	输注后因子Ⅷ浓度（U/L 或活性 %）	输注剂量（U/kg）
轻度	自发性关节积血、肌肉血肿	150 ~ 200	8 ~ 14
严重	关节积血、肌肉血肿	200 ~ 400	10 ~ 25
大型手术		300 ~ 500	35 ~ 50

也可用下列公式计算：

输注的剂量（U）= 希望提升的因子Ⅷ水平 × 体重（kg）×0.5

一般急剧出血的患者可用血浆冷沉淀物治疗，既方便、价廉又高效。亦可用因子Ⅷ浓缩液，中纯制品的纯化比为 15 ~ 20 倍，高纯制品的纯化比为 130 倍。由于其活性高、输注量小，可极大减少耗血量，常用于大手术及严重出血者。若无上述制品，亦可用新鲜血浆，甚至新鲜全血，但用量较大。

由于因子Ⅷ的半衰期为 8 ~ 12 小时，为了维持止血水平，通常必须每 8 ~ 12 小时重复输注 1 次，但第 2 次注射量可减少至首剂的 1/2。一般只要使因子Ⅷ在血浆中含量达 30% 以上即可停止输用。

另有报道，10% ~ 20% 的甲型血友病患者可产生抗因子Ⅷ抗体。因此，在出血时用因子Ⅷ治疗无效，可用Ⅸ复合物（内含Ⅱ、Ⅶ、Ⅸ及Ⅹ）来止血，但其机制尚待研究。

五、烧伤

烧伤患者，尤其是中等面积与大面积烧伤，创面变化会影响到全身。早期变化为烧伤性休克，其血容量减少以血浆丧失为主。在最初 24 小时内，毛细血管通透性增高，有大量蛋白质进入组织中，形成组织水肿，其中以烧伤后 6 小时内渗出最快。而毛细血管的完整性受损，不能维持血浆容量，使血浆容量下降、血液浓缩、有效循环血容量不足。虽然严重深度烧伤可有红细胞大量破坏，但不如血浆丢失严重，若补充全血会使血细胞比容明显上升，且烧伤后血浆蛋白发生聚合现象，血浆和全血黏度增加，影响血流，因而不宜输血。但非绝对禁忌，当无足够血浆补充时，亦可少量应用新鲜全血。静脉补液治疗是烧伤抗休克治疗的主要措施之一。补液公式较多，而患者所需要的液体量因烧伤严重程度及个体差异等因素而异，不能机械地照搬公式，应通过严密观察临床指标，根据患者对治疗的反应及时调整，灵活应用。注意，补液治疗应从烧伤时开始计算烧伤后时间。

（一）补液公式

胶体液和电解质溶液补液公式（即胶－晶混合公式）是目前国内外最常用的补液公式。

1. Brooke 公式

伤后第 1 个 24 小时补液量＝胶体液（mL）＋乳酸钠林格液（mL）+5% 葡萄糖液 2000 mL（基础水分）

胶体液（mL）＝Ⅱ、Ⅲ度烧伤面积（%）× 体重（kg）×0.5

乳酸钠林格液（mL）＝Ⅱ、Ⅲ度烧伤面积（%）× 体重（kg）×1.5

计算所得总补液量的半数在烧伤第 1 个 8 小时内补给，第 2 个和第 3 个 8 小时各补充其总量的 1/4。

伤后第 2 个 24 小时补液量：除基础水分量不变外，胶体液和乳酸钠林格液按第 1 个 24 小时实际补充量的半量补给。

2. 国内常用的公式

伤后第 1 个 24 小时补液量（mL）＝Ⅱ、Ⅲ度烧伤面积（%）× 体重（kg）×1.5（胶体液和电解质液）+2000 ～ 3000 mL（基础水分）

胶体液和电解质液一般按 1 ∶ 2 比例分配；如果Ⅱ度烧伤面积超过 70% 或Ⅲ度烧伤面积超过 50% 者，可按 1 ∶ 1 的比例补给。估算补液总量的半量应在伤后 6 ～ 8 小时内补给，伤后第 2 个和第 3 个 8 小时各补给总量的 1/4 量。

第 2 个 24 小时补液量：胶体液和电解质液量按第 1 个 24 小时实际补液量的半量补充，基础水分不变。

（二）平衡盐溶液公式

1．Parkland 公式

为目前应用较广泛的公式之一。伤后第 1 个 24 小时补液量：乳酸钠林格液，4 mL× 体重（kg）× Ⅱ、Ⅲ度烧伤面积（%）。伤后第 1 个 8 小时内补充总估计量的半量，第 2 个和第 3 个 8 小时各补给总液体量的 1/4 量。由于该溶液含钠离子 130 mmol/L，相当于每 1000 mL 平衡盐液带入 100 mL 水分，故不需要再补充基础水分。

伤后第 2 个 24 小时补液量包括血浆 0.3 ~ 0.5 mL× 体重（kg）× 烧伤面积（%）和（或）白蛋白 1 g/ 体重（kg），其余为 5% 葡萄糖液，不补充电解质溶液。

2．Brooke 改良公式

伤后第 1 个 24 小时补液量：补给乳酸钠林格液 3 mL× 体重（kg）× Ⅱ、Ⅲ度烧伤面积（%），其他同 Parkland 公式。

平衡盐溶液补液公式虽然可以恢复血容量和使循环功能稳定，但因大量补充钠离子，易导致钠负荷增加，加重组织水肿。因此，对烧伤面积超过 80% 的患者和肾脏排泄钠离子功能差的婴幼儿，仍以胶晶混合公式补液为宜。

（三）高张溶液补液公式

高张溶液是指含钠浓度为 250 mmol/L 或 200 mmol/L 的复方乳酸钠溶液或醋酸钠溶液。

伤后第 1 个 48 小时补液量（mL）：3（mL）× 体重（kg）× Ⅱ、Ⅲ度烧伤面积（%）。在第 1 个 24 小时给予总补液量的 2/3，第 2 个 24 小时给其 1/3 量。在伤后第 1 个 8 小时给含钠浓度 250 mmol/L 溶液，以后补给含钠浓度 200 mmol/L、150 mmol/L 递减的溶液。

本法有利于减轻心肺负担，适用于吸入性损伤和老年患者。但对婴幼儿和特大面积烧伤患者，应避免使用高张溶液恢复血容量。

待血容量恢复后，若血细胞比容少于 30%，应输用浓缩红细胞或新鲜全血，视当时恢复情况而定，所输血量以达到血细胞比容 35% 为宜。

（刘瑶瑶）

第二节　严重溶血性输血反应的处理

一、溶血性输血反应的治疗

一旦疑有此种反应时，应立即停止输血。溶血反应发生后 1 分钟，血清内游离血红蛋白即可升高，数分钟内达到高峰。1 ~ 2 小时后又下降，18 ~ 24 小时内可从血液循环中清除。因此，疑有溶血反应时，应立即取血，观察血清，若为淡红色或红色，即可证明有溶血。据观察，若输入 25 mL 异型血，血浆游离血红蛋白可达 1 g/L，肉眼可呈粉红色；若输入异型血量达 100 mL，游离血红蛋白可超过 3 g/L，血浆呈红色。因而依血浆颜色，可粗略估计输入异型血的量。另外，血浆游离血红蛋白超过 1.5 ~ 1.8 g/L，即可出现血红蛋白尿。所以应随时检尿，若尿中有血红蛋白，尿潜血阳性，同样也可证实有血管内溶血。但溶血量少时，可无血红蛋白尿，或只短暂出现。

应密切观察血压、脉搏、呼吸、体温，记录 24 小时出入量，注意水及电解质平衡，及时测定血清中钾、尿素氮及肌酐含量。做血小板、凝血酶原、纤维蛋白原等有关项目的动态观察，以便及时发现可能出现的 DIC。为加快排除溶血后血液循环内的有害物质，预防肾衰竭，一旦诊断成立，应立即给予大量液体。若能口服，则最好在 0.5 ~ 1 小时内饮水 1000 mL。若不能口服，则静脉输入 5% ~ 10% 葡萄糖液 1000 mL，并用利尿合剂（10% ~ 25% 葡萄糖液 500 mL，普鲁卡因 1 g，氨茶碱 0.25 g，咖啡因 250 mg，维生素 C 3 g，药量可酌情增减）。若有少尿现象，而又并无心力衰竭或严重脱水，可应用 20% 甘露醇 250 mL，于 15 ~ 30 分钟内快速静脉输入，尿量应保持在 100 mL/h。若 2 小时内尿量不能维持此速度，则应重复应用甘露醇。若无血容量不足，而尿量仍少，则应加用呋塞米，首剂 80 ~ 120 mg，以后根据尿量与甘露醇合并使用，一般情况下甘露醇可 4 ~ 6 小时重复 1 次。呋塞米和葡萄糖（50%）可在间歇期注射。此外，也可用罂粟碱解除肾动脉痉挛，或用 α－受体阻滞药，以扩张血管，改善组织灌注，增加肾血流量。也可采用肾周围封闭、理疗等，总之需尽量利尿。

目前已证实，输血后溶血反应引起的肾衰竭并非由于血红蛋白阻塞肾小管所致。因此，大部分临床学家认为不必常规地给碱性药物，相反认为这种碱性药可增加钠蓄积，增加血容量，加重心脏负荷，在无尿状态下是不利的。但若已有代谢性酸中毒或已出现血红蛋白尿，就需给予 4% 碳酸氢钠或 1/6 mol/L 乳酸钠，使尿液变为碱性。若已发生肾衰竭，应限制液体用量。血清尿素氮高于 42.8 mmol/L，HCO_3^- 低于 12 mmol/L，血钾高于 7 mmol/L，心电图示室内传导阻滞及 QRS 增宽或有抽搐现象时，应考虑做血液透析或腹膜透析。

由于溶血反应的许多症状是由抗原－抗体反应所致，因而给予大剂量氢化可的松 200 ~ 400 mg 或地塞米松 10 ~ 20 mg 静脉输入，可减轻症状，解除肾血管痉挛，并有助于纠正休克。

为保持血容量，解除肾动脉痉挛，防止休克，可采用以下措施：①早期输入与受血者同型的新鲜血（24 小时内采集），用量视患者病情及输入的异型血量而定。②给予 α－受体阻滞药如酚妥拉明（苄胺唑啉），治疗血管痉挛每次 5mg，肌内注射或静脉注射，每日 1 ~ 2 次；抗休克以每分钟 0.3mg 的剂量静脉滴注。或酚苄明 0.5 ~ 1 mg/kg 体重，在 1 小时内滴注。③严禁使用血管收缩剂。

若发生 DIC，并有出血倾向时，应立即用肝素治疗，首剂 25 ~ 50 mg，以后按每小时 5 ~ 10 mg 静脉滴注，持续 20 小时以上，直至实验室检验及临床征象证明 DIC 不再发展为止。如血小板或纤维蛋白原减少，则可输浓集血小板、纤维蛋白原或新鲜血浆。若有休克现象应按休克治疗。

关于换血治疗问题，国内外仅有零星报道，有些作者主张，只有在下列情况下考虑：①经上述溶血反应处理后，红细胞在盐水中仍有凝集现象者；②尚未发生肾衰竭者；③受血者所接受的不合型的全血或浓缩红细胞超过 1 U。

二、溶血性输血反应的原因检查

发生溶血反应后，应立即追查原因，用受血者输血前所留血标本，发生溶血反应后所取的血标本，血瓶内剩余的供血者的血，输血前、输血后和输血过程中输入的其他液体，做有关检查。

1．核对患者与血瓶的标签

检查受血者及供血者的姓名和血型有无错误。

2．输血前溶血

观察血瓶中的剩余血，如血浆有过多的游离血红蛋白，表明输血前即有溶血。若无肉眼可见的游离血红蛋白，须经测定有无增多。并取供血者剩余的红细胞做盐水脆性试验，如渗透性增加，表明红细胞虽未在体外溶血但在受血者血液循环内易于破坏。

3．细菌学检查

用血瓶内剩余的血液做细菌培养和直接涂片或离心沉淀涂片检查，以排除细菌污染血液的可能。若患者系做胃肠手术后，应考虑可能发生气性坏疽，细菌在手术过程中进入血液，亦可引起溶血现象，因而也要抽患者血液做细菌学检查。

4. 血型血清学检查

溶血性输血反应时血型血清学检查项目见表 6–2。

表 6–2　血型血清学检查项目

应检查的标本	检查项目
受血者输血前的血液	1. ABO 血型 2. Rh 血型等 3. 用受血者血清与每个血瓶中的献血员红细胞再做 4 种配血试验 4. 若发现配血不合，应进一步鉴定抗体类型及特异性
输血瓶或袋中的剩余血	1. ABO 血型 2. Rh 血型等 3. 用 4 种方法检查血清中的血型抗体
受血者输血后的血液	1. 配成 2% 红细胞盐水悬液，镜下观察有无凝块 2. 做直接抗人球蛋白试验 3. 做 ABO 及 Rh 血型鉴定，并注意有无混合血型的不均匀凝集现象 4. 用 4 种方法检查血清中的血型抗体，并测定效价
受血者输血后 10 天的血液	再测定引起溶血反应的抗体效价

用血型抗体自动分析器测定受血者血液内的免疫抗体可比常规的凝集试验敏感 5 ~ 10 倍。即便如此，若抗体量少，有时也只是在受血者输血前的血标本中能够测知，接受输血后可被输入的红细胞吸附而不能测出，在输血后 10 天又再次出现。

5. 检查其他溶血原因

①检查输血时用过的生理盐水瓶签是否有误，用硝酸银试验证明是否确为氯化物；②了解输血前或输血时是否在血中加入了葡萄糖或其他药物和溶液；③了解血液曾否加温过度或冻结，保存期是否过长，储存温度是否合适，在室温下是否放置过久，曾否振荡过度。了解受血者是否有溶血性贫血病，如阵发性睡眠性血红蛋白尿症等，必要时可测定受血者血内的冷凝集素效价。

（刘瑶瑶）

第三节 输血不良反应与防治

血液与血液成分的合理应用，可极大地提高输血的疗效与节约血源。但输血毕竟是在异体间进行，且血液制品从采集至输入患者体内的一系列过程中，各个环节稍有疏忽，即可产生轻重不等的不良反应。随着血液及血液制品的不断推广应用，输血反应已引起广泛注意。

一、急诊输血中常见的不良反应及防治

（一）输用全血

1．发热反应

发热反应是最常见的输血反应之一。主要特征为输血后 15 分钟至 1 小时内出现寒战，继则高热，体温可高达 38 ~ 41℃。有些患者伴有恶心、呕吐、皮肤潮红，但血压无明显变化。反应持续 15 ~ 60 分钟，然后逐渐好转，数小时后完全消退。在昏迷及全身麻醉下，发热反应常不显著。一旦发现此症状，首先应鉴别是一般发热反应还是由于白细胞引起的同种免疫反应，抑或输入细菌污染血液或发生溶血反应的一种表现。仔细询问病史及体格检查有助于诊断。出现此反应时应立即停止输血、观察，并予保暖、抗组胺药物等对症处理，高热时应予物理降温。为预防此反应，若时间与条件许可，应尽量用浓缩红细胞，甚至洗涤红细胞。

2．变态反应

以荨麻疹、眼面部血管神经性水肿为特征的输血反应称为变态反应，严重时可有皮肤潮红、广泛皮疹，甚至会厌水肿、支气管痉挛及过敏性休克。表现为荨麻疹者可单用抗组胺药物治疗；遇中、重度者则应加用肾上腺素与肾上腺皮质激素；用升血压药及镇静药等抗休克；有会厌水肿者应做气管切开以防窒息。变态反应主要是由血浆中存在抗 IgA 抗体所致。若能事先了解患者输血史，除加用肾上腺皮质激素外，应避免使用血浆，改用血浆代用品。

3．输血性溶血反应

发生此种反应大多系 ABO 血型不合输血所致，其次为 Rh 系统血型及 ABO 系统以外血型不合输血，亦有部分为输入质量不高之同型血，或血中加入高渗或低渗溶液等引起。患者可有典型溶血性输血反应症状：寒战、发热、心悸、胸痛、腰背痛、呼吸困难；亦可仅有以广泛渗血及凝血障碍为主要表现；更有以突然发生休克为唯一症状者。

应对每例需输血患者尽可能了解其输血史：输血次数、频度、量及不良反应类型。若为妇女，要了解妊娠史。如患者有过溶血性输血反应史，而目前又非输血不可，应仔细检查核对受血人血型，检查的血型系统越全面越好。另外，还应检查受血者血清中有无本身所缺乏的血型抗原的相应抗体。若情况紧急，不允许等待时，可输用O型浓缩红细胞。

4．输入细菌污染血的反应

临床表现取决于细菌、毒素种类和进入人体的数量。轻者以发热为主，重者则为高热、发绀、休克。确诊要根据剩余血做直接涂片检查细菌，或做培养（包括受血人的静脉血）。涂片阴性不能否定诊断。治疗不应等待化验结果，而应立即开始。原则是抗感染、抗休克，防止DIC与肾衰竭。对输血用具、输血过程应实行严格无菌技术操作，加强血库血液贮存质量监测，以防此类反应发生。

5．循环负荷过重——肺水肿

患者常有重度呼吸困难、端坐呼吸、咳嗽、咳大量白色或粉红色泡沫痰、心率快、双肺满布哮鸣音及湿啰音。常发生于大量输血时，尤其在输入大量扩容剂后又快速输血，或原有心功能不佳，或存在可致心功能不全的因素，如原有严重贫血、心肌变性等。治疗为停止输血、输液，取坐位，予强心剂、利尿药及保暖措施。若无效可考虑放血或用血管扩张剂。若能以中心静脉压及肺动脉压或毛细血管楔压监测，据以拟定输血液量，可预防本反应。

6．大量输血可能出现的输血反应

在遇特大出血时常采用大量输血疗法，所谓大量输血是一次连续输血量相当其血容量的1/2。用ACD液保存的库存血各种血细胞与血浆成分在质与量上发生了一系列变化，大量输入这种全血，不仅会增加一般输血反应机会，还可能出现其他并发症。大量快速输血时可能出现的并发症有：①血容量的急剧改变，血容量过度增加，引起心力衰竭及肺水肿；②出血倾向；③高钾血症；④低温；⑤肺血管微栓塞；⑥ACD抗凝血引起的问题，枸橼酸盐中毒、血液酸化。

此外，输入库存血还可能产生一些其他的不良影响。

（二）预防

1．了解病史

输血前应尽量了解受血者病情，包括心、肺、肝、肾功能。

2．做好配血

除受血人与各供血者的血液需进行交叉配血外，各个供血者之间也应进行交叉配血。

3. 严密观察

输血前、后及输血中都要密切观察心率、呼吸、血压、肺呼吸音、颈静脉充盈度，最好监测中心静脉压、肺动脉压的动态变化，及时了解有无循环负荷过重问题，加压输血时应有人护理。

4. 输用ACD液保存的库存血

应用25～40μm过滤网除去微小凝块。每输2000 mL血做一次血小板计数、CO_2及pH测定，每输1500～2000 mL血加用500 mL新鲜血，每输500 mL库存血给予3 U血小板。

5. 电解质与酸碱平衡

严重肝病、休克，每3000 mL ACD血给予1 g钙剂；随时测定血清中钾离子，当有钾离子减低又有尿时应予补钾；有酸中毒时，每输2000 mL库存血给予碳酸氢钠3～4 g。

6. 冷藏血加温

若需以每分钟100 mL的速度加速输入3000 mL以上冷藏血时，应预先加温。目前对冷藏血加温的方法在安全性、可靠性方面做了很大改进。最近国外采用了一种快速高温温血输入法。此法是将新鲜浓缩红细胞（血细胞比容为75%，取自当天采集的全血）加入50～60℃生理盐水，使血细胞比容与全血相等。此法可使血液温度达29～34℃，符合输血要求。经临床实践，未见有溶血反应发生。但此法试用时间尚短，所输入的红细胞功能及生存期情况尚待进一步观察。

二、血液成分输入的不良反应及治疗

（一）浓集红细胞

输注后出现的反应与全血者相似，但发热、变态反应略少，循环负荷过重亦较轻；然而大量红细胞输入，而不适当补充陈旧血浆或血浆代用品，会使血浆中易变性的成分缺乏，特别是凝血因子不足，可引起出血倾向。

（二）血浆

输入的主要不良反应为变态反应，也可因混入大量红细胞而致溶血反应。

（三）血小板

1. 输注所致特殊反应

除在室温中进行制备易引起细菌污染外，输注时易发生以下反应：①一时性高血压，此系在浓集血小板制备过程中，血小板受损，释放出 5- 羟色胺等血管活性物质所致，此时可伴有局部血管痉挛，以致输液不畅；②若以往患者曾反复多次输用人类白细胞抗原（HLA）不配型的血小板，则可产生同种血小板抗体，输入后血小板不仅不能上升反有下降，并伴有粒细胞减低，一般持续 4 天左右；③输血后血小板减少性紫癜，此反应发生率不高，但严重时亦可引起死亡。

2. 治疗

（1）由于 5- 羟色胺在血中存留时间短暂，高血压是暂时的，一般不必用 5- 羟色胺对抗剂（如赛庚啶）治疗；但若血压升高又有颅内出血危险时，亦可考虑给予降压药。

（2）若有血小板下降现象，应给予 HLA 相配的血小板，若有困难，可应用同胞兄弟或姐妹的血小板。

（3）输用血小板中含有较多红细胞时，应用 ABO 血型检查及交叉配血，必要时也需做红细胞不全抗体检查。

（4）若输血后紫癜发作较轻时，可用肾上腺皮质激素治疗，若较重则可采用换血治疗。

（刘瑶瑶）

第四节　输血用量及各种制剂的选择

急诊中输血用量及各种制剂的选择并无固定公式，主要取决于患者血容量丢失程度与速度及其对治疗的反应。估计失血量有时是较困难的，特别是严重创伤、多发创伤及闭合创伤时，而血压、血红蛋白及血细胞比容在失血初期并不能如实反映失血量。因而必须严密观察，应以需要多少就补多少为原则，既需早期而有效地纠正低血容量，也需避免发生心力衰竭和肺水肿，随时调整速度与用量。

1. 失血量占总血量 20%（1000 mL）以下

可单用电解质溶液来恢复血容量，不必输血。

2. 失血量为总血容量的 20% ~ 40%

若原有贫血者，则首先应用电解质溶液、胶体液（血浆或右旋糖酐）使其血容量恢复后，输用浓缩红细胞。红细胞用量可按每输 4 mL 血细胞比容 60% 的浓缩红细胞可使血红蛋白上升 10 g/L 来估计。若用全血，则按每输 500 mL 全血增加血红蛋白 8 ~ 12 g/L 来计算。要求其最终血红蛋白在 100 ~ 110 g/L（血细胞比容达 30% 以上）。电解质溶液、胶体液与血液使用量的比例为 3 ∶ 1 ∶ 0.5。

3. 若出血量超过 40%

常伴有休克症状，此时机体已处于缺氧状态，酸中毒、血液淤滞与浓缩已成为主要矛盾，必须要用 5% 碳酸氢钠溶液及晶体液快速推入（如可用 3000 mL 电解质液，1000 mL 6% 右旋糖酐，400 mL 5% 白蛋白液或血浆）扩充血容量以补充细胞外液，在此基础上输用 2 ~ 4 U 浓缩红细胞（450 mL 全血中所分离的红细胞为 1 U），或全血 1000 mL。其电解质溶液、胶体液及血液用量之比为 3 ∶ 1 ∶ 1。

4. 血容量减少 80% ~ 90% 的特大出血

此时常伴有明显凝血因子损失，血小板减少 70% 或更多。除用晶体液、胶体液扩容外，每失 400 mL 血量，就应输用 1 U 红细胞与 200 mL 血浆，按我国现状输用 500 mL 新鲜全血更为现实，必要时还须加用浓集血小板。其电解质液、胶体液及血液用量之比为 3 ∶ 1 ∶（1.5 ~ 2）或以上。

至于输血速度可根据血压变动粗略地计算：当血压为 12.0 kPa（90 mmHg）时，1 小时内可输血 500 mL，10.7 kPa（80 mmHg）时可输血 1000 mL，8.0 kPa（60 mmHg）时可达 1500 mL，需加压输血时，每分钟可达 100 mL。

若输血、输液已够，血容量已恢复的指标是血压上升，皮肤温暖、红润，周围静脉充盈良好，尿量每小时增至 30 ~ 50 mL，血细胞压积接近正常。但有时在已输用较多液体与血液，且能确定无进一步出血情况下，血压仍未上升时，要确定是过量还是不足，应以中心静脉压作为参考。此种情况用毒毛旋花苷 K 或异丙基肾上腺素等药物治疗后，若血压上升，表明输液量已够；反之，则说明液量未达到要求，仍需输液、输血。单纯根据中心静脉压调节输液量仍不完善，因其不能反映左心室负荷，临床上可见到部分患者已出现肺水肿，但其中心静脉压并未上升的现象，故有条件时，应同时测定肺动脉压或毛细血管楔压。

（刘瑶瑶）

第五节　成分输血

一、红细胞输注

红细胞输注是根据患者具体病情，选择不同类型红细胞制剂进行输血治疗，其主要目的是补充红细胞，纠正贫血，改善组织氧供。红细胞输注适用于循环红细胞总量减少致运氧能力不足或组织缺氧而有临床症状的患者，也可用于输注晶体液 / 胶体液无效的急性失血患者，不应用于扩充血容量、提升胶体渗透压、促进伤口愈合或改善患者的自我感觉等。红细胞输注是现代成分输血水平的最主要标志之一。在输血技术水平较高的国家和地区，红细胞输注率在 95% 以上。

临床上输注红细胞应根据患者具体情况进行决策，不同患者对氧的需求存在显著的个体差异，其输注决定应结合临床评估，而非仅根据实验室数据。血红蛋白浓度在决定是否需要输注红细胞中有重要的参考价值，但不是决定性指标，不能仅凭实验室检查如红细胞比容、血红蛋白浓度等来指导红细胞输注，应综合考虑患者一般情况和创伤程度、手术、预计失血量及速度、贫血原因及其严重程度、代偿能力等因素，充分权衡输血利弊，决定是否输注红细胞并选择合适类型的红细胞制剂等。

（一）悬浮红细胞

悬浮红细胞（SRBC）是在全血中尽量移除血浆后，加入红细胞保存液制成的红细胞制剂，是目前国内应用最广泛的红细胞制剂。它是从全血中尽量移除血浆后制成的高浓缩红细胞，并加入专门针对红细胞设计的添加剂，使红细胞在体外保存效果更好，静脉输注流畅，一般不需要在输注前另外加入生理盐水稀释。其保存期随添加剂配方不同而异，一般可保存 21 ~ 42 天。

悬浮红细胞的适应证广，适用于临床大多数贫血需要补充红细胞、提高携氧能力的患者：①外伤或手术引起的急性失血需要输血者；②心、肾、肝功能不全需要输血者；③血容量正常的慢性贫血需要输血者；④儿童的慢性贫血等。

（二）浓缩红细胞

浓缩红细胞（CRBC）与全血相比，主要是去除了其中的大部分血浆，但具有与全血相同的携氧能力，而容量只有全血的一半，其中的抗凝剂、乳酸、钾、氨亦比全血少。浓缩红细胞应用于心、肝、肾功能不全的患者较全血安全，可减轻患者的代谢负担。由于浓缩红细胞过于黏稠、临床输注困难、无红细胞保存液，现在采供血机构已较少提供。

（三）少白细胞红细胞

少白细胞红细胞是在血液采集后应用白细胞过滤器滤除白细胞后制备的红细胞制剂，因其白细胞清除率和红细胞回收率都很高，输血不良反应少，能更好地满足患者需求，在发达国家已逐渐替代悬浮红细胞。

少白细胞红细胞主要用于：①如再生障碍性贫血、珠蛋白生成障碍性贫血、白血病等需要反复输血的患者；②准备做器官移植的患者；③由于反复输血已产生白细胞或血小板抗体引起非溶血性发热反应的患者。

（四）洗涤红细胞

洗涤红细胞已去除 80% 以上白细胞和 99% 血浆，保留了至少 70% 红细胞。输注该制品可显著降低输血不良反应的发生率。洗涤红细胞主要用于：①输入全血或血浆后发生变态反应的患者；②自身免疫性溶血性贫血患者；③高钾血症及肝、肾功能障碍需要输血的患者等。

（五）冰冻红细胞

冰冻红细胞又称冰冻解冻去甘油红细胞，是利用高浓度甘油作为红细胞冷冻保护剂，在 −80℃下保存，需要使用时再进行解冻、洗涤去甘油处理后的特殊红细胞制剂，目前主要用于稀有血型患者输血。该制品解冻后应尽快输注。

（六）辐照红细胞

辐照红细胞不是单独的红细胞制剂，而是对各种红细胞制剂进行辐照处理，杀灭其中有免疫活性的淋巴细胞，达到预防输血相关性移植物抗宿主病（TA–GVHD）的目的。辐照红细胞主要适用于有免疫缺陷或免疫抑制的患者输血、新生儿换血、宫内输血、选择近亲供者血液输血等。

（七）年轻红细胞

年轻红细胞多为网织红细胞，其体积较大而比重较低，故可用血细胞分离机加以分离收集。其主要用于需要长期反复输血的患者，使输血间隔延长，减少输血次数，从而减少或延缓因输血过多所致继发性血色病的发生。

（八）剂量及用法

1. 剂量

根据病情而定，成年患者如无出血或溶血，1 U 红细胞制剂可提高血红蛋白 5 g/L。原则上无须提高血红蛋白浓度至正常水平，以能改善和满足组织器官供氧即可，通常提高血红蛋白浓度到 80 ～ 100 g/L。洗涤红细胞在洗涤过程中损失部分红细胞，输注剂量应比其他类型红细胞制剂大一些。有人推荐儿童剂量为增加血红蛋白（g/L）所需要的血量（mL）=0.6× 体重（kg）；另有人认为，婴儿按 10 mL/kg 输注红细胞可使血红蛋白浓度提高约 30 g/L。

2．用法

根据病情决定输注速度，通常红细胞输注速度宜慢，不宜太快。成年人输注 1 U 红细胞制剂不应超过 4 小时，或按 1 ～ 3 mL/（kg·h）速度输注。心、肝、肾功能不全，以及年老体弱、新生儿及儿童患者，输注速度宜更慢，或按不超过 1 mL/（kg·h）的速度输注，以免发生输血相关性循环超负荷（TACO），而急性大量失血患者应加快输血速度。输注红细胞制剂时，除必要时可以加入生理盐水外，不允许加入任何药物。

二、血小板输注

血小板输注主要用于预防和治疗血小板数量或功能异常所致出血，以恢复和维持机体正常止血和凝血功能。目前我国规定手工法由 200 mL 全血制备的浓缩血小板（PC）为 1 U，所含血小板数量应≥ 2.0×10^{10}；血细胞分离机采集的单个供者浓缩血小板（SDPC）规定为单采血小板 1 U（袋），即为 1 个治疗量，所含血小板数量应≥ 2.5×10^{11}。单采血小板于 22±2℃振荡条件下可保存 5 天。手工制备的血小板混入的白细胞和红细胞则较多；而单采血小板浓度高、纯度高、白细胞和红细胞含量少，输注后可快速提高血小板计数，显著降低血小板输注无效的发生概率。

（一）适应证

临床医师应根据患者的病情、血小板的数量和功能以及引起血小板减少的原因等因素综合考虑是否输注血小板。据美国血库协会（AABB）调查发现：超过 70% 的血小板输注是预防性的；只有不足 30% 为治疗性输注，其目的是用于止血。

1．预防性血小板输注

预防性血小板输注可显著降低血小板计数低下患者出血的概率和程度，特别是减少颅内出血和内脏大出血的危险性，降低死亡率，具有显著的临床疗效。若血小板计数低下并伴有血小板破坏或消耗增加的因素如感染、发热、败血症、抗凝剂治疗、凝血功能紊乱（如 DIC）、肝功能衰竭等，发生出血的危险性则更大。因此，预防性血小板输注在血小板输注中占主导地位，但仅限于出血危险性大的患者，不可滥用。

各种慢性血小板生成不良性疾病如再生障碍性贫血、恶性血液病、大剂量放化疗后、造血干细胞移植后等引起的血小板减少，输注血小板使之提高到某一水平，防止出血。当血小板计数低于 5×10^9/L 时，无论有无明显出血都应及时输注血小板，预防发生颅内出血。若血小板计数低下患者须手术或侵入性检查，血小板计数≤ 50×10^9/L 者须预防性输注血小板，同时应考虑手术部位（是否利于压迫止血）和手术大小，脑部或眼部手术须提高患者血小板计数＞ 100×10^9/L。

2．治疗性血小板输注

治疗性血小板输注用于治疗存在活动性出血的血小板减少患者：

（1）血小板生成减少引起的出血。

（2）大量输血所致的血小板稀释性减少，血小板计数低于 50×10^9/L 伴有严重出血者。

（3）感染和 DIC：严重感染特别是革兰氏阴性菌感染者，血小板计数低下是常见并发症，可能由于血小板寿命缩短，或骨髓造血受抑，或两者兼而有之。若血小板计数降至极低水平并引起出血，则需输注血小板且起始剂量应加大。对于 DIC 首先应针对病因治疗，若是血小板计数降低引起的出血，应输注血小板。

（4）特发性血小板减少性紫癜（ITP）：ITP 患者体内存在针对血小板的自身抗体，在体外可与多数人血小板起反应。ITP 患者输注血小板后血小板寿命显著降低，甚至使低下的血小板计数降至更低，因此 ITP 患者输注血小板应严格掌握指征：①脾切除等手术的术前或术中有严重出血者；②血小板计数低于 20×10^9/L 并伴有出血可能危及生命者。若输注前应用静脉注射免疫球蛋白可延长输入血小板的寿命。

（5）血小板功能异常所致严重出血：有的患者，如巨大血小板综合征、血小板病等，虽然血小板计数正常，但功能异常。当这些患者出现威胁生命的严重出血时，需要及时输注血小板以控制出血。

（二）禁忌证

肝素诱导性血小板减少症（HIT）和血栓性血小板减少性紫癜（TTP）均为血小板输注的禁忌证。HIT 是药物诱导的免疫性血小板减少症，常引起严重血栓，故不应输注血小板。TTP 患者血小板计数极低，可能是由于血栓形成消耗所致，输注血小板可能加重 TTP，除非有威胁生命的出血，否则是禁忌使用的，因为血小板输注后可促进血栓形成而使病情加重，因此可通过血浆输注、血浆置换和药物等治疗 TTP。

（三）剂量及用法

1．剂量

血小板输注的剂量和频率取决于个体情况，视病情而定。成人预防性输注血小板时，推荐使用一个治疗量（200 ~ 300 mL），若不出现血小板输注无效，这将使体内血小板计数增加 20×10^9/L。当血小板用于治疗活动性出血时，可能需要更大剂量；年龄较小的儿童（体重＜ 20 kg），输注 10 ~ 15 mL/kg 直至一个治疗量的血小板；年龄较大的儿童，输注一个治疗量的血小板。若患者存在脾大、感染、DIC 等导致血小板减少的非免疫因素，输注剂量要适当加大。

2. 用法

血小板输注要求：

（1）ABO 血型相合。

（2）Rh 阴性患者需要输注 Rh 阴性血小板。

（3）血小板输注应用过滤器（滤网直径 170 μm）。

（4）严禁向血小板中添加任何溶液和药物。

（5）输注前要轻摇血袋、混匀，以患者可以耐受的最快速度输入。

（6）因故未能及时输注不能放冰箱，可在室温下短暂放置，最好置于血小板振荡箱保存。

（四）特制血小板制剂

1. 移除大部分血浆的血小板

适用于不能耐受过多液体的儿童及心功能不全患者，也适用于对血浆蛋白过敏者。

2. 洗涤血小板

将单采血小板通过洗涤去除血浆蛋白等成分，防止血浆蛋白引起的变态反应，增强输注效果，适用于对血浆蛋白过敏者。

3. 少白细胞血小板

在单采血小板过程中、血小板贮存前或输注时滤除白细胞，可大大降低其中的白细胞含量，预防发热性非溶血性输血反应、HLA 同种免疫和亲白细胞病毒，如巨细胞病毒（CMV）、人类亲 T 细胞病毒（HTLV）的感染，主要适用于需要反复输注血小板和有 HLA 抗体而需要输注血小板的患者。

4. 辐照血小板

输注前应用 γ 射线进行辐照，灭活其中有免疫活性的淋巴细胞而不影响血小板功能，大大降低 TA-GVHD，主要适用于有严重免疫损害的患者。

（五）血小板输注疗效评价

许多因素影响血小板输注效果，因此需进行正确评价。对于治疗性血小板输注，评价输注有效性的最重要指标就是临床止血效果，应观察、比较输注前后出血速度、程度的变化；而对于预防性血小板输注，应确认不会产生血小板减少性出血，常用的实验室检查指标包括校正血小板计数增加值（CCI）和血小板回收率（PPR）。

三、血浆输注

血浆制品主要有新鲜冰冻血浆（FFP）和普通冰冻血浆（FP）两种，其主要区别是 FFP 中保存了不稳定的凝血因子Ⅴ、Ⅷ活性。近年来，为减少输血传播疾病的风险，各种经病毒灭活的血浆逐渐应用于临床。

（一）新鲜冰冻血浆输注

1. 适应证

新鲜冰冻血浆（FFP）是由抗凝的新鲜全血于 6 小时内在 4℃离心将血浆分出，并迅速在 -50℃以下冰冻成块制成。FFP 常用的规格有每袋 200 mL、100 mL 和 50 mL。FFP 含有全部凝血因子，一般每袋 200 mL 的 FFP 内含有血浆蛋白 60 ~ 80 g/L，纤维蛋白原 2 ~ 4 g/L，其他凝血因子 0.7 ~ 1.0 IU/mL。FFP 在 -20℃以下可保存 1 年，1 年后成为普通冰冻血浆。

FFP 主要用于补充体内先天性或获得性各种凝血因子缺乏：①单个凝血因子缺乏如血友病，无相应浓缩制剂时可输注 FFP；②肝病患者获得性凝血功能障碍；③大量输血伴发的凝血功能紊乱；④口服抗凝剂过量引起的出血；⑤血栓性血小板减少性紫癜；⑥免疫缺陷综合征；⑦抗凝血酶Ⅲ缺乏；⑧ DIC 等。

2. 禁忌证

（1）对于曾经输血发生血浆蛋白过敏患者，应避免输注血浆，除非在查明变应原后有针对性地选择合适的血浆输注。

（2）对血容量正常的年老体弱患者、重症婴幼儿、严重贫血或心功能不全的患者，因有易发生循环超负荷的危险，应慎用血浆。

3. 剂量及用法

（1）剂量：FFP 输注剂量取决于患者具体病情需要，一般情况凝血因子达到 25% 的正常水平基本能满足止血要求。由于每袋 FFP 中含有的凝血因子量差异较大，因此输注 FFP 补充凝血因子时，动态观察输注后的止血效果对决定是否需要增加用量十分重要。一般成年患者的首次输注剂量为 200 ~ 400 mL，儿童患者应酌情减量。

（2）用法：FFP 在 37℃水浴中融化，不断轻轻地摇动血袋，直到血浆完全融化为止。融化后在 24 小时之内用输血器输注，输注速度为 5 ~ 10 mL/min。对于老年人、心肾功能不全者和婴幼儿患者应减慢输注速度。

（3）注意事项

1）融化后的 FFP 应尽快输注，以免血浆蛋白变性和不稳定的凝血因子失活。

2）输注 FFP 前不需做交叉配合试验，但最好与受血者 ABO 血型相同。如果在紧急情况下无同型血浆，可输注与受血者 ABO 血型相容的血浆：AB 型血浆可安全地输给任何型的受血者；A 型血浆可以输给 A 型和 O 型受血者；B 型血浆可输给 B 型和 O 型受血者；O 型血浆只能输给 O 型受血者。

3）输注 FFP 前肉眼检查为淡黄色的半透明液体，如发现颜色异常或有凝块则不能输注。

4）FFP 不能在室温下放置使之自然融化，以免大量纤维蛋白析出。

5）FFP 一经融化不可再冰冻保存，如因故融化后未能及时输注，可在 4℃暂时保存，但不能超过 24 小时。

6）目前 FFP 有滥用趋势：将其用于扩充血容量、提升白蛋白浓度、增加营养、增强免疫力、消除水肿、加快愈合等不合理临床应用。

（二）普通冰冻血浆输注

普通冰冻血浆（FP）主要包括从保存已超过 6 小时的全血中分离出来的血浆、全血有效期以内分离出来的血浆、保存期满 1 年的 FFP。普通冰冻血浆在 -20℃以下可保存 5 年。FP 主要用于因子Ⅴ和Ⅷ以外的凝血因子缺乏患者的替代治疗。

四、冷沉淀输注

冷沉淀（Cryo）又称为冷沉淀凝血因子，是新鲜冰冻血浆在低温下（2 ~ 4℃）解冻后沉淀的白色絮状物，是 FFP 的部分凝血因子浓集制品。Cryo 在 -20℃以下保存，有效期从采血之日起为 1 年。每袋 Cryo 是由 200 mL FFP 制成，体积为 20 ± 5 mL，主要含有 ≥ 80 IU 凝血因子Ⅷ（F Ⅷ）、150 ~ 200 mg；纤维蛋白原（Fg）以及凝血因子Ⅹ（F Ⅹ）、纤连蛋白（FN）、血管性血友病因子（vWF）等。Cryo 主要用于补充 F Ⅷ、vWF、纤维蛋白原、F ⅩⅢ等。由于 Cryo 制备过程中缺乏病毒灭活，导致输注后感染病毒风险增加，在一些发达国家已较少应用。但由于制备工艺较为简单、成本低，目前 Cryo 在我国临床应用还较多，使用时应严格掌握适应证，不可滥用。

（一）适应证

1．血友病 A（hemophiliaA）

血友病 A 的治疗主要是补充 F Ⅷ，Cryo 是除 F Ⅷ浓缩剂外的较为有效的制剂之一。

2．先天性或获得性纤维蛋白原缺乏症

对严重创伤、烧伤、白血病和肝功能衰竭等所致的纤维蛋白原缺乏，输注 Cryo 可明显改善预后。

3. 先天性或获得性 F XIII缺乏症

由于 Cryo 中含有较丰富的 F XIII，故常用作 F XIII浓缩剂的替代物。

4. 血管性血友病（vWD）

vWD 表现为血浆中 vWF 缺乏或缺陷。vWD 代偿治疗理想制剂之一就是冷沉淀，其中含有较高的 F VIII和 vWF。

5. 获得性纤连蛋白缺乏症

纤连蛋白是重要的调理蛋白。在严重创伤、烧伤、严重感染、血友病、皮肤溃疡和肝功能衰竭等疾病时，血浆纤连蛋白水平可明显下降。Cryo 可用于这些获得性纤连蛋白缺乏症患者。

（二）禁忌证

冷沉淀输注的禁忌证是除适应证以外的其他凝血因子缺乏症。

（三）剂量及用法

1. 剂量

冷沉淀输注的常用剂量为 1 ~ 1.5 U/10 kg 体重，存在剂量依赖性特点，即初次治疗效果较差者，增大剂量重复使用，可获得较好的效果。

2. 用法

冷沉淀在 37℃水浴中完全融化后必须在 4 小时内输注完毕。输注冷沉淀时，应采用标准输血器静脉滴注。由于输注冷沉淀时袋数较多，可事先将数袋冷沉淀集中混合在一个血袋中静脉滴注，也可采用“Y”形输液器由专人负责在床边进行换袋处理。以患者可以耐受的速度快速输注冷沉淀。冷沉淀选择 ABO 同型或相容输注。

3. 注意事项

（1）冷沉淀中不含凝血因子 V，一般不单独用于治疗 DIC。

（2）冷沉淀融化后应尽快输注，在室温放置过久可使 F VIII失活，因故未能及时输用，不应再冻存。

（3）冷沉淀融化时温度不宜超过 37℃，以免 F VIII失活。若冷沉淀经 37℃加温后仍未完全融化，提示纤维蛋白原已转变为纤维蛋白则不能使用。

（4）制备冷沉淀的血浆，虽然经过严格的 HBsAg、抗 -HCV、抗 -HIV 及梅毒血清学等病原学检测，但依然存在漏检的可能，又没有进行病毒灭活处理，因此，随着输注次数的增加，发生输血传播疾病的风险不断增高。尤其是遗传性凝血因子缺乏的患者，终身需要相应因子替代治疗。例如，血友病 A 患者出血的治疗，每次至少需要输注多个供者血浆制备的冷沉淀，长期反复输注可能需要接受数以千计的供者血浆，发生输血传播疾病的概率则显著增加。因此，对凝血因子缺乏患者的治疗，首选相应因子浓缩制剂。目前，国内已有 F Ⅷ浓缩剂、纤维蛋白原制品等生产。对于 A 型血友病患者，首选 F Ⅷ浓缩剂；纤维蛋白原缺乏患者，选择纤维蛋白原制品。这些凝血因子制品在生产过程中有可靠的病毒灭活处理工艺，使发生输血传播疾病的风险大大降低。

五、粒细胞输注

粒细胞的制备方法有血液成分单采机单采粒细胞和手工制备两种，其所含的粒细胞数量随制备方法不同而异：手工法由 200 mL 全血制备的为 1 U，20 ~ 30 mL，其中仅含粒细胞 0.5×10^9/L；单采粒细胞每单位约 200 mL，平均含有粒细胞 1.5×10^{10}/L。目前临床上使用的多为单采粒细胞制品。

（一）适应证

粒细胞输注的不良反应和并发症多，其适应证要从严掌握。一般认为，应在同时满足下列三个条件，且充分权衡利弊的基础上进行粒细胞输注：①中性粒细胞数量绝对值低于 0.5×10^9/L；②有明确的细菌感染；③经强有力的抗生素治疗 48 小时无效。另外，如果患者有粒细胞输注的适应证，但预计骨髓功能将在几天内恢复，则不需要输注粒细胞。

（二）禁忌证

（1）对抗生素敏感的细菌感染患者，或感染已被有效控制的患者。

（2）预后极差，如终末期癌症患者不宜输注粒细胞，因粒细胞输注不能改善其临床症状。

（三）剂量及用法

1. 剂量

每天输注 1 次，连续 4 ~ 5 天，每次输注剂量大于 1.0×10^{10}/L 粒细胞，直到感染控制、体温下降、骨髓造血功能恢复为止，如有肺部并发症或输注无效时则应停用。

2. 用法

（1）制备后应尽快输注，以免降低其功能，室温保存不应超过 24 小时。

（2）由于粒细胞制品中含有大量红细胞和血浆，因此应选择 ABO、RhD 同型输注，输注前必须做交叉配合试验。

（3）为预防 TA-GVHD 发生，必要时应在输注前进行辐照处理。

3. 注意事项

（1）不宜使用白细胞过滤器对浓缩粒细胞进行过滤来预防巨细胞病毒（CMV）的传播，而应通过选择 CMV 抗体阴性的供者来避免。

（2）临床输注粒细胞的效果不是观察白细胞计数是否升高，而是观察体温是否下降、感染是否好转。因为粒细胞输入体内后很快离开血管，到达感染部位，或者先到肺部，然后进入肝脾。

六、血浆蛋白制品输注

血浆蛋白制品有数十种，目前常用的有白蛋白、免疫球蛋白、纤维蛋白原浓缩剂、F Ⅷ浓缩剂、凝血酶原复合物浓缩剂、F Ⅸ浓缩剂、纤维蛋白胶和抗凝血酶浓缩剂等。

（一）白蛋白制品输注

白蛋白是临床常用的血浆容量扩张剂，是从健康人血浆中应用低温乙醇法或利凡诺法，并经 60℃ 10 小时加热处理以灭活其中可能存在的病毒而制备的。白蛋白制品于 2 ~ 6℃保存，有效期 5 年，使用安全，储存稳定，在临床应用最普及。输注白蛋白的主要作用是提高血浆胶体渗透压，血浆白蛋白浓度与胶体渗透压成正比。

1. 白蛋白制品输注的适应证及禁忌证

（1）适应证

1）低蛋白血症：低蛋白血症患者输注白蛋白制品，补充外源性白蛋白，提高血浆白蛋白浓度和胶体渗透压，可以减轻水肿，减少体腔积液。

2）扩充血容量：用于休克、外伤、外科手术和大面积烧伤等患者扩容。

3）体外循环：用晶体液或白蛋白作为泵的底液，可以减少术后肾衰竭的危险。

4）血浆置换：在去除含病理成分的血浆同时也去除了其中的白蛋白，常需要使用一定量的白蛋白溶液作为置换液，特别是对于血浆置换量大或伴有严重肝肾疾病患者。

5）新生儿溶血病：白蛋白能结合游离胆红素，阻止游离胆红素通过血 - 脑屏障，预防胆红素脑病。白蛋白制品适用于新生儿溶血病患者，但使用时应注意白蛋白的扩容作用。

（2）禁忌证：对输注白蛋白制品有变态反应者、患有某些类型心脏病（如心力衰竭等）、血浆白蛋白水平正常或偏高等的患者应慎用。

2. 用法

白蛋白制品应单独静脉滴注，或用生理盐水稀释后滴注。白蛋白的输注速度应根据病情需要进行调节，需要紧急快速扩容时输注速度应较快。一般情况下，血容量正常或轻度减少时，5% 白蛋白输注速度为 2 ~ 4 mL/min，25% 白蛋白输注速度为 1 mL/min，儿童及老年人患者输注速度酌情减慢。

（二）免疫球蛋白制品输注

免疫球蛋白（Ig）是机体接受抗原（细菌、病毒等）刺激后，由浆细胞产生的一类具有免疫保护作用的蛋白质。它能特异地与刺激其产生的抗原结合形成抗原 - 抗体复合物，从而阻断抗原对人体的有害作用。目前，作为血液制品生产和应用的免疫球蛋白主要成分是 IgG，其含有主要的 4 种 IgG 亚型成分。常用的免疫球蛋白制品主要有丙种球蛋白、静脉注射免疫球蛋白和特异性免疫球蛋白。

1. 丙种球蛋白

丙种（γ）球蛋白也称正常人免疫球蛋白，是由大量健康人混合血浆中提纯制得的，主要含有 IgG，而 IgA 和 IgM 含量甚微。其含有抗病毒、抗细菌和抗毒素的抗体。仅用于肌内注射，禁止静脉注射。

2. 静脉注射免疫球蛋白

静脉注射免疫球蛋白（IVIG）是采用胃酶消化、化学修饰、离子交换层析等进一步处理制备的适宜静脉输注的免疫球蛋白，多为冻干粉剂，可配制成 5% 或 10% 溶液使用，主要用于免疫缺陷性疾病及病毒、细菌感染疾病等治疗。

3. 特异性免疫球蛋白

特异性免疫球蛋白是用相应抗原免疫后、从含有高效价特异性抗体的血浆中提纯制备的。其主要适应证包括：

（1）预防某些病毒感染，如高效价乙型肝炎免疫球蛋白（HBIg）、狂犬病免疫球蛋白。

（2）预防细菌感染，如破伤风免疫球蛋白。

（3）抑制原发性免疫反应，如 RhD 的同种免疫预防可用抗 RhD 免疫球蛋白。

（4）其他用途，如抗胸腺免疫球蛋白治疗急性再生障碍性贫血的有效率可以达到 50%。目前国内已能生产和制备特异性免疫球蛋白包括抗牛痘、抗风疹、抗破伤风、抗狂犬病、抗乙型肝炎和抗 -RhD 免疫球蛋白等。对免疫球蛋白制品过敏者应慎用。

（三）凝血因子Ⅷ浓缩剂输注

凝血因子Ⅷ（F Ⅷ）浓缩剂又称抗血友病球蛋白（AHG），是从 2000 ~ 30 000

位供血者的新鲜混合血浆中分离、提纯获得的冻干凝血因子浓缩剂，主要用于治疗F Ⅷ缺乏引起的出血和创伤愈合，如血友病A、vWD和DIC等。与冷沉淀相比，F Ⅷ浓缩剂活性高，储存、输注方便，变态反应少，使用前需加注射用水或生理盐水进行稀释。近年来基因重组F Ⅷ制品也开始应用于临床。

（四）凝血因子Ⅸ浓缩剂输注

凝血因子Ⅸ（F Ⅸ）是由肝脏合成的正常凝血途径中重要的凝血因子之一。F Ⅸ缺乏常见于各种疾病，如血友病B、肝功能衰竭等，可表现明显的出血倾向。凝血因子Ⅸ浓缩剂主要用于补充F Ⅸ，其适应证包括血友病B、维生素K缺乏症、严重肝功能不全和DIC等。对血栓性疾病和栓塞高危患者等禁用，对存在F Ⅸ抗体的患者也应慎用。

（五）凝血酶原复合物浓缩剂输注

凝血酶原复合物浓缩剂（PCC）是依赖维生素K的凝血因子Ⅱ、Ⅶ、Ⅸ、Ⅹ的混合制品，是混合人血浆制备的冻干制品。PCC主要适用于先天性或获得性凝血因子Ⅱ、Ⅶ、Ⅸ、Ⅹ缺乏症，包括血友病B、肝病、维生素K缺乏症、DIC等的治疗。

（六）纤维蛋白原制品输注

纤维蛋白原由肝细胞合成，正常人血浆中纤维蛋白原含量为2 ~ 4 g/L，当肝脏受到严重损伤或机体营养不良时，其合成减少。机体维持有效止血的纤维蛋白原水平应≥ 0.5 g/L，但需要进行大手术或有大创伤时则应保持≥ 1.0 g/L。纤维蛋白原浓缩剂适应证主要包括：①先天性无或低纤维蛋白原症；②获得性纤维蛋白原缺乏症，如肝病；③ DIC；④原发性纤溶症等。

（七）纤维蛋白胶

纤维蛋白胶（FS）是从人血浆中分离制备的具有止血作用的止血黏合剂，是一种由人纤维蛋白原与凝血酶组成的止血凝胶制品。因具有不透气、不透液体、能生物降解、促进血管生长和形成、局部组织能生长和修复等优点而广泛应用于外科创面止血。

（八）抗凝血酶浓缩剂输注

抗凝血酶（AT）浓缩剂是采用肝素琼脂凝胶亲和层析技术从血浆中分离纯化制备的血浆蛋白制品，适用于先天性和获得性AT缺乏患者，包括遗传性AT缺乏或功能缺陷症、外科手术中预防深静脉和动脉血栓形成、肝硬化和重症肝炎、血液透析和肾病综合征、DIC、骨髓移植和化疗导致继发性 AT 缺乏等。

（九）活化蛋白 C 制品

近年来，基因工程制备的人活化蛋白 C 制品已经面世，其药理作用机制主要是灭活体内 F Ⅴ a 和 F Ⅷ a，限制凝血酶的形成，改善与感染相关的凝血通路发挥抗血栓作用。其适应证主要有：①死亡危险高的成人严重感染；② DIC；③血栓性疾病。重组人活化蛋白 C 最常见的不良反应是出血，常见部位是胃肠道和腹腔内。

（十）基因重组活化凝血因子Ⅶ

基因重组活化凝血因子Ⅶ（rF Ⅶ a）是采用基因工程技术制备的具有活性的凝血因子制品，其主要作用机制是在凝血的起始阶段，rF Ⅶ a 与组织因子在细胞表面结合，导致少量凝血酶的产生，然后凝血酶激活因子Ⅴ、Ⅷ、Ⅺ和血小板，放大凝血反应，最终导致凝血酶的大量产生。此外，药理剂量的 rF Ⅶ a 可以在活化血小板表面直接激活 F Ⅹ，该过程无需组织因子的参与。目前，全球范围内 rF Ⅶ a 的主要用途包括：①有抗体的血友病 A 和 B 的出血；②外科手术止血；③肝移植；④心外科；⑤前列腺手术；⑥脑出血；⑦创伤止血；⑧上消化道出血；⑨其他，包括血小板减少、抗凝药物过量、产后大出血等。

（十一）其他血浆蛋白制品

目前在临床应用的血浆蛋白制品还有 α_2- 巨球蛋白、纤连蛋白、α_1- 抗胰蛋白、血管性血友病因子浓缩剂等。

（刘瑶瑶）

第七章 病例汇总

病例 1 ECMO 治疗吸入性肺炎合并重度 ARDS

一、病史信息

患者男，58 岁。

主诉：掉入粪池后呼吸困难 6 小时余。

现病史：患者于 07：05 左右不慎掉入粪池，后出现呼吸困难，至当地医院进行气管插管呼吸机辅助通气，患者氧合进行性下降，血压不稳定，为求进一步诊治来我院，急诊以“吸入性肺炎急性呼吸衰竭”收治入院。发病以来，患者精神差，未进食，未睡眠，大便未解，小便正常，体力下降，体重无明显改变。

既往史：健康状况一般；有甲状腺功能亢进病史，无吸烟史，无饮酒史，无吸毒史。无手术史，无外伤史，无输血史，无过敏史。

二、查体

体格检查：体温 36.7 ℃，脉搏 81 次 / 分，呼吸 16 次 / 分，血压 102/56 mmHg（去甲肾上腺素 6 mg，7 mL/h 静脉泵入维持），血氧饱和度 96%（经口气管插管接呼吸机辅助呼吸，V 或 C 模式，潮气量 320 mL，R 12 次 / 分，PEEP 10 cmH_2O，FiO_2 40%）。镇静状态，双侧瞳孔等大等圆，对光反射存在，颈软，双肺呼吸音粗，双下肺可闻及湿啰音，心律齐，各瓣膜听诊区未闻及异常杂音，腹部无法查体，四肢肌力查体不合作，双下肢不肿，生理反射存在，病理反射未引出。

三、诊断

初步诊断：吸入性肺炎，Ⅰ型呼吸衰竭，休克。

鉴别诊断：与病毒性肺炎、机化性肺炎、间质性肺病等相鉴别。

最终诊断：①重症肺炎，吸入性肺炎，重度急性呼吸窘迫综合征，Ⅰ型呼吸衰竭；②感染性休克；③高三酰甘油血症。

诊断依据：①老年男性患者；②因“掉入粪池后呼吸困难6小时余”入院；入科时患者血氧饱和度难以维持，血压需大剂量血管活性药物静脉泵入维持，随即行VV-ECMO支持治疗，支持上述诊断。

四、诊疗经过

入科后因患者氧合不能维持，有ECMO上机指征，征得家属同意后行VV-ECMO辅助支持，完善相关辅助检查。2024年6月12日床边心梗二项：TnI 0.043μg/L，CK-MB 11μg/L；NT-proBNP 269 ng/L；D-二聚体5270μg/L；PCT 2.8 ng/mL。6月13日血常规（五分类）：白细胞24.33×10^9/L↑，中性粒细胞百分比94.4%↑；CRP，心肌酶二组（无AST），生化一组，肝功一组：白蛋白38.14 g/L↓，A或G 1.12↓，钾5.84 mmol/L↑，肌酐139μmol/L↑，C反应蛋白9.78 mg/L↑；血脂一组（含血糖）：总胆固醇6.19 mmol/L↑，三酰甘油6.01 mmol/L↑。6月14日甲功三项：游离三碘甲状腺原氨酸3.21 pmol/L↓。治疗上予以抗休克、抗感染（美罗培南、利奈唑胺、伏立康唑）、俯卧位改善肺部通气、CRRT管理出入量、纤维支气管镜检查肺泡灌洗、祛痰、抑酸护胃、维持水电解质酸碱平衡等。6月20日患者痰培养提示鲍曼不动杆菌多重耐药，抗感染方案调整为多黏菌素B联合替加环素。6月22日患者氧合指数好转，真菌三项多次送检阴性，遂停用伏立康唑。6月24日患者复查床边胸片可见肺部感染明显吸收，ECMO关闭氧源、气流量后床边血气氧合指数、CO_2分压稳定，呼吸机示峰压、呼吸频率无升高，予以撤除ECMO支持。6月25日患者高热，血流动力学不稳定，利奈唑胺调整为万古霉素，6月26日循环稳定予以停用。6月28日患者神志清楚，四肢肌力、呛咳能力正常，复查胸部CT可见双肺少许渗出，血气示氧合指数、CO_2分压可，予以拔除气管插管序贯高流量吸氧。7月1日患者无发热，痰液不多，感染指标下降，停用多黏菌素B及替加环素改为口服米诺环素。现患者病情稳定，鼻导管吸氧氧合稳定，呼吸平稳，于7月3日转回当地医院继续康复治疗。

五、出院情况

患者神志清楚，无咳嗽、咳痰，无心慌、胸闷、气促，无发热，鼻导管吸氧（3 L/min）指氧饱和度98%左右。体格检查：体温36.5℃，脉搏82次/分，呼吸30次/分，血压153/79 mmHg。神志清楚，双侧瞳孔等大等圆，对光反射存在，颈软，双肺呼吸音粗，双肺未闻及明显干湿啰音，心律齐，各瓣膜听诊区未闻及异常杂音，腹软，无压痛及反跳痛，肝脾肋下未触及，肠鸣音正常，四肢肌力正常，双下肢不肿，生理反射存在，病理反射未引出。

六、讨论

通过本病例的成功救治，我们认为，对于吸入性肺炎合并ARDS患者，选择合适时机进行气管插管行有创机械通气，可以更好地维持机体氧合，改善各脏器缺氧，延缓多脏器功能衰竭的发生或降低其发生率。在有创机械通气效果不佳时，早期果断启动ECMO联合俯卧位通气等治疗，可以减少呼吸驱动，减轻肺部及全身的炎症反应，避免肺脏及其他脏器功能进一步严重受损。

（李　冲）

病例2　ECMO治疗严重胸部外伤

一、病史信息

患者女，40岁。

主诉：车祸致多处损伤3小时余。

现病史：患者于3小时（2024年9月12日19：30左右）前发生车祸，具体不详，伤及头面部、颈部、胸腹部、腰背部，伤初昏迷，伴呼吸困难，家属立即拨打120送至我院急诊科，给予气管插管+呼吸机辅助通气、补液等治疗，完善颅脑、颈椎、胸腹部、骨盆CT检查后，以“多处损伤”收治入院。发病以来，患者精神差，饮食差，睡眠差，大便未解，小便导尿中，体力下降，体重正常。

既往史：健康状况一般；否认高血压、糖尿病、冠心病、肝炎、结核等病史；无吸烟史，无饮酒史，无吸毒史。无手术史，无外伤史，无输血史，无过敏史。

二、查体

体格检查：体温 36.1 ℃，脉搏 125 次 / 分（规则），呼吸 34 次 / 分（规则），血压 142/104 mmHg（去甲肾上腺素维持），神志昏迷，双侧瞳孔等大等圆，直径约 3 mm，对光反射存在，胸部可扪及皮下气肿，颈椎棘突未见伤口，颈前区可见肿胀，胸部下缘皮肤可见挫伤，双肺呼吸音粗，未闻及明显干湿啰音，律齐，各瓣膜听诊区未闻及病理性杂音，腹软，腹部皮肤可见挫擦伤，压痛及反跳痛查体不配合，四肢肌力肌张力查体不配合，双侧病理征阴性，双下肢不肿。

辅助检查。2024 年 9 月 12 日本院急诊科颅脑颈椎椎体平扫 CT 检查：①右侧额颞顶枕部、左侧顶枕部硬膜下似见少许小斑点状高密度影，建议短期复查排除硬膜下（外）血肿可能，蛛网膜下隙出血待排。②左侧上颌骨额突、左侧鼻骨骨折可能，建议复查。③鼻旁窦积液（血），左侧椎前间隙、颈部、左背部多发积气。④寰枢关节左右间距稍不等，请结合临床排除半脱位可能。⑤双侧肺挫伤，右侧气胸，双侧胸腔积液（血），建议复查。⑥建议短期复查排除隐匿性损伤或骨折。耻区常规（含肾、输尿管上段）骨盆平扫 CT 检查：考虑双肾挫裂伤，血肿形成，建议复查；双侧腰大肌挫裂伤伴周围渗出；左侧梨状肌肿胀，周围渗出，建议复查；T_{12} 椎体爆裂性骨折，后方椎管狭窄；双侧多发肋骨骨折，胸腰椎多发椎体附件骨折，左侧骶骨翼、右侧耻骨上支、左侧耻骨下支、尾 5 椎体骨折，腹腔积气。胸部常规腹上区常规（含肝胆脾胰）平扫 CT 检查：①考虑脾挫裂伤，脾缘少量积血，建议复查。②考虑双侧腰大肌及双肾挫裂伤。③ T_{12} 椎体及附件爆裂骨折，累及相应节段后方椎管，建议 MRI。④左侧锁骨、胸骨骨折，考虑前纵隔积血，建议复查。⑤双侧多根肋骨骨折；双侧肺挫伤，右侧气胸；双侧胸腔积液（血）；建议治疗后复查。⑥左侧胸壁软组织积气。建议短期复查排除隐匿性损伤或骨折。

三、诊断

初步诊断：①多处损伤，颅脑损伤，右侧额颞顶枕部、左侧顶枕部硬膜下（外）血肿可能，蛛网膜下隙出血可能，面部损伤，左侧上颌骨骨折、左侧鼻骨骨折可能，鼻旁窦积液，胸部损伤，双侧多发肋骨骨折，连枷胸，左侧锁骨、胸骨骨折，前纵隔积血，肺挫伤，右侧气胸，双侧胸腔积液，急性呼吸衰竭，腹部损伤，双肾挫裂伤伴血肿形成，脾挫裂伤，双侧腰大肌挫裂伤，左侧梨状肌损伤，腹部积气，骨盆损伤，左侧骶骨翼、右侧耻骨上支、左侧耻骨下支骨折，脊柱损伤，寰枢关节半脱位可能，T_{12} 椎体爆裂性骨折，尾 5 椎体骨折，其他隐匿性损伤待排；②休克。

鉴别诊断：其他隐匿性损伤需进一步排查。

最终诊断：①多处损伤，颅脑损伤，右侧额颞顶枕部、左侧顶枕部硬膜下（外）血肿，蛛网膜下隙出血，面部损伤，左侧上颌骨骨折、左侧鼻骨骨折，鼻旁窦积液，胸部损伤，双侧多发肋骨骨折，连枷胸，左侧锁骨、胸骨骨折，前纵隔积血，肺挫伤，急性呼吸窘迫综合征，右侧气胸，双侧胸腔积液，急性呼吸衰竭，腹部损伤，双肾挫裂伤伴血肿形成，脾挫裂伤，双侧腰大肌挫裂伤，左侧梨状肌损伤，腹部积气，骨盆损伤，左侧骶骨翼、右侧耻骨上支、左侧耻骨下支骨折，脊柱损伤，T_{12} 椎体爆裂性骨折，尾 5 椎体骨折；②皮氏不动杆菌肺炎；③创伤性休克，失血性贫血；④急性肾损伤，高钾血症；⑤急性肝损伤；⑥弥散性血管内凝血；⑦低蛋白血症；⑧上消化道出血；⑨严重脓毒血症。

四、诊疗经过

患者入我科后机械通气氧合指数不能维持、CO_2 分压高，考虑与肺挫伤、急性呼吸窘迫综合征有关，有急诊 VV–ECMO 指征，若患者家属同意可行上机支持治疗，余治疗上予以抗感染（哌拉西林钠他唑巴坦钠）、抗休克（补液、血管活性药物）、成分血输注（新鲜冰冻血浆、血小板、冷沉淀）、止血、护肝、纤维支气管镜检查肺泡灌洗术、CRRT 管理容量与内环境，以及对症支持治疗。同时完善相关辅助检查，2024 年 9 月 12 日血常规（五分类）：白细胞 26.44×10^9/L ↑，红细胞 2.23×10^{12}/L ↓，血红蛋白 73 g/L ↓，血小板 190×10^9/L，中性粒细胞百分比 82.7% ↑；9 月 13 日 CRP，生化一组，心肌酶二组（无 AST），肝功一组：谷丙转氨酶 171 U/L ↑，谷草转氨酶 182 U/L ↑，直接胆红素 1.0 μmol/L，白蛋白 25.16 g/L ↓，肌酐 103 μmol/L ↑，C 反应蛋白 0.36 mg/L；凝血四项：凝血酶原时间 25.2 秒↑，凝血酶原活动度 33.0% ↓，凝血酶原标准化比值 2.31 ↑，活化部分凝血活酶时间 80.0 秒↑；TEG：K 值 9.5 分钟↑，Angle 25.8 度↓，MA 值 32.1 mm ↓，CI 值 –10.8 ↓。9 月 20 日患者复查血气氧合指数、CO_2 分压可经评估后予以撤除 VV–ECMO 支持。9 月 21 日胸椎椎体三维成像 CT 检查：T_{12} 椎体及附件爆裂性骨折，相应节段后方椎管明显狭窄，建议 MRI；T_{11} 椎体双侧横突骨折，建议复查；T_{11} 椎体向前Ⅱ度滑脱；后背部软组织肿胀；建议短期复查排除隐匿性损伤或骨折。9 月 23 日患者血常规提示白细胞继续升高，不排除球菌感染，哌拉西林钠他唑巴坦调整为头孢哌酮他唑巴坦，同时加用利奈唑胺抗感染治疗，并请急诊外科评估病情并与患者家属沟通病情后行肋骨固定修复术、气管切开术，术后返回我科后逐渐减停镇痛镇静药物。于 9 月 30 日患者神志清楚，能正确遵嘱，上肢肌力正常，下肢肌力约 0 级，逐渐试脱机训练，现仍需间断呼吸机支持。现患者小便量每日约

300 mL，需间断 CRRT 治疗。10 月 7 日请多学科会诊评估第 12 胸椎爆裂性骨折手术指征，脊柱外科医师评估后考虑手术风险高，建议转上级医院进一步治疗。10 月 8 日胸部常规平扫 CT 检查：双侧多根肋骨骨折，部分肋骨内固定中；双侧肺挫伤，双侧胸腔积液（血），左侧胸腔置管引流中，右侧胸腔积液增多，邻近肺膨胀不全进展，建议治疗后复查；左侧锁骨、胸骨骨折，建议复查；T_{12} 椎体及附件爆裂骨折，相应节段后方椎管明显狭窄，建议 MRI。经与家属沟通后于 10 月 9 日转院进一步治疗。

五、出院情况

患者神志清楚，能正确遵医嘱动作，气管切开连接呼吸机辅助通气（FiO_2 50%，PC 13，PEEP 5），活动后稍感胸闷、气促不适，痰液不多，无畏寒发热，指氧饱和度 98%。体格检查：体温 36.5℃，脉搏 83 次 / 分，呼吸 15 次 / 分，血压 170/81 mmHg。神志清楚，双侧瞳孔等大等圆，直径约 2.0 mm，对光反射存在，双肺呼吸音粗，右肺可闻及少量湿啰音，律齐，各瓣膜听诊区未闻及病理性杂音，腹软，无压痛及反跳痛，上肢肌力 5 级，下肢肌力 0 级，双侧病理征阴性，双下肢不肿。

六、讨论

重症胸外伤主要为闭合性损伤，临床常表现为胸骨或肋骨骨折、心包积液、血气胸、气管损伤或肺损伤。由于胸廓的完整性和稳定性受到影响，严重胸外伤患者会因呼吸衰竭而死亡。早期积极进行外科手术能有效地恢复胸廓完整性，改善呼吸功能。ECMO 技术衍生于体外循环（人工心肺转流），是从静脉端引血经过体外氧合（人工肺）再泵入（人工心）右心系统或动脉系统的过程，是常规治疗手段无法改善病情的情况下采用的终极治疗手段。用 ECMO 代替肺功能有利于改善呼吸功能，有效维持 SpO_2，显著改善肺损伤患者的氧合，稳定内循环。急危重症胸外伤患者常合并肺衰竭，但当气管、肺损伤时，采用传统呼吸机进行机械通气无法维持组织氧供，顽固性低氧血症势必会提高呼气末正压（PEEP），导致通气不均，增加气压伤发生风险，加重肺损伤。将 ECMO 应用于急危重症胸外伤患者可改善氧供，稳定血流动力学。因此，ECMO 在合并心肺衰竭的急危重症患者围术期起到了积极的作用，提高了患者的存活率。本病例为 ECMO 在危急重症患者救治中的临床应用提供了一定的临床依据，有利于该技术在临床中进一步推广。

（李 冲）

病例 3　慢性阻塞性肺疾病合并胸部外伤

一、病史信息

患者男，69 岁。

主诉：右侧胸背部外伤后 5 天。

现病史：患者家属代诉患者 2024 年 10 月 26 日 13 时左右不慎摔倒，导致右侧胸背部受伤，伤后持续性疼痛，疼痛较剧，伴出汗，心慌气短，呼吸困难，无昏迷，无恶心呕吐，无腹痛腹胀，无尿血便血，无四肢活动障碍，全身无明显外伤出血。伤后立即呼叫当地 120 救护车转送当地某医院，急诊检查头颅 + 肋骨三维 CT：脑白质变性，右侧第 7 ~ 11 肋骨折，T_9 右侧横突骨折，右侧颈部、胸背部多发积气，右侧液气胸，右肺膨胀不全，双肺散在性纤维钙化灶，左肾稍低密度影，右侧腹横筋膜脂肪疝。当即入住 ICU 治疗，具体治疗措施不详，现家属为求进一步诊治，转送我院，急诊以“肋骨骨折”收治入院。发病以来，患者精神差，未进食，睡眠欠佳，大便可，小便导尿，体力下降，体重正常。

既往史：健康状况一般；患者既往有慢性阻塞性肺疾病病史 10 余年，反复发作。偶尔吸烟，未戒烟，无饮酒史，无吸毒史。多年前因腹股沟疝行手术治疗，2020 年因右肾多发结石行右肾切除术，2024 年行左眼白内障手术。无外伤史，无输血史，无过敏史。

二、查体

体格检查：体温 36.5℃，脉搏 105 次 / 分，呼吸 15 次 / 分，血压 76/46 mmHg（带入去甲肾上腺素 8 mg，2 mL/h），血氧饱和度 99%（带入气管插管机械通气）。神志镇静状态，双侧瞳孔等大等圆，直径约 2.5 mm，对光反射存在，颈软，胸部固定带固定中，右侧胸部带入 2 根胸腔引流管，双下肺呼吸音低，可闻及少许湿啰音，心律齐，腹软，压痛及反跳痛不能配合，肝脾肋下未触及，肠鸣音可，四肢肌力检查不能配合，生理反射存在，病理反射未引出。

专科检查：胸部固定带固定中，右侧胸部带入 2 根胸腔引流管，双下肺呼吸音低，可闻及少许湿啰音。

辅助检查。2024 年 10 月 26 日当地医院查头颅 + 肋骨三维 CT：脑白质变性，右侧第 7 ~ 11 肋骨折，T_9 右侧横突骨折，右侧颈部、胸背部多发积气，右侧液气胸，右肺膨胀不全，双肺散在性纤维钙化灶，左肾稍低密度影，右侧腹横筋膜脂肪疝。

三、诊断

初步诊断：①多处损伤，闭合性胸部损伤，右侧多发肋骨骨折，右侧液气胸，肺挫伤，T_9胸椎右侧横突骨折，其他隐匿性损伤待排；②急性呼吸衰竭；③慢性阻塞性肺疾病。

鉴别诊断：与开放性胸部损伤鉴别。

最终诊断：①多处损伤，闭合性胸部损伤，右侧多发肋骨骨折，右侧液气胸，肺挫伤，脊柱骨折，T_9胸椎右侧横突骨折，其他隐匿性损伤待排；②肺部感染，Ⅱ型呼吸衰竭，慢性阻塞性肺疾病急性加重伴下呼吸道感染（重度）。

诊断依据：①老年男性患者；②主诉；③既往史；④体格检查；⑤辅助检查。

四、诊疗经过

患者入院后完善相关辅助检查，2024年10月31日血常规（五分类）：白细胞6.00×10^9/L，血红蛋白110 g/L↓，中性粒细胞百分比81.9%↑，淋巴细胞百分比5.2%↓；CRP生化一组：CO_2结合力34.9 mmol/L↑，肌酐116μmol/L↑，C反应蛋白64.49 mg/L↑；11月1日床边双侧下肢静脉彩色多普勒US检查：左下肢局部肌间静脉血栓形成。肢带骨（含胸骨、锁骨、肋骨）三维成像CT检查：右侧第9～12肋、左侧第7肋多发骨折，右侧第9、10胸椎右侧横突骨折，周围软组织肿胀、积气。胸椎椎体三维成像CT检查：胸9椎体轻度楔形变，建议MRI检查排除压缩性骨折，胸9椎体右侧横突骨折；右侧部分肋骨骨折；双侧胸腔少量积液；胸椎退行性改变，脊柱侧弯畸形；治疗上给予呼吸机辅助通气、镇痛镇静、抗感染（头孢他啶）、舒张支气管、祛痰平喘、灌肠通便、营养支持治疗、补液、补充白蛋白等对症治疗。患者多处损伤，入院后请急诊外科会诊，建议行手术治疗，征得家属同意后，积极完善术前准备，于11月5日在全身麻醉下行“肋骨骨折切开复位内固定术+异体骨植骨术”，术后转ICU病房继续治疗。术后复查相关辅助检查，11月6日颅脑胸部常规平扫CT检查：考虑脑内腔隙性脑梗死，脑萎缩，建议必要时MRI检查；鼻旁窦炎，鼻腔内积液，较前减少；双侧中耳乳突炎；右侧部分肋骨骨折金属内固定中，右胸壁软组织肿胀；考虑双下肺少许渗出，左侧胸腔少量积液，右侧少量液气胸引流中，建议复查；双肺纤维增生灶，建议复查；慢性支气管炎、肺气肿。术后治疗上给予机械通气、镇痛镇静、抗感染（头孢他啶）、舒张支气管、雾化祛痰平喘、激素抗感染、输注成分血、胸腔引流管内注入庆大霉素、补充白蛋白、维持水电解质平衡、灌肠通便、营养支持治疗等对症治疗。病程中，患者气道管理较前稳定，神志较前恢复，征得家属同意后，于 11 月 10 日给予拔除气管插管改为高流量吸氧。病程中，患者伤口恢复稳定，于术后第三天给予拔除胸腔引流管及皮下引流管。患者查痰培养提示：嗜麦芽窄食单胞菌肺炎，给予加用米诺环素抗感染治疗。患者多次肋骨骨折术后，现肋骨骨折术后较前稳定，肺功能改善，经面罩高流量吸氧状态下呼吸氧合维持可，于 11 月 14 日转呼吸与危重症医学科继续治疗。

五、出院情况

2024 年 11 月 29 日患者鼻导管吸氧，血氧饱和度 95% 左右，精神、饮食睡眠可，二便正常，炎症指标明显下降，给予办理出院手续。

六、讨论

严重胸外伤多因强的直接暴力撞击或挤压胸部造成，肺损伤常为多发，亦继发肺组织出血、水肿，造成通气弥散功能障碍，肺内分流增加，肺的顺应性下降，导致严重甚至危及生命的并发症。文献报道 ARDS 是严重胸外伤患者的主要死亡原因之一，对胸外伤患者出现 ARDS 做出早期诊断并进行及时正确的治疗是降低胸外伤患者病死率的有效措施。发生 ARDS 的原因包括：①肋骨骨折、疼痛、精神紧张而不敢用力呼吸、排痰困难。②多根多处肋骨骨折、连枷胸、血气胸、反常呼吸和纵隔摆动，导致严重的呼吸循环衰竭。③直接的胸部钝性损伤导致肺实质损伤，肺内出血和肺泡塌陷，肺间质水肿，间质和肺泡出血，从而使通气血流比值失调，肺内动静脉分流增加和弥散障碍，导致换气功能障碍。ARDS 进行性的呼吸窘迫和严重的低氧血症常常不能用常规的氧疗法改善，此时除了给予大剂量肾上腺皮质激素，抗感染，营养支持，合理的液体输入，抗休克和原发病治疗如剖胸探查、胸腔闭式引流、肋骨骨折固定等措施外，气管插管或气管切开尽早进行呼吸机机械通气是抢救成败的关键。

（李　冲）

病例 4　异位妊娠

一、病史信息

患者女，32 岁。

主诉：下腹痛 2 天，加重 2 小时。

现病史：平素月经周期不规律，自诉末次月经 2024 年 7 月 16 日。2 天前出现耻区疼痛不适，伴恶心、呕吐，到外院就诊后诊断为“肠梗阻”，予以对症治疗（具体情况不详）。2 小时前突然下腹痛加重，伴有头晕、乏力，急诊来我院就诊，急诊做 CT 提示：腹腔积液（积血）、盆腔积液（积血），遂以“子宫附件出血？”急诊收治入院。自发病以来，食欲减退，睡眠一般，大小便正常，精神差，体重无减轻。

既往史：既往体健，无高血压、心脏疾病病史，无糖尿病、脑血管疾病病史，无肝炎、结核、疟疾病史，2013 年剖宫产 1 次，无外伤、输血史，无食物及药物过敏史，预防接种史随社会计划免疫接种。

婚育史：已婚，20 岁结婚，爱人体健，夫妻关系和睦。孕 3 产 1，2013 年剖宫产一女活婴，人工流产 2 次。

二、查体

体格检查：体温 36.5℃，脉搏 108 次 / 分，呼吸 19 次 / 分，血压 81/47 mmHg，双肺呼吸音清，未闻及干湿啰音。心律齐，各瓣膜听诊区未闻及病理性杂音。腹平，耻区可见陈旧性手术瘢痕，腹肌紧张，压痛、反跳痛明显，移动性浊音阳性。

妇科检查：已婚未产式；阴道畅，少许白色分泌物；宫颈常大，可见纳囊，后穹隆饱满，宫颈举痛明显；宫体有漂浮感，触诊不满意；双侧附件区疼痛拒按。

三、诊断

①右侧输卵管妊娠破裂；②腹腔内出血；③重度贫血；④慢性盆腔炎。

四、诊疗经过

入院后积极完善相关检查，禁食水，予以阴道后穹隆穿刺抽出不凝血 5 mL，急诊在全身麻醉下行“腹腔镜下右侧输卵管切除术 + 左侧卵巢囊肿剥除术 + 盆腔粘连松解术”。术中发现右侧输卵管峡部增大 2 cm × 2 cm，可见一长约 0.5 cm 破口，有活动性出血，术中清出积血及血块约 2000 mL，术中出血 50 mL，术中输 B 型、RhD 阳性悬浮红细胞 2 U，无不良反应。手术顺利，术后安返病房。术后予以吸氧、心电监护、头孢呋辛钠预防感染、补液等对症支持治疗。输血后查动脉血气示 THbc=50，HCT=16，提示重度贫血，术后再次输注 B 型、RhD 阳性悬浮红细胞 2 U。术后病理：黄素化滤泡囊肿（左侧卵巢囊肿）；符合异位妊娠（右侧输卵管）。

五、出院情况

腹腔镜术后第 6 天，患者睡眠、精神、食欲可，大小便正常，无阴道出血，生命体征平稳，腹部手术切口甲级愈合。术后复查 Hb 81 g/L，血 hCG 1033 IU/mL。

五、讨论

输卵管妊娠的治疗包括手术治疗、药物治疗和期待治疗。手术治疗根据是否保留患侧输卵管分为保守手术和根治手术。手术治疗适用于：①生命体征不稳定或有腹腔内出血征象者；②异位妊娠有进展者（如血 hCG > 3000 IU/L 或持续升高、有胎心搏动、附件区大包块等）；③随诊不可靠者；④药物治疗禁忌证或无效者；⑤持续性异位妊娠者。该患者急诊 CT 提示盆腔、腹腔积液（积血），入院后阴道后穹隆抽出不凝血，手术指征明确，遂行急诊手术。

（亓　露）

病例 5　妊娠期肝内胆汁淤积症

一、病史信息

患者女，29 岁。

主诉：停经 39^{+2} 周，下腹规则痛 2 小时余。

现病史：平时月经周期规律，末次月经（LMP）2019 年 12 月 16 日，预产期（EDC）2020 年 9 月 23 日。停经 30 余天验尿 hCG（+），伴有乏力、恶心、呕吐等早孕反应。孕早期无阴道流血、下腹痛、感冒、发热、接触放射线、化学毒物等病史。停经 4 个月感胎动至今。孕期于当地某医院建册产检，早期、中期唐氏筛查及无创 DNA 低风险，孕中期超声检查：孕龄 22^{+} 周，未见明显胎儿畸形。余 TORCH、OGTT（3.80–6.40–6.50 mmol/L）、G–6–PD、肝肾功、地中海贫血、丙肝、梅毒及艾滋病均未见异常。孕晚期无头晕、眼花、心慌等病史。孕期查乙肝两对半示：1、3、5（+），患者 3 月余前出现皮肤瘙痒，医生建议其至我院就诊，7 月 1 日我院查肝功示：ALT 60 U/L，AST 59 U/L，TBA 21.1 μmol/L，予“替诺福韦、熊去氧胆酸”口服对症治疗，7 月 8 日查肝胆胰脾 B 超未见异常，8 月 28 日查肝功示：ALT 52 U/L，AST 44 U/L，TBA 26 μmol/L。9 月 18 日患者至我院复诊，建议其住院计划分娩，患者拒绝，当晚 18：00 出现规律宫缩，再次至我科就诊，拟“临产、妊娠期肝内胆汁淤积症”收治入院。孕期精神、食欲好，大小便正常，孕期体重增加约 10 kg。

既往史：2016 年婚检时发现患乙肝，既往未治疗。无药物过敏史。

二、查体

体格检查：体温 37℃，脉搏 92 次 / 分，呼吸 20 次 / 分，血压 128/76 mmHg。一般情况：发育良好，营养中等，神志清醒，自主体位，正常面容，查体合作。腹部：腹部外形膨隆孕周，无胃型，无肠型及蠕动波，腹软，可及规则宫缩。

专科检查：宫高 35 cm，腹围 94 cm，胎儿体重估计 3000 g，胎方位 LOA，衔接，跨耻征阴性，宫缩规律，胎心音 140 次 / 分，宫口开大 4 cm，先露高低 S=0，无阴道流水，胎膜无破裂；骨盆外测量：髂前上棘间径 25 cm，髂嵴间径 27 cm，骶耻外径 19 cm，坐骨结节间径 9 cm。阴道检查：宫颈 Bishop 评分 11 分。

辅助检查。孕期查乙肝两对半：HBsAg（+），HBsAb（-），HBeAg（+），HBeAb（-），HBcAb（+）；HIV、梅毒、丙肝抗体等检查结果均正常。

2020 年 3 月 13 日外院 B 超：宫内单活胎，头臀径 62 mm，NT 1.0 mm。

5 月 30 日外院三维彩超示：宫内单活胎，头位，双顶径 53 mm，头围 201 mm，腹围 177 mm，股骨长 38 mm，胎盘 0 级，羊水量正常范围。

7 月 1 日我院肝功能示：ALT 60 U/L，AST 59 U/L，TBA 21.1 μmol/L；8 月 28 日外院复查肝功能示：ALT 52 U/L，AST 44 U/L，TBA 26 μmol/L。

7 月 23 日我院彩超示：宫内单活胎，头位，双顶径 74.7 mm，头围 273 mm，腹围 258 mm，段骨长 55 mm，羊水最大径线 39 mm，胎盘 I 级。

9 月 9 日我院彩超示：宫内单活胎，头位，双顶径 93 mm，头围 324 mm，腹围 329 mm，股骨长 71.5 mm，羊水指数 122 mm，胎盘 II 级。

三、诊断

初步诊断：①孕 3 产 2，宫内孕 39^{+2} 周，头位，单活胎临产；②妊娠期肝内胆汁淤积症；③妊娠合并乙型肝炎。

鉴别诊断：妊娠高血压。支持点：患者胆汁酸及转氨酶轻度升高；不支持点：患者乙肝表面抗原阳性，孕期血压正常；结论：可排除。

最终诊断：①妊娠期肝内胆汁淤积症；②妊娠合并乙型肝炎；③会阴 I 度裂伤；④单胎头阴道分娩；⑤孕 3 产 3，孕 39^{+2} 周；⑥单一活产。

四、诊疗经过

完善入院检查，阴道检查宫口开大 4 cm，无头盆不称，骨产道及软产道未及明显异常，胎心监测反应型，规律宫缩，暂未发现阴道试产禁忌，予送入产房严密监护下阴道试产，密切监测产程进展。患者孕期有肝功能异常，予维生素 K_1 10 mg 肌内注射预防产后及新生儿出血。患者于 2020 年 9 月 18 日 18：00 自然临产，出现规律宫缩，胎心正常，严密监测下阴道试产，21：40 胎膜自破，羊水清，21：45 查宫口开全，21：52 以左枕前位顺娩一女活婴，体重 3360 g，身长 50 cm，Apgar 评分 1 分钟 10 分，5 分钟 10 分，新生儿外观未见明显异常。脐带长 50 cm，无扭转及缠绕，后羊水清，总量约 600 mL，胎盘胎膜自娩完整，查宫颈完整，会阴 I 度裂伤，予皮内缝合，总产程 4 时 0 分，产时出血 120 mL，产后监测生命征正常，宫缩好，阴道出血少，产后复查血常规：白细胞计数 15.56×10^9/L，血红蛋白 117 g/L。B 超：顺产后 2 天，宫腔异常回声，大小约 27 mm × 11 mm 强弱不等回声，双侧附件区未见异常声像。2020 年 11 月 23 日肝功：ALT 91 U/L，AST 39 U/L。现患者产后恢复可，要求出院，请示上级医师后予办理出院。嘱出院后 1 周肝病科门诊复查肝功。

五、出院情况

患者一般情况良好，无畏寒、发热等不适。查体：生命体征正常，双乳不涨，子宫收缩好，恶露少，无臭味，会阴伤口 Ⅱ / 甲愈合。

六、讨论

妊娠期肝内胆汁淤积症是一种重要的妊娠期并发症，主要导致围产儿死亡率增加。有研究表明胆汁酸升高的慢性乙型肝炎孕妇发生胎儿宫内窘迫、新生儿窒息及医源性早产的比率升高。多文献报道乙型肝炎病毒（HBV）感染是妊娠期肝内胆汁淤积症发生的危险因素。对于 HBV 合并妊娠期肝内胆汁淤积症患者，孕期需规范行母婴阻断抗病毒治疗，在此基础上，应加强监测，提供早期治疗，进一步降低胆汁酸水平，以减少新生儿不良分娩结局。在临床指标无改善和临床症状同时恶化时可考虑提前终止妊娠。本例患者乙型肝炎合并妊娠期胆汁淤积症，在规范抗病毒同时（母婴阻断），予降胆汁酸治疗，并定期检查肝功能，于 39^{+2} 周至我院就诊，积极建议其住院计划分娩，患者拒绝，所幸当天患者临产分娩，结局良好。

（曾海燕）

病例 6 妊娠糖尿病

一、病史信息

患者女，36 岁。

主诉：停经 39 周，发现血糖升高 4 月余。

现病史：平时月经规律，LMP 2023 年 6 月 6 日，EDC 2024 年 3 月 12 日。孕早期伴有恶心、呕吐等早孕反应，无阴道流血、下腹痛、感冒、发热、接触放射线、化学毒物等病史。孕早期于我院建册产检，早孕期 NT 1.2 mm。早期唐氏筛查、中期唐氏筛查均提示年龄高风险。NIPT 结果为低风险。G-6-PD、TORCH IgM、肝肾功、地中海贫血、乙肝、丙肝、梅毒及艾滋病均未见异常。孕 4 个月感胎动至今。2023 年 11 月 17 日我院三维超声示孕龄 22^{+3} 周，胎儿未见明显异常；11 月 28 日行 OGTT：3.85-10.64-9.89 mmol/L，诊断妊娠糖尿病，通过饮食及运动控制血糖，遵医嘱规律监测指尖血糖，空腹血糖 4.6 ~ 5.1 mmol/L，餐后 2 小时血糖 4.1 ~ 6.1 mmol/L，均在正常范围。2024 年 2 月 15 日孕 36^{+} 周取阴道分泌物查 GBS 阴性。孕晚期无头晕、眼花、心慌等病史，双下肢无明显水肿。今日孕 39 周，无腹痛，无阴道流血流液，无发热、头痛、腹泻等伴随症状，自觉胎动如常，故门诊以“妊娠糖尿病”收治入院，孕期精神、食欲好，大小便正常，BMI 21.2 kg/m^2，孕期体重增加约 6.4 kg。妊娠风险评估：黄色。无药物过敏史。

二、查体

体格检查：体温 36.30℃，脉搏 83 次 / 分，呼吸 20 次 / 分，血压 112/76 mmHg。一般情况：发育良好，营养中等，神志清醒，自主体位，正常面容，查体合作。

专科检查：宫高 33 cm，腹围 95 cm，胎儿体重估计 3300 g，头位，部分衔接，跨耻征阴性，无宫缩，胎心音 140 次 / 分；阴道检查：宫口未开，宫颈管未消，质软，位置居后，先露高低 S-3，无阴道流水，胎膜无破裂。宫颈 Bishop 评分 2 分。骨盆外测量：髂前上棘间径 22 cm，髂嵴间径 26 cm，骶耻外径 19 cm，坐骨结节间径 9 cm。

辅助检查：孕期查乙肝、HIV、梅毒、丙肝抗体等检查结果均正常。孕产妇风险等级评估为黄色。

2023 年 8 月 29 日行 NT 1.2 mm。11 月 17 日行三维彩超示：宫内单活胎，双顶径 56 mm，头围 208 mm，腹围 169 mm，股骨长 37 mm，胎盘位于子宫前壁。11 月 28 日行 OGTT：3.85–10.64–9.89 mmol/L。

2024 年 3 月 5 日行 B 超示：宫内单活胎，头位，双顶径 91 mm，头围 322 mm，腹围 340 mm，股骨长 70 mm，羊水指数 87 mm，胎盘位于子宫前壁。我院门诊胎心监护提示变异可，加速可，反应型。

三、诊断

初步诊断：①妊娠糖尿病；②孕 2 产 1，孕 39 周单活胎，头位待产；③高龄经产妇妊娠监督。

鉴别诊断：糖尿病合并妊娠。支持点：妊娠状态，OGTT 结果高于正常；不支持点：患者孕前无糖尿病病史。结论：可排除。

最终诊断：①妊娠糖尿病；②会阴 I 度裂伤；③有并发症的单胎顺产；④孕 2 产 2，孕 39^{+2} 周，头位已产；⑤高危妊娠监督；⑥足月新生儿；⑦新生儿脐带绕颈 1 周。

四、诊疗经过

完善入院检查，2023 年 3 月 5 日送产房行 OCT 试验，结果为阴性，3 月 6 日予米索前列醇片阴道后穹隆上药促宫颈成熟，3 月 7 日 12：35 人工破膜，羊水色清，14：25 静脉滴注催产素催产，18：00 出现规律宫缩，胎心正常，严密监测下阴道试产，20：50 宫口开全，21：02 以 LOA 位顺娩一女活婴，体重 2590 g，身长 47 cm，Apgar 评分 1 分钟 10 分，5 分钟 10 分，新生儿外观未见明显异常，脐带长 65 cm，绕颈 1 周，后羊水色清，总量约 600 mL，胎盘胎膜自娩完整，查宫颈完整，会阴 I 度裂伤，予皮内缝合，总产程 3 小时 10 分，产时出血 180 mL，产后监测生命征正常，宫缩好，阴道出血少，产后复查血常规：血红蛋白 114 g/L ↓。超声：宫腔内异常回声，双侧附件区未见异常声像。2024 年 3 月 11 日胎盘胎膜孕 39 周余胎盘活检：①胎盘绒毛发育成熟，较多合体细胞结节。②羊膜绒毛膜中炎性细胞不明显。③脐带结构正常。患者产后恢复可，要求出院，请示上级医师后予办理出院。

五、出院情况

患者一般情况良好，无畏寒、发热等不适。查体：生命体征正常，双乳不涨，子宫收缩好，恶露少，无臭味，会阴伤口 Ⅱ / 甲愈合。

六、讨论

妊娠糖尿病是孕期女性特有的代谢障碍性疾病，多发展于妊娠中晚期，可影响母体糖脂代谢，易引发多种产科并发症，是导致剖宫产及不良妊娠结局的重要原因之一。妊娠糖尿病重在管理，患者需严格遵医嘱进行健康管理，以控制病情进展，改善妊娠结局。①饮食管理：妊娠糖尿病患者需在营养医师指导下合理饮食，并遵循少食多餐原则（每日三餐配合 2 ~ 3 次加餐）。②运动管理：妊娠糖尿病患者应适量运动，建议在每日三餐后 30 分钟进行步行等强度比较低的运动，每次运动的时间需要达到 10 ~ 30 分钟，每周运动 3 ~ 4 次。③血糖监测：妊娠糖尿病患者需要勤监测血糖水平的变化情况。④药物治疗：妊娠糖尿病患者如通过饮食、运动等措施干预后血糖仍未达标，则需采用药物治疗。

（曾海燕）

病例 7　非霍奇金淋巴瘤（弥漫大 B 细胞淋巴瘤）

一、病史信息

患者男，55 岁。

主诉：左侧面部麻木 1 个月，左眼视物模糊 1 周。

现病史：患者 1 月前无明显诱因出现左侧面部麻木感，伴左侧牙龈不适，无明显疼痛，无恶心、呕吐，无鼻塞、流涕，无眩晕等不适，自服药物治疗（具体不详）后，无明显改善，遂就诊于我院口腔科门诊，结合查体及辅助检查未发现明显异常；1 周前，无明显诱因出现左眼视物模糊，伴压迫感，无明显疼痛，无嗅觉减退，无鼻塞，无鼻出血，无听力下降、耳鸣等不适，遂就诊于眼科，行 CT 提示：左侧上颌窦病变，累及左眼眶下缘，不排除肿瘤性病变；转我科就诊。鼻旁窦 3.0 MRI 增强：①左侧上颌窦软组织肿物及骨质破坏，累及内侧壁、左眼眶下缘，提示肿瘤性病变可能性大，上颌窦癌？②鼻窦轻度炎症表现，左侧上颌窦伴少量积液（积血）可能。结合查体及辅助检查后拟以“上颌窦肿物”收治入院。患者自发病以来饮食睡眠可，二便如常，体重无明显减轻。无食物及药物过敏史。

二、查体

体格检查：体温 36.2℃，脉搏 76 次 / 分，呼吸 20 次 / 分，血压 112/74 mmHg。一

般情况：发育良好，营养中等，神志清醒，自主体位，正常面容，查体合作。

专科检查：鼻外形正常，鼻中隔基本居中，鼻前庭未见息肉及新生物，双侧鼻腔黏膜慢性充血，双侧下鼻甲无肥大，左侧鼻腔外侧壁稍膨隆，双侧中鼻道未见明显异常分泌物引流。

辅助检查。鼻旁窦 3.0 MRI 增强：①左侧上颌窦软组织肿物及骨质破坏，累及内侧壁、左眼眶下缘，提示肿瘤性病变可能性大，上颌窦癌？②鼻窦轻度炎症表现，左侧上颌窦伴少量积液（积血）可能。眼眶 CT：左侧上颌窦病变，累及左眼眶下缘，不排除肿瘤性病变；请结合临床及进一步鼻窦、眼眶 MRI 增强检查。

三、诊断

初步诊断：左侧鼻窦肿物。

鉴别诊断：需与上颌窦癌、腺样囊性癌、鼻咽纤维血管瘤、上颌窦后鼻孔息肉、鼻息肉及鼻前庭囊肿等相鉴别。

（1）上颌窦癌：以鳞状细胞癌为最常见，因其位于上颌窦内，早期无症状，不容易发现，当肿瘤发展到一定程度出现较明显的症状时才被注意。因上颌窦癌的早期诊断常常是治疗能否成功的关键，所以临床医师应有高度的警惕性，应注意与牙周病、根尖病、慢性上颌窦炎等相鉴别。

（2）腺样囊性癌：最常见的唾液腺的恶性肿瘤之一，生长缓慢，病期较长，呈圆形或结节状，肿块与周围组织界限不清。肿瘤易延神经扩散，常有疼痛、面瘫、舌麻木等症状。浸润性极强，易侵犯周围组织。易侵入血管，造成血行转移。颈淋巴转移率低。

（3）鼻咽纤维血管瘤：鼻咽部最常见的良性肿瘤，与一般纤维瘤不同，为致密结缔组织、大量弹性纤维和血管组成，常发生于 10 ~ 25 岁青年男性，女性少见，故又名“男性青春期出血性鼻咽血管纤维瘤”，是发生于鼻咽部易出血的良性肿瘤，占组织细胞瘤 0.5%，多见于男性，平均 15 岁（7 ~ 19 岁），＞25 岁很少发病。

（4）上颌窦后鼻孔息肉：原发于上颌窦、具有细长茎蒂、向后突出于鼻孔的息肉。这种息肉有其自身病理和临床特点，一般认为它可能是区别于一般鼻息肉的另一种息肉病变。本病多发于青少年，男女发病率无差异。

（5）鼻息肉：由于鼻黏膜长期炎性反应引起组织水肿的结果。鼻息肉多来源于中鼻道窦口、鼻道复合体和筛窦，高度水肿的鼻黏膜由中鼻道、窦口向鼻腔膨出下垂而形成息肉。可伴有鼻塞、嗅觉减退、闭塞性鼻音、睡眠打鼾和张口呼吸。可有流涕，头痛，耳鸣、耳闷和听力减退。

（6）鼻前庭囊肿：位于鼻前庭底部皮肤下、上颌骨牙槽突浅面软组织内的囊肿。生长缓慢，早期多无症状，待囊肿长大，一侧鼻翼附着处、鼻前庭内或梨状孔缘前外方隆起。局部有膨胀感。如继发感染，可引起肿物增大及疼痛。局部检查及口腔前庭和鼻前庭双指联合触诊有助于诊断。

最终诊断：非霍奇金淋巴瘤（弥漫大 B 细胞淋巴瘤）。

四、诊疗经过

患者入院后完善相关检查，电子鼻咽镜未见鼻腔明显新生物，排除手术禁忌证，于手术室全身麻醉下行鼻内镜下上颌窦开放术 + 左侧上颌窦肿物活检术，术中切除向外膨隆之钩突，见上颌窦腔内大量鱼肉状新生物及脓性分泌物，肿物呈弥漫性生长，基底部未能探及，肿物触之易出血。予以钳取上颌窦内肿物送检，等离子彻底止血，纳西棉填塞左侧中鼻道，术后予以抗感染、激素消炎、促排、抗组胺等治疗，术后恢复良好。病理提示：非霍奇金淋巴瘤，结合免疫组化较符合弥漫大 B 细胞淋巴瘤。患者术后恢复良好，无明显活动性出血，至肿瘤科行 R-CHOP 方案化疗：利妥昔单抗 0.675 g，静脉滴注，化疗前 1 天；环磷酰胺 1.3 g，静脉滴注，化疗当天；多柔比星脂质体 50 mg，静脉滴注，化疗当天；长春新碱 2 mg，静脉推注，化疗当天；泼尼松 100 mg，口服，化疗当天至化疗第 5 天。

五、出院情况

患者诉鼻部疼痛明显减轻，无明显呼吸困难，呼吸稍不畅，无明显咯血等不适。查体：左侧鼻腔呈术后改变，见少许血痂及纳西棉，总鼻道通畅，未见明显活动性出血。

六、讨论

患者中年男性，主因左侧面部麻木 1 个月，左眼视物模糊 1 周入院，入院查体：鼻腔未见明显新生物，仅可见左侧鼻腔外侧壁稍膨隆，术中见上颌窦腔内大量鱼肉状新生物及脓性分泌物，肿物呈弥漫性生长，基底部未能探及，肿物触之易出血。结合影像学检查及术中所见，基本可以考虑恶性肿物可能性大。弥漫大 B 细胞淋巴瘤是非霍奇金淋巴瘤中最常见的类型，几乎占所有病例的 1/3。这类淋巴瘤占以前临床上的“侵袭性”或“中高度恶性”淋巴瘤的大多数病例。弥漫大 B 细胞淋巴瘤正确的诊断需要血液病理学专家根据合适的活检和B细胞免疫表型的证据而得出。近年多个国际多中心随机对照临床试验研究资料证明，其标准的一线治疗方案应当是利妥昔单抗+CHOP方案，并且通过增加方案的剂量密度，缩短疗程间隙时间，从而获得更好的疗效，如R-CHOP方案。

（张盛涨）

病例8　声门型中-高分化鳞状细胞癌（$T_3N_0M_0$）

一、病史信息

患者男，62岁。

主诉：声嘶伴咽喉痛1年。

现病史：患者诉1年前无明显诱因出现声音嘶哑，伴咽喉疼痛、咽喉异物感，无咳嗽、咯血、呼吸困难、吞咽不畅、胸痛等不适，就诊于当地某医院，行电子喉镜提示：右侧声带肿物。活检结果提示鳞状细胞癌。现患者为求进一步诊治遂来我院，喉部CT增强示：左侧声带软组织灶并声门裂狭窄、移位，性质待定。门诊以喉癌收治入院，自发病以来，患者大小便正常，饮食可，精神尚佳。

既往史：平素身体健康状况一般，有艾滋病感染史，规律治疗并定期复查，预防接种史不详，无药物或食物过敏史，有手术史，无外伤史，无输血及输血制品史，其他无。

二、查体

体格检查：体温36.5℃，脉搏65次/分，呼吸18次/分，血压120/78 mmHg。一般情况：发育良好，营养中等，神志清醒，自主体位，正常面容，查体合作。

专科检查。喉：间接喉镜下见左侧声带隆起，表面不光滑，左侧声带运动欠佳，右侧声带运动正常，闭合欠佳。双侧颈部无明显压痛；双侧甲状腺腺叶、颌下腺、腮腺不大，锁骨上区淋巴结不大，双侧腋窝及滑车、腹股沟区淋巴结不大。

辅助检查。外院病理报告：中分化鳞状细胞癌。颈部软组织1.5 MRI增强：喉部多发异常信号及强化灶，考虑肿瘤性病变，建议进一步检查及复查。喉部CT增强：左侧声带软组织灶并声门裂狭窄、移位，性质待定，建议行喉部MRI增强扫描及结合临床。

三、诊断

初步诊断：喉癌；HIV 感染。

鉴别诊断：需与喉结核、喉乳头状瘤、喉淀粉样瘤、喉梅毒等相鉴别。

（1）喉结核：早期喉癌须和喉结核相鉴别，声带癌多原发于声带前 2/3。喉结核病变多位于喉的后部，表现为喉黏膜苍白、水肿，伴多个浅表溃疡，如虫蚀状。也可出现一侧声带充血和增厚，但会厌、杓会厌襞都有较广泛的水肿和浅表的溃疡。喉结核的主要症状为声嘶和喉痛。肺部 X 线片，痰的结核分枝杆菌检查有助于鉴别诊断，但最终仍依赖于活检。

（2）喉乳头状瘤：喉乳头状瘤主要表现为声嘶，也可出现呼吸困难。肿瘤可单发或多发，其外表粗糙、呈淡红色，肉眼极难鉴别。特别是成人的喉乳头状瘤易恶变，更须活检鉴别。

（3）喉淀粉样瘤：其并非真性肿瘤，可能是由于慢性炎症、血液和淋巴循环障碍、新陈代谢紊乱而引起的喉组织的淀粉样变，主要表现为声嘶。检查可见声带、喉室或声门下区的暗红色肿块，表面光滑，活检时觉其质地较硬，不易钳取，病理检查易于鉴别。

（4）喉梅毒：病变多位于喉的前部，黏膜红肿，常有梅毒瘤，继而出现较深的溃疡，破坏组织较多，愈合后有瘢痕收缩粘连，造成喉畸形。患者声嘶但有力，喉痛较轻。有性病史，建议进行相关检测，康氏反应阳性，活检可证实。

最终诊断：①声门型中－高分化鳞状细胞癌（$T_3N_0M_0$）；②人类免疫缺陷病毒感染。

四、诊疗经过

入院后完善相关检查，未见明显手术禁忌证，于手术室全身麻醉下行“喉功能重建术 + 喉次全切除术 +（左侧）颈淋巴结清扫术 + 气管切开术 +（左、右颈部）筋膜组织瓣成形术 +（右侧）前哨淋巴结探查术”，术中颈部中间平环状软骨上缘，两侧达下颌角下方，做 U 形切口，依次切开皮肤、皮下组织及颈阔肌，翻起颈阔肌皮瓣，缝合皮肤。探查右侧颈部淋巴结：将颈阔肌皮瓣向下颌骨方向分离，暴露颌下腺、二腹肌后腹，悬吊颌下腺保护面神经下颌缘支。游离胸锁乳突肌，探查见右颈Ⅲ区淋巴结肿大，保护好副神经、颈动脉鞘，完整切除右颈前哨淋巴结；左侧颈部前哨淋巴结清扫基本同右侧，术中冰冻结果回报示：左颈前哨淋巴结检出淋巴结 4 枚，未见癌转移（0/4）。右颈前哨淋巴结检出淋巴结 6 枚，未见癌转移（0/6）。待常规石蜡切片进一步诊断。继续清扫左侧淋巴结，范围为Ⅱ$_A$、Ⅱ$_B$、Ⅲ、Ⅳ区淋巴结，切除淋巴结术中冰冻回报：左颈Ⅱ$_A$区淋巴结检出淋巴结4枚，未见癌转移（0/4）。左颈Ⅱ$_B$区淋巴结检出淋巴结2枚，未见癌转移（0/2）。左颈Ⅲ区淋巴结检出淋巴结5枚，未见癌转移（0/5）。左颈Ⅳ区淋巴结检出淋巴结5枚，未见癌转移（0/5）。待常规石蜡切片进一步诊断。取胸骨上窝上2横指处横切口切开皮肤、皮下组织及颈阔肌，将带状肌向两侧拉开，暴露3～5气管环，尖刀切开气管环，将软骨环与颈部皮肤缝合固定，拔除经口气管插管，重新置入麻醉插管并固定。继续分离颈前带状肌、舌骨下肌群，暴露甲状软骨板，以甲状软骨中线左右各1.0 cm，切开甲状舌骨膜，咬骨钳将甲状软骨板咬断，进入咽腔。探查见左侧声带菜花样肿物，累及左侧喉室及前联合，右侧声带近前连合处受侵，沿肿物边界扩大完整切除，切除范围为左侧声带，双侧声带前联合、左侧喉室及左侧劈裂及杓状软骨，留送术后病理。术中各切缘送术中冰冻回报：送检组织中未见癌。切片中见局灶不典型增生细胞。待常规石蜡切片进一步诊断。术腔充分止血，用甲硝唑、生理盐水、蒸馏水冲洗，将术腔黏膜对位缝合，使用双侧颈前带状肌与咽腔黏膜对位缝合逐层修复关闭咽腔，继续加固缝合2层，制作上下颈阔肌筋膜组织瓣，对位缝合颈阔肌，左右侧各留置1条负压引流管。间断缝合颈部切口，外用敷料覆盖，更换7.5 mm带气囊硅胶气管套管，缝合皮肤，结束手术。术后予以抗感染、雾化、消炎、营养支持等治疗，患者术后恢复良好，术后病理提示中－高分化鳞状细胞癌，颈部淋巴结未见明显转移，嘱术后2周继续肿瘤综合治疗。

五、出院情况

患者诉咽痛明显减轻，无明显呼吸困难，吞咽稍不畅，无明显咯血等不适。查体：气管切开状态，诉颈部切口部位稍疼痛，颈部缝线已拆除，无呼吸困难，咳痰量适中，未诉明显不适，无发热、寒战、鼻塞头痛，无血性分泌物等症状。

六、讨论

患者老年男性，主因声嘶伴咽喉痛1年入院，入院查体：间接喉镜下见左侧声带隆起，表面不光滑，左侧声带运动欠佳，右侧声带运动正常，闭合欠佳。外院病理报告：中分化鳞状细胞癌。颈部增强MRI提示喉部多发异常信号及强化灶，考虑肿瘤性病变，喉部CT增强提示左侧声带软组织灶并声门裂狭窄、移位，性质待定。结合患者病史、体征、辅助检查，可明确诊断为喉癌，既往HIV感染，目前颈部淋巴结情况未明，未能确定具体肿瘤分期，TNM分期应为$T_3N_0M_0$，术前检查未见明显手术禁忌证。应行开放性肿物及喉部分切除术，术中、术后可能出现的病情变化及并发症，如伤口并发症：出血、血肿、浆液肿、感染、裂开、不愈合，瘘管及窦道形成；并发眶内蜂窝织炎、血肿、脓肿穿孔等。需向患者及其家属充分沟通手术并发症可能，声音嘶哑不缓解或加重；全喉患者永久失声；咽喉瘘；乳糜瘘；颈部血管神经损伤：迷走神经损伤、喉返神经损伤、喉上神经损伤、膈神经、面神经下颌缘支、颈内动静脉破裂；大出血，严重者可致休克，危及生命；术中因解剖位置及关系变异变更术式；皮下气肿、纵隔气肿；喉、气管瘢痕狭窄（致呼吸困难）、下咽狭窄（致吞咽困难）、声门狭窄（影响发音）；环杓关节脱位；误咽、呛咳，严重的发生窒息乃至死亡均有可能出现。术前备血、联系ICU，做好术前准备。术后需注意标准防护，防止喷射，避免院内感染发生。

（张盛涨）

病例9 局部晚期结肠癌综合治疗

一、病史信息

患者男，55岁。

主诉：腹痛伴大便性状改变1个月。

现病史：患者于1个月前无明显诱因出现腹痛，为下腹持续性坠痛，程度中等，无他处放射，无恶心呕吐，排便量减少，大便稀软不成形，外院肠镜提示结肠占位，患者为求进一步诊治于我院就诊，门诊以“结肠占位”收治入院。病程中患者一般情况可，体重下降6 kg，大便如上，小便正常。

既往史：既往有原发性高血压史，口服福辛普利钠片、硝苯地平缓释片、酒石酸美托洛尔片治疗。既往糖尿病病史，皮下注射德谷门冬双胰岛素治疗。否认手术、外伤、输血史，否认食物及药物过敏史。

二、查体

体格检查：体温36.5℃，脉搏80次/分，呼吸14次/分，血压120/86 mmHg，体重73 kg，身高176 cm，疼痛1分。一般情况：发育正常，营养中等，神志清，精神可，表情正常，自主体位，贫血面貌，查体合作。

专科检查：腹部平坦，未见腹壁静脉曲张，未见肠型，未见蠕动波，腹软，无腹肌紧张，无压痛及反跳痛，中下腹触及直径约 10 cm 质地硬包块，活动度差，肝脏肋下未触及，脾脏肋下未触及，胆囊未触及，Murphy 征阴性。肠鸣音正常，约 5 次 / 分，未闻及血管杂音。

辅助检查：2023 年 6 月 11 日血红蛋白 73 g/L，白细胞 8.93×10^9/L，血小板计数 200×10^9/L。

6 月 12 日腹盆腔增强 CT：①盆腔入口处类圆形软组织肿块，周围脂肪间隙混浊，病灶与乙状结肠分界不清，考虑恶性肿瘤可能，建议进一步查证（图 7–1）。②前列腺增生，盆腔少量积液。③肺部散在小结节，请随诊。

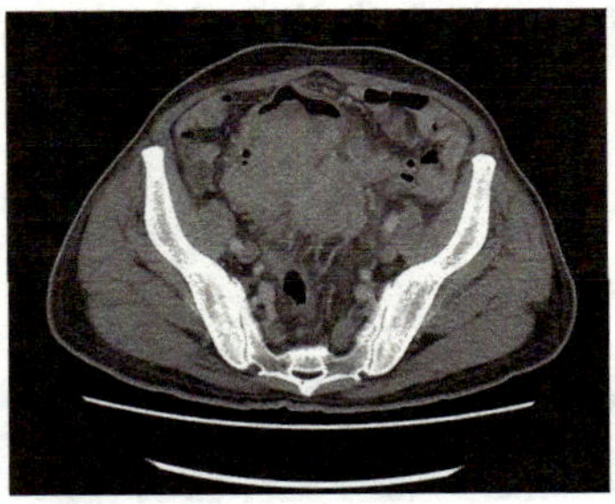

图 7–1　腹盆腔增强 CT

6 月 13 日结肠镜提示：距肛门 60 ~ 70 cm 可见环 2/3 周巨大占位，表面不规则溃疡形成，距肛门 45 ~ 52 cm 可见巨大占位，环 1/2 周，表面充血糜烂，附污苔，多处活检（图 7–2）。

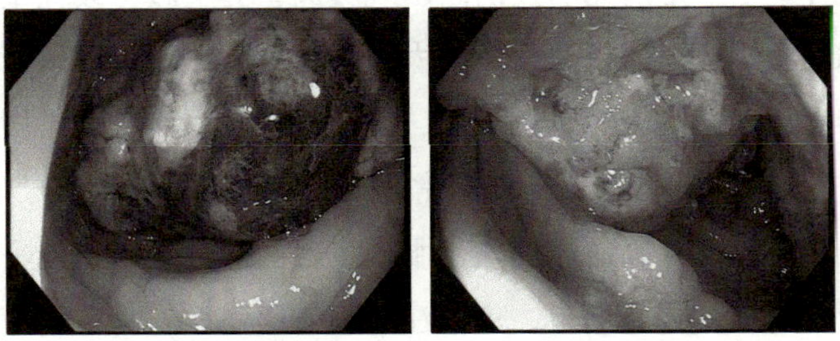

图 7–2　结肠镜

6 月 15 日病理诊断：结肠中分化腺癌；MSI：微卫星稳定（MSS）型。

三、诊断

初步诊断：结肠恶性肿瘤，高血压，糖尿病。

鉴别诊断：需与结肠息肉、溃疡性结肠炎、克罗恩病、肠结核等相鉴别。

（1）结肠息肉：可为单发或多发，大小不一，有蒂或无蒂，多见于乙状结肠。成人大多数为腺瘤，直径大于 2 cm 者，约半数癌变。结肠息肉约半数以上无临床症状，常因普查或发生并发症时才被发现，结肠镜病理活检可明确诊断。

（2）溃疡性结肠炎：多发生于直肠和乙状结肠，病变多局限在黏膜层和黏膜下层，肠壁增厚不明显，表现为黏膜水肿、充血、糜烂和溃疡形成。最突出的表现是腹泻，多数为脓血便。常伴有肠道外症状，如关节炎、虹膜炎、结节性红斑、强直性脊柱炎、硬化性胆管炎等。当伴有肠管狭窄和肿物形成时应考虑结肠癌的可能，特别是病程超过 10 年的患者。

（3）克罗恩病：多见于青少年，最常累及末端回肠，病理改变为非干酪样肉芽肿、纤维化和溃疡形成，黏膜隆起呈鹅卵石样，溃疡多呈匍行性溃疡，典型表现有腹痛、腹泻和体重减轻三联症。常有口腔溃疡、皮肤、骨关节、眼部等肠外病变表现。

（4）肠结核：有肠外结核病史，主要累及回盲部和升结肠，病理上分为溃疡型和增生型。干酪样肉芽肿是肠结核的特征性病理组织学改变，活检组织抗酸杆菌染色阳性、结核菌素试验强阳性、血清结核分枝杆菌相关性抗原和抗体检测阳性有助于诊断。高度怀疑肠结核时可给予抗结核药物试验治疗，有助于诊断。

最终诊断：结肠中分化腺癌（病理明确）。

四、诊疗经过

结肠癌诊断明确，考虑病变巨大并侵犯膀胱可能，局部分期差，根据诊疗指南先行新辅助化疗。化疗方案：奥沙利铂 150 mg，静脉滴注，化疗当天；亚叶酸钙 750 mg，静脉滴注，化疗当天；氟尿嘧啶针 750 mg，静脉滴注，氟尿嘧啶针 2.2 g，静脉滴注，化疗当天～化疗第 2 天，持续静脉泵入。

四周新辅助化疗后，复查胸腹盆腔增强 CT 提示肿瘤较前略有缩小（图 7-3），肿瘤多学科会诊（MDT），考虑患者目前已完成新辅助化疗全周期方案，病变有所缩小，MDT 专家建议行手术探查治疗。

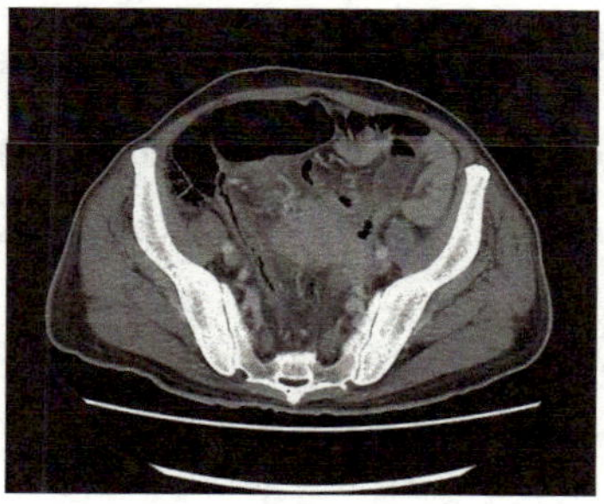

图 7-3　复查胸腹盆腔增强 CT

患者全身麻醉下手术探查，术中见两处病变均位于乙状结肠，大小约 10 cm×8 cm×6 cm，突破浆膜，侵犯部分膀胱壁及回肠肠管，行“乙状结肠癌根治性切除术（CME 手术），回肠部分切除吻合术，部分膀胱壁切除术”。

术后病理结果提示：结肠中分化腺癌，$T_{4b}N_0M_0$。

五、出院情况

患者一般情况可，手术切口轻微疼痛，正常半流饮食，通气排便可。查体腹软，切口干燥无渗出，切口愈合可。

六、讨论

目前对于结肠癌患者来说，外科手术并不是初始治疗的唯一手段。不少患者就诊时，肿瘤已属于局部晚期伴周围浸润，对于此类患者存在无法切除，或手术效果较差，新辅助化疗则是一种安全的选择。通过新辅助化疗，可降低手术风险和难度，提高肿瘤 RO 切除率，降低肿瘤复发和转移风险，提高治愈率。

（谭　宜）

病例 10　小肠出血

一、病史信息

患者女，62 岁。

主诉：间断黑便 2 个月，加重伴咳嗽咳痰 3 天。

现病史：患者于 2 个月前无明显诱因出现黑便，每日 1 次，为成型便。近 3 天来，患者黑便情况明显加重，每日 2 ~ 3 次，量较前增加，同时患者出现咳嗽咳痰，白色黏痰，遂于外院就诊，给予抑酸、输血、补液等支持治疗后，患者黑便情况仍无明显好转。遂患者就诊于我院急诊中心，急诊中心以“消化道出血”收治入院。

既往史：平素健康良好，否认高血压、糖尿病病史，否认脑血管疾病史，无肝炎史、结核史、伤寒史，2 年前行阑尾切除，否认外伤、输血史，否认食物及药物过敏史。

二、查体

体格检查：体温 36.6℃，脉搏 100 次 / 分，呼吸 20 次 / 分，血压 110/60 mmHg，

体重 45 kg，身高 156 cm，疼痛 0 分。一般情况：发育正常，营养中等，神志清，精神欠佳，表情正常，自主体位，贫血面貌，查体合作。皮肤黏膜：苍白，湿度适中，右下腹可见长约 5 cm 陈旧性手术瘢痕。肺脏：呼吸音粗，呼吸节律均匀，呼吸频率正常，肋间隙正常，语音震颤正常，无胸膜摩擦音，无皮下捻发感，叩诊双肺呈清音。右下肺闻及湿啰音。

专科检查：神志清，精神欠佳，皮肤及巩膜未见黄染，略苍白。腹部平坦，未见腹壁静脉曲张，未见肠型，未见蠕动波，腹软，无腹肌紧张，无压痛、反跳痛，未扪及包块，肝脏、脾脏肋下未触及，胆囊未触及，Murphy 征阴性。肠鸣音正常，约 4 次 / 分，未闻及血管杂音。

辅助检查。2022 年 12 月 19 日腹盆腔增强 CT：①胆囊结石；②脾大、脾脏稍低密度灶，脾动脉瘤，脾肾静脉侧支开放，食管周围多发侧支；③双肾囊肿；④右侧胸腔积液并盘状肺不张；⑤扫及盆腔少许积液。血常规：血红蛋白 35 g/L，白细胞 5.93×10^9/L，血小板计数 55×10^9/L。

胃镜检查：慢性非萎缩性胃炎。结肠镜检查：肠镜至回肠末端，可见暗红色血迹，回盲瓣呈唇形，肠腔内可见大量暗红色血迹及血凝块，冲洗后未见溃疡、异常隆起，未见明确出血点。

三、诊断

初步诊断：①小肠出血；②重度贫血；③肺部感染；④胆囊结石。

鉴别诊断：需与食管、胃出血，结肠出血，直肠及肛门疾病出血等相鉴别。

（1）食管、胃出血：大量出血可导致呕血，呕血为鲜红色血液，同时胃肠减压可引流出鲜红色血液，胃镜可明确诊断。

（2）结肠出血：便血情况多为稍暗红色或黑色，出血位置越低，颜色越接近鲜红色，多由肿瘤、溃疡性结肠炎、结肠憩室等导致出血，肠镜可明确诊断。

（3）直肠及肛门疾病出血：多为鲜红色血液，血液多覆盖大便表面，肛门指诊及直肠镜可帮助明确诊断。

最终诊断：①小肠溃疡出血；②重度贫血；③肺部感染；④胆囊结石。

四、诊疗经过

胃镜及结肠镜均未见明确病变位置，考虑小肠出血，给予患者禁食水、胃肠减压、抑酸、止血及静脉营养治疗。保守治疗效果不明显，行介入手术“腹部血管造影及药物灌注术”，术中未见明确对比剂外溢血管，由于术前考虑小肠出血可能性大，给予肠系膜上动脉内神经垂体后叶激素 3 U 灌注，病情稍有好转。再次出血，考虑已尝试保守治疗药物止血、胃肠镜止血、介入手术止血等方式，外科手术虽存在寻找出血部位的不确定性，但为最后防线，多学科会诊，急诊手术探查。术中运用内镜检查全小肠，明确出血位置：距离回盲部约 80 cm 处回肠微小溃疡病灶，持续渗血（图 7–4）。给予病灶肠管切除吻合。

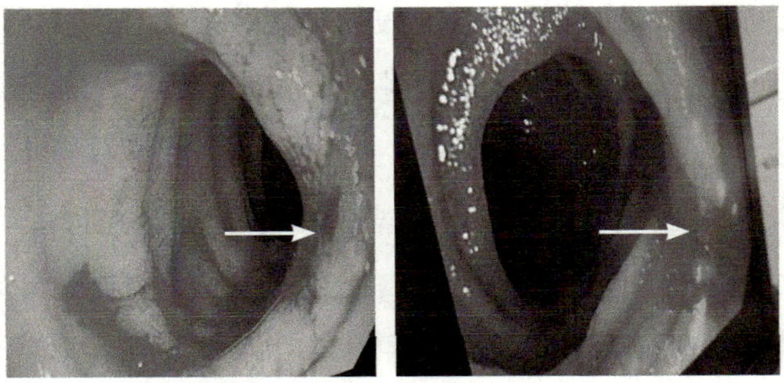

图 7–4　内镜下回肠微小溃疡病灶

五、出院情况

患者经手术治疗后，明确出血部位并切除，解除消化道出血病因，纠正失血性休克，血红蛋白稳步提升（81 g/L）。正常半流饮食，未有消化道出血症状。出院后 2 周复查，血红蛋白为 88 g/L。

六、讨论

既往经验提示小肠出血原因众多，包括肿瘤、血管性疾病、小肠黏膜损伤、炎症性疾病、全身性疾病等，尤其微小病变术中无法探及，同时随血压波动、禁食水、全身情况改变出血可能暂时停止。小肠出血需按严格诊疗流程进行个体化治疗。此次手术中联合内镜医师，初步观察可能出血部位，选取合适位置切开进一步明确出血部位并切除病灶。

手术过程中急救中心对症治疗，并协调各科室会诊制订方案，消化科内镜及介入科血管造影帮助寻找出血，重症医学科协助重症支持及肺部治疗，营养科给予肠内及肠外营养支持治疗，输血科协助制订输血方案，体现多学科协作。

（谭　宜）

病例 11　不全流产继发金黄色葡萄球菌中毒性休克综合征

一、病史信息

患者女，34 岁。

主诉：间断阴道出血 2 月余，伴高热 4 天，全身红疹、血压下降 1 天。

现病史：患者于 2023 年 9 月 16 日收治我院重症医学科。患者自 7 月初，无明显原因阴道间断出血，量不多，4 天前无明显诱因出现发热、头晕、呕吐、全身乏力、伴全身酸痛，无咳嗽咳痰，无胸痛咯血、无胸闷心慌，无呼吸困难，于 9 月 15 日在当地医院就诊，辅助检查：白细胞 8.91×10^9/L，降钙素原 43.41 ng/mL；肺部 CT 示（图 7–5）：双肺感染性病变，双侧胸腔少量积液，给予头孢哌酮舒巴坦（3.0 g，每 8 小时 1 次）抗感染治疗，其间患者出现全身红色皮疹、血压下降至 70/40 mmHg，当地医院考虑抗生素变态反应，立即给予肾上腺素皮下注射、补液扩容、去甲肾上腺素持续静脉泵入等抢救措施后，患者血压仅维持在 80/60 mmHg 左右，遂于 9 月 16 日转至我院治疗。患者既往体健，否认肝炎、结核病史；孕 3 产 2，平素月经规律，月经周期 25 ~ 30 天，自诉末次月经 2023 年 7 月 1 日，此后间断阴道出血，量不多，中间与丈夫多次同房。

既往史、个人史、家族史无特殊。

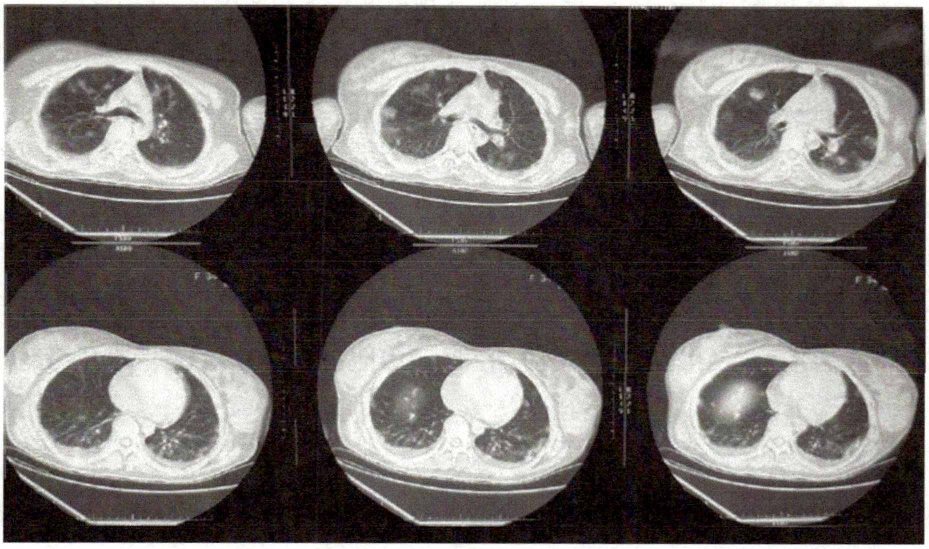

图 7–5　肺部 CT：双肺感染性病变，双侧胸腔少量积液

二、查体

体格检查：体温 39.1℃，脉搏 112 次 / 分，呼吸 22 次 / 分，血压 91/63 mmHg（去甲肾上腺素微泵）。神志淡漠，躯干及四肢可见弥漫性红色皮疹，腹软，耻区轻压痛，无反跳痛，四肢水肿，触痛明显，余无异常。

实验室及辅助检查：血常规示白细胞 11.52×10^9/L，中性粒细胞百分比 93.2%，血小板 17×10^9/L。炎症指标：C 反应蛋白 247.98 mg/L、白介素 -6 1357 pg/mL、降钙素原 43.41 ng/mL，均明显升高；血人绒毛膜促性腺激素（β-hCG）1024.7 mIU/mL（0 ~ 5 mIU/mL）；尿 hCG（+）；孕酮正常；ANCA（-）、ENA（-）；凝血功能：APTT 44.8 秒，PT 18.7 秒，PTA 52%，INR 1.55，D- 二聚体 7.14 μg/mL；谷丙转氨酶 39 U/L，谷草转氨酶 166 U/L，总胆红素 85.5 mmol/L，直接胆红素 56.2 mmol/L，白蛋白 25.8 g/L，肌酐 132 μmol/L，乳酸脱氢酶 347 U/L，肌酸激酶 1009 IU/L，磷酸激酶同工酶 43 IU/L，床边血气提示代谢性酸中毒，血乳酸 5.5 mmol/L。

入院后当天抽血培养，第 2 天血培养初筛示阳性球菌，第 3 天正式结果：耐甲氧西林金黄色葡萄球菌（MRSA）。入院第 2 天，WBC 14.44×10^9/L，PLT 42×10^9/L，N% 93.9%，PCT 17.67 ng/mL，ALT 156 U/mL，AST 253 U/mL，TBIL 98 mmol/L，DBIL 65 mmol/L，ALB 21 g/L，Crea 154 μmol/L，LDH 450 U/L，CK 1560 IU/L，CK-MB 94 IU/L。入院第 3 天宫腔内引流物培养示：MRSA；宫腔引流物病理示：渗出物，其内可见大量急慢性炎症细胞，未见其他；入院第 5 天肺泡灌洗液培养示：MRSA；G 试验阴性、GM 试验阴性。入院第 3 天血常规：WBC 8.76×10^9/L，PLT 27×10^9/L，外周血涂片未见破碎红细胞，CRP 227.08 mg/L，PCT 5.946 ng/mL，β-hCG 138.3 mIU/mL（0 ~ 5 mIU/mL）。入院第 6 天，WBC 7.21×10^9/L，PLT 57×10^9/L，CRP 137.17 mg/L，PCT 0.723 ng/mL，β-hCG 53.3 mIU/mL；入院第 10 天，WBC 7.90×10^9/L，PLT 60×10^9/L，CRP 106.37 mg/L，PCT 0.476 ng/mL，β-hCG 26.9 mIU/mL（0 ~ 5 mIU/mL）。

入院后第 1 天（9 月 16 日）胸部 CT 示：双肺多发感染（图 7-6）；盆腔 CT 示：子宫稍饱满，宫腔内稍高密度影，考虑积血（图 7-7）；床边子宫、附件彩超示：宫腔内混合回声团，宫颈多发囊肿。入院第 4 天 9 月 19 日胸部 CT 示：双肺感染较前进展（图 7-8）；盆腔 CT 示：子宫体积较大，密度不均（图 7-9）。入院第 7 天（9 月 22 日）胸部 CT 示：双肺感染，较前部分吸收，部分病灶内空洞形成（图 7-10）；盆腔 CT 示：宫腔积血（图 7-11）。入院第 11 天（9 月 26 日），胸部 CT 示：双肺感染，部分病灶内空洞形成（图 7-12）；盆腔 CT 示：子宫体积增大，密度不均，宫腔积血引流中（图 7-13）。入院第 17 天（10 月 2 日）胸部 CT：部分空洞未见明显显示，双侧胸腔积液较前减少，双下肺膨胀不全较前好转（图 7-14）；盆腔 CT：子宫体积增大，密度不均，宫腔引流中（图 7-15）。

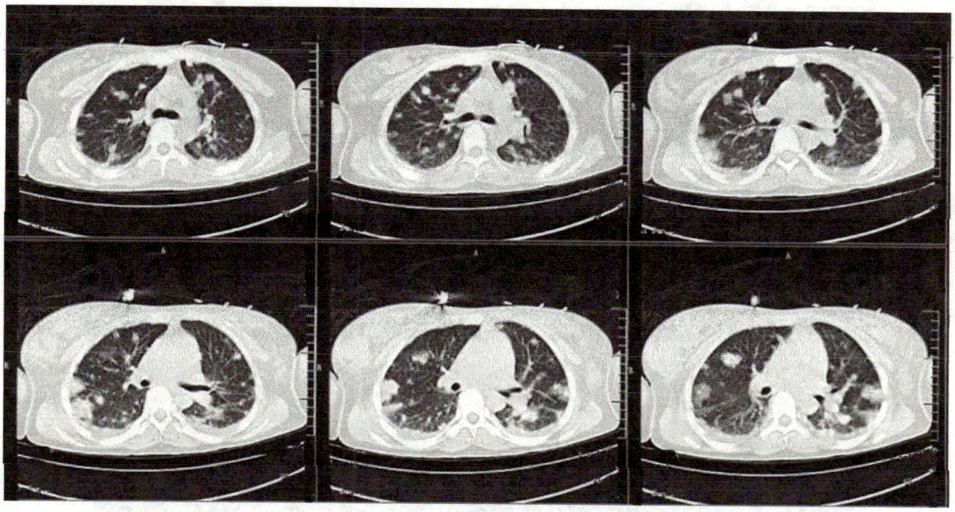

图 7-6　9 月 16 日胸部 CT 示：双肺多发感染

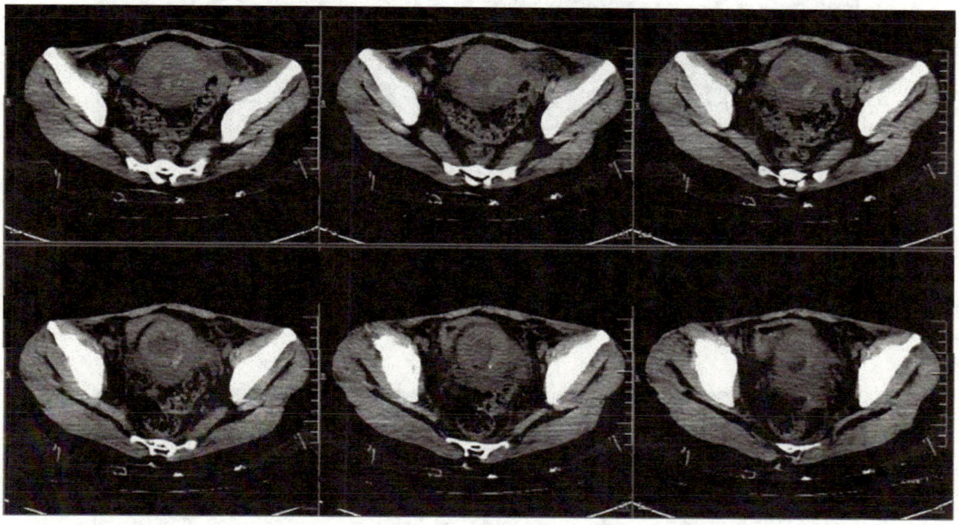

图 7-7　9 月 16 日盆腔 CT 示：子宫稍饱满，宫腔内稍高密度影

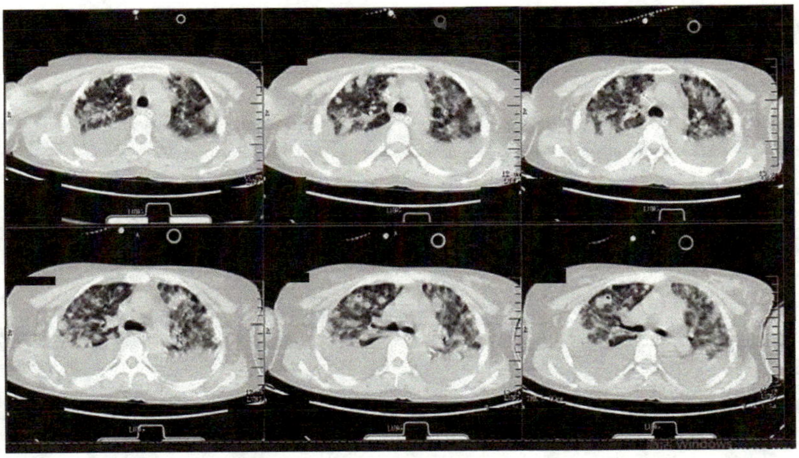

图 7-8　9 月 19 日胸部 CT 示：双肺感染较前进展

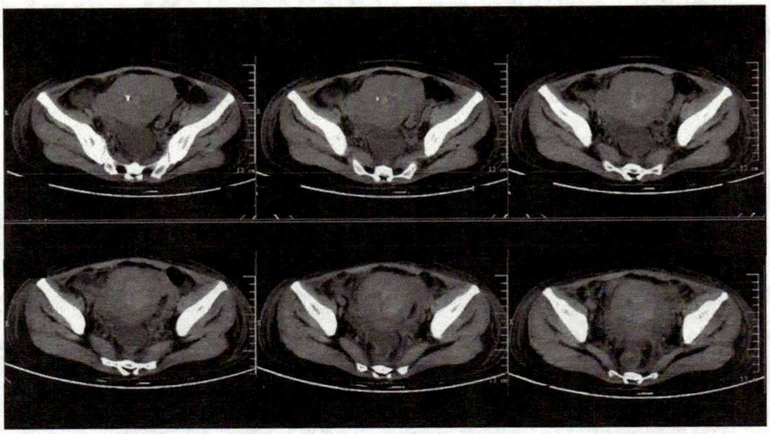

图 7-9　9 月 19 日盆腔 CT 示：子宫稍饱满，宫腔内积血

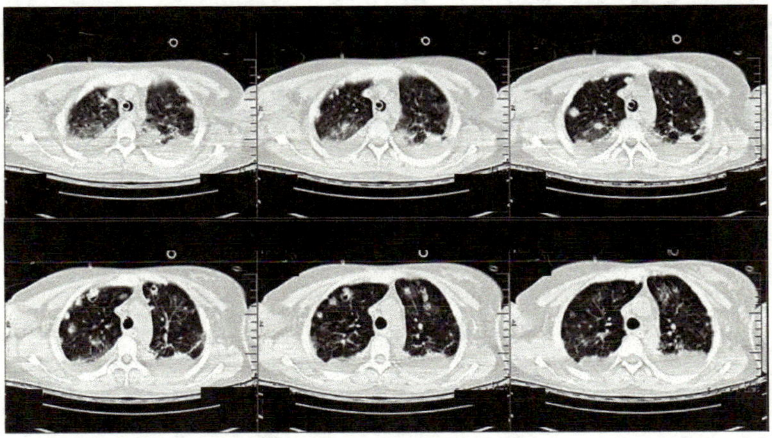

图 7-10　9 月 22 日胸部示：双肺感染及胸腔积液、双下肺膨胀不全，较前好转

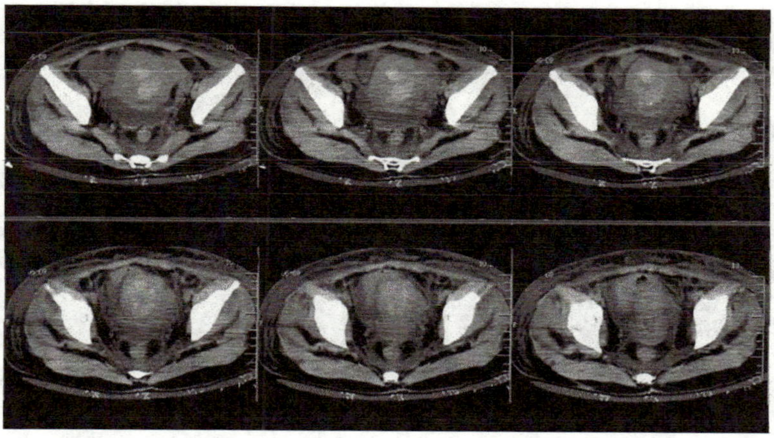

图 7-11　9 月 22 日盆腔 CT 示：子宫体积增大，密度不均，盆腔积液，盆壁软组织少许水肿，较前好转

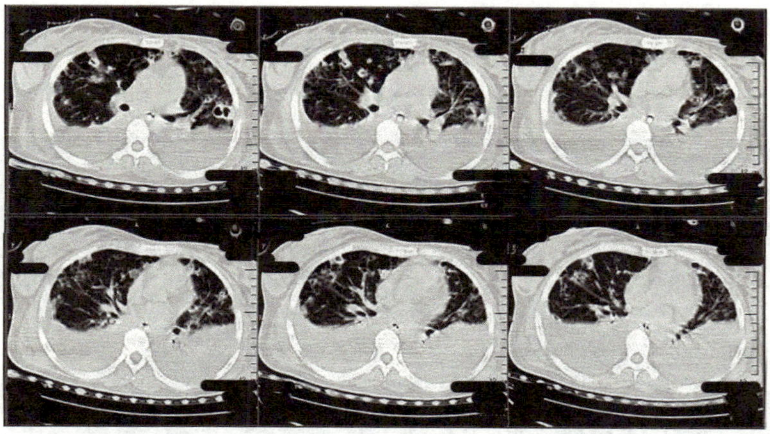

图 7-12　9 月 26 日胸部 CT 示：双肺感染，部分病灶内空洞形成

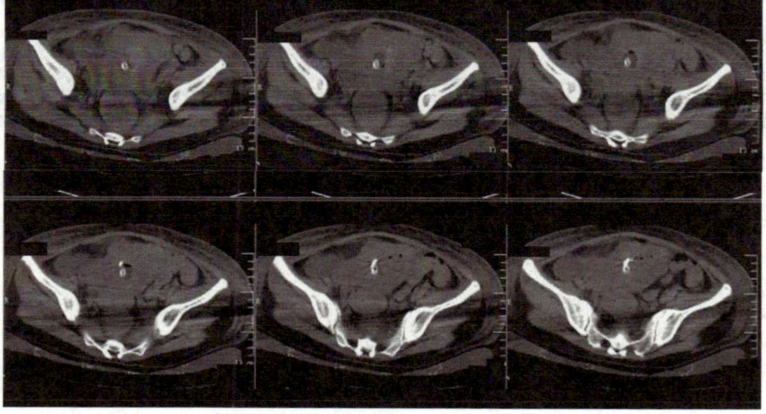

图 7-13　9 月 26 日盆腔 CT 示：子宫体积增大，密度不均，宫腔积血引流中

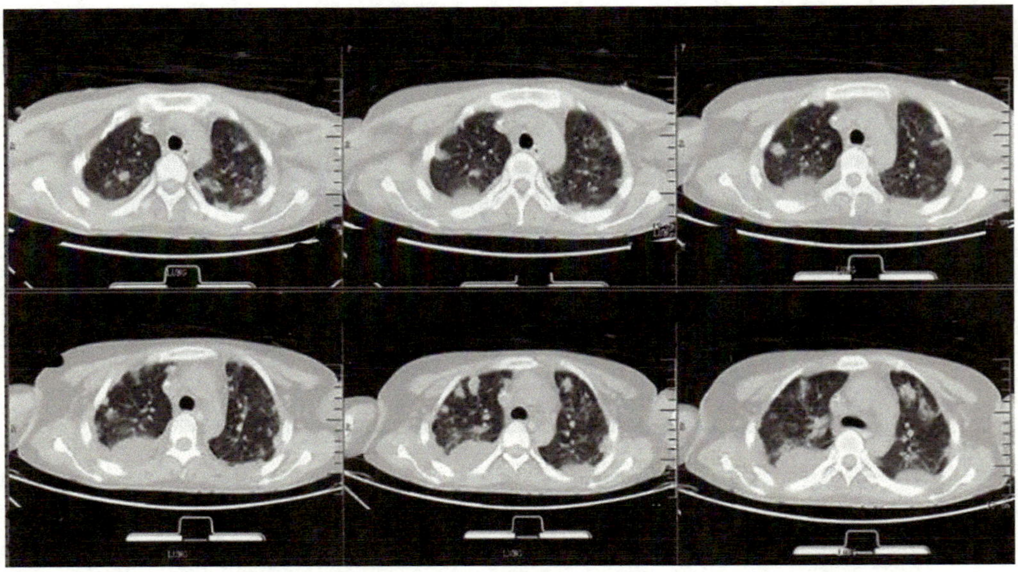

图 7-14　10 月 2 日胸部 CT 示：部分空洞未见明显显示，双侧胸腔积液较前减少，双下肺膨胀不全较前好转

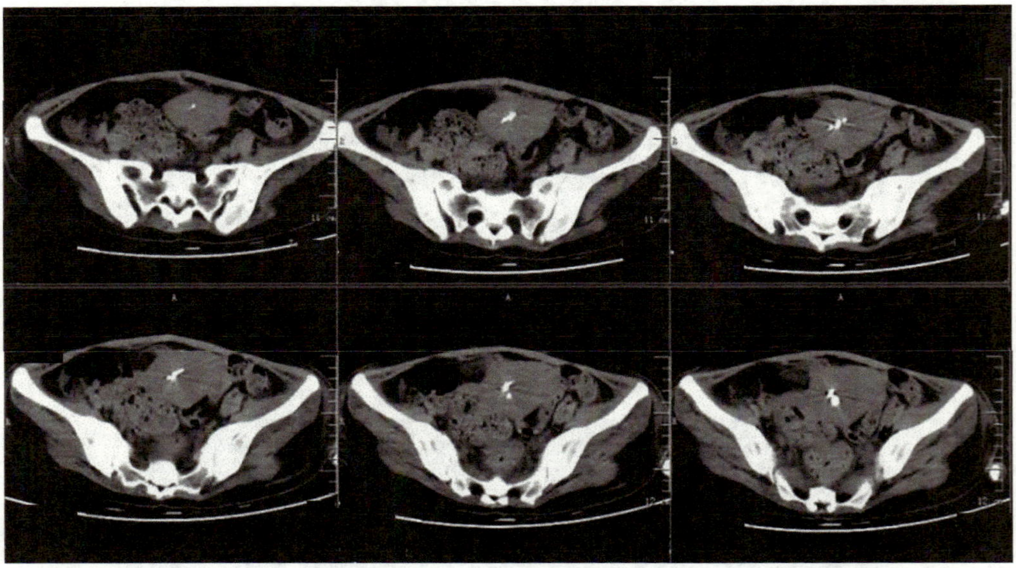

图 7-15　10 月 2 日盆腔 CT 示：子宫体积增大，密度不均，宫腔引流中

三、诊断

不全流产继发金黄色葡萄球菌中毒性休克综合征。

四、诊疗经过

入院时积极给予液体复苏、抗感染（美罗培南 1.0 g，每 8 小时 1 次）、维持血压（间羟胺，去甲肾上腺素）、补充白蛋白及血小板、纠正凝血功能紊乱、营养支持、抗休克（甲泼尼龙 40 mg/d）等对症治疗；第 2 天下午，血培养初筛显示阳性球菌，立即加用万古霉素 1.0 g，每 12 小时 1 次；入院第 3 天血氧饱和度下降至 88%，给予高流量氧疗后，患者呼吸窘迫症状仍未能缓解，血气 PaO_2 56 mmHg，呼吸频率 25 次 / 分，遂给予气管插管 + 机械通气，当天行全院多学科会诊：盆腔 CT 及超声提示宫腔内混合密度影，高度怀疑宫腔内感染，产科遂行宫颈管扩张术，引流出暗红色血液并送培养，结果为 MRSA；第 4 天（9 月 19 日），患者四肢水肿，给予芒硝外敷；患者多次肺部 CT 检查示肺部感染病灶进展且空洞形成，肺泡灌洗液细菌培养为 MRSA，入院后第 7 天（9 月 22 日）停用万古霉素、美罗培南，更换为利奈唑胺联合克林霉素，甲泼尼龙剂量下调为 20 mg/d；入院第 9 天（9 月 24 日），患者仍间断高热，最高温度达 39.1℃。行第二次全院多学科讨论：虽然白细胞计数、降钙素原等感染指标逐步下降，但可能原发病灶引流不充分，遂再次实施宫腔引流术，可见大量含灰白色组织的暗红血液，后置入宫腔引流管充分引流；第 11 天（9 月 26 日），肺部 CT 示双侧大量胸腔积液，在超声引导下行双侧胸腔穿刺置管术，引流出大量淡红色血性液体；第 12 天（9 月 27 日），患者循环稳定，停用血管活性药物，停用甲泼尼龙；第 13 天（9 月 28 日），患者试脱机后呼吸平稳，血气结果正常，予以拔除气管插管；自放置宫腔引流管后，患者发热症状迅速缓解，热峰持续下降，第 20 天（10 月 5 日），患者生命体征稳定，带宫腔引流管转至普通病房继续治疗。

五、出院情况

第 44 天（10 月 30 日）患者康复出院。

六、讨论

患者早期有纳差、疲乏、全身肌痛、恶心、呕吐、皮疹等非特异性症状，入我院后持续高热、再次出现全身皮疹，低血压、肝肾功能受损、四肢水肿、大量胸腔积液，高度考虑中毒性休克综合征（TSS）诊断；后再追问病史，患者自 6 月 30 日重体力劳作后突然出现剧烈腰痛，第二天阴道出血，量不多，但一直持续至此次发病，其间与丈夫数次同房，患者入院时查人绒毛膜促性腺激素（β -hCG）明显升高，后逐渐回落至正常范围，宫腔内有积血，且培养出金黄色葡萄球菌，结合患者持续阴道出血、同房史，推测患者不全流产后发生金黄色葡萄球菌宫腔感染，导致此次中毒休克综合征的发生，并且较为罕见的出现血行播散，累及肺部，引发金黄色葡萄球菌肺炎。

TSS 分为两类，一类被称为月经相关的 TSS，最早见于 20 世纪 80 年代美国月经期使用卫生棉塞的妇女，污染金黄色葡萄球菌的卫生棉塞在经血和适宜的温度下繁殖，与此同时阴道黏膜干燥和上皮变化，有利于金黄色葡萄球菌的外毒素通过破损的黏膜或子宫进入血流，导致毒素血行分布并出现多系统症状。另一类被称为非月经相关的 TSS，可见以下临床情况：外伤术后、文身、皮肤移植、烧伤、鼻腔填塞、输液相关等，非经期的女性、男性和儿童均可以罹患本病。有文献报道金黄色葡萄球菌所致的 TSS 病例，不到 5% 的血液培养呈阳性结果，而本例患者的血培养和宫腔内积液培养均为 MRSA，这提示我们来源于社区的 MRSA 并不少见，而且随着宏基因二代测序技术在感染性疾病中的普及，TSS 病原学阳性率可能会进一步提高。而值得注意的是临床上大约 60% 链球菌 TSS 患者血液微生物培养呈阳性。

有临床回顾性分析显示，TSS 患者 81% 出现皮疹；41% 出现脱屑；88% 出现休克；85% 有高热，但病情危重者可体温不升；46% 有肌肉酸痛或血清肌酸磷酸激酶升高；44% 发生肝脏损害；86% 发生肾脏损害；42% 发生凝血机制异常。TSS 早期非特异性症状因个体差异而变化较大，这些症状极易被忽视，可能导致错误诊断或病情延误，本病例在起病早期即出现全身皮疹，血压下降，当地医院怀疑输注头孢类药物所致变态反应，转入我院后，患者仍间断高热、全身皮肤红疹复发，故排除变态反应所致，且病情进行性进展，持续低血压，肝肾功能受损，呼吸衰竭，在病程中，患者出现四肢水肿、大量胸腔积液，考虑与低蛋白血症、液体复苏和毛细血管渗漏密切相关，然而其没有明显的脱屑的表现。

治疗上，对于金黄色葡萄球菌感染合并休克的患者，临床上均应高度怀疑 TSS 的发生。针对低血压患者，原则上按照全球脓毒症生存指南的集束化治疗策略早期经验性使用广谱抗生素，建议碳青霉烯类联合万古霉素或去甲万古霉素；如果确诊是月经相关的 TSS，克林霉素和利奈唑胺则是首选用药，其不仅发挥抗感染作用，研究显示其能多途径抑制超抗原的产生。积极行液体复苏治疗，尽早使中心静脉压达标，条件允许可在床边超声或脉搏指示连续心输出量监测（PICCO）指导下进行；尽量在广谱抗生素使用之前送检血培养，鼓励将血标本送检宏基因二代测序；为减少液体过负荷，早期可使用血管活性药物，大多数指南首选推荐去甲肾上腺素；在早期抗感染的同时，另一个重要的步骤就是移除任何潜在的阴道内装置，如卫生棉塞、宫内节育器等，尤其是针对月经相关的 TSS；本病例早期产科仅行宫颈扩张处理，于第 9 天再次高热，产科遂行宫腔置管引流并取出宫内节育器。

如果患者存在免疫功能不全，以及液体复苏无效、血管升压药不敏感，建议使用静脉注射免疫球蛋白（IVIG），尤其是链球菌导致的 TSS，使用 IVIG 可以提高存活率。本例患者在病程中出现胸腹腔积液、四肢水肿、低蛋白血症，考虑超抗原引起的毛细血管外渗，给予甲泼尼龙治疗以抑制炎症反应及超抗原产生。

TSS 是一种少见但重要的疾病，其总体死亡率在 4% ~ 22%，早期症状多不典型，诊断上与典型的脓毒症休克难以区分，因此，临床医师应提高警惕性，不可完全照搬 TSS 诊断标准而延迟诊断和治疗，必须积极寻找金黄色葡萄球菌感染或定植的来源，并采取相应的治疗措施。尽管 TSS 病情进展迅速，但通过及时识别、针对性的液体复苏、针对性的抗菌治疗和重症监护室的器官支持，可以提高 TSS 患者的预后。

（瞿星光）

病例 12　鹦鹉热感染致多器官功能衰竭

一、病史信息

患者男，48 岁。

主诉：左侧额部、眼眶针刺样疼痛 1 年，再发加重 2 天。

现病史：患者于 2021 年 7 月 16 日入院。既往无其他特殊病史，急诊科初步考虑诊断为三叉神经痛，给予对症支持治疗（具体不详）。入院第 2 天（7 月 17 日）患者出现咳嗽、胸闷，伴全身肌肉酸痛，发热，最高体温 39℃。

二、查体

辅助检查：WBC 4.32×10^9/L，N 67%，PCT 正常，CRP 35.6 mg/L，ESR 146 mm/h，快速甲流、乙流检测阴性。肺部 CT 提示：肺部感染。补充诊断：社区获得性肺炎，给予莫西沙星抗感染。入院第 3 天（7 月 18 日）患者咳嗽、胸闷症状加重，伴发热，最高体温 39℃，伴有呼吸困难；复查 PCT 0.36 ng/mL，呼吸道病原体七联阴性，血气分析（文丘里面罩给氧，氧浓度 60%）：pH 7.49，PO_2 53 kPa，PCO_2 31 mmHg，SO_2 90%，HCO_3^- 25.2 mmol/L，BE 0.8，Lac 1.5 mmol/L，氧合指数＜ 100 mmHg。

三、诊断

鹦鹉热感染致多器官功能衰竭。

四、诊疗经过

病程第 4 天（7 月 19 日）患者呼吸困难加重，给予无创呼吸机辅助通气，氧浓度 80%，复查血气分析提示低氧血症，氧合指数 70 mmHg。患者低氧状态持续不缓解，因“重症肺炎，急性呼吸窘迫综合征，呼吸衰竭”转入重症监护室（ICU）（影像学资料见图 7–16、图 7–17）。机械通气下吸入纯氧血氧饱和度为 65%，进行肺复张，治疗效果不佳，血氧饱和度下降到 55%。行体外膜肺氧合（ECMO）支持治疗。考虑肺部感染明确且病情危重，虽病原学未明，在留取血及痰标本后立即给予注射用头孢哌酮钠舒巴坦钠联合莫西沙星抗感染，甲泼尼龙（40 mg，每日 1 次）及对症支持治疗。ECMO 支持治疗期间多次检测血清抗核抗体、免疫球蛋白均在正常范围，GM 试验（半乳甘露聚糖测定）、G 试验（血清 1，3– β –D– 葡聚糖测定）、呼吸道病原体 IgM 抗体（含嗜肺军团菌、肺炎支原体、立克次体、肺炎衣原体、腺病毒、呼吸道合胞病毒、甲型流感病毒、乙型流感病毒、副流感病毒）阴性，多次血、痰及肺泡灌洗液培养均阴性。病程第 6 天（7 月 21 日）再次行床边经支气管镜下支气管肺泡灌洗，取 BALF 及血清行病原体下一代基因测序，病程第 8 天（7 月 23 日）报告检出鹦鹉热衣原体（*Chlamydia psittaci*，检出序列数为 1580）。7 月 17 日至 7 月 23 日患者高热且无下降趋势，外周血白细胞数短暂升高后呈下降趋势，PCT、C 反应蛋白一直偏低，血沉增高且无下降趋势，其间多次复查肺部 CT 示肺部渗出病灶持续扩大。其间针对社区获得性肺炎经验性抗感染效果差。可见肺部感染情况进一步加重。

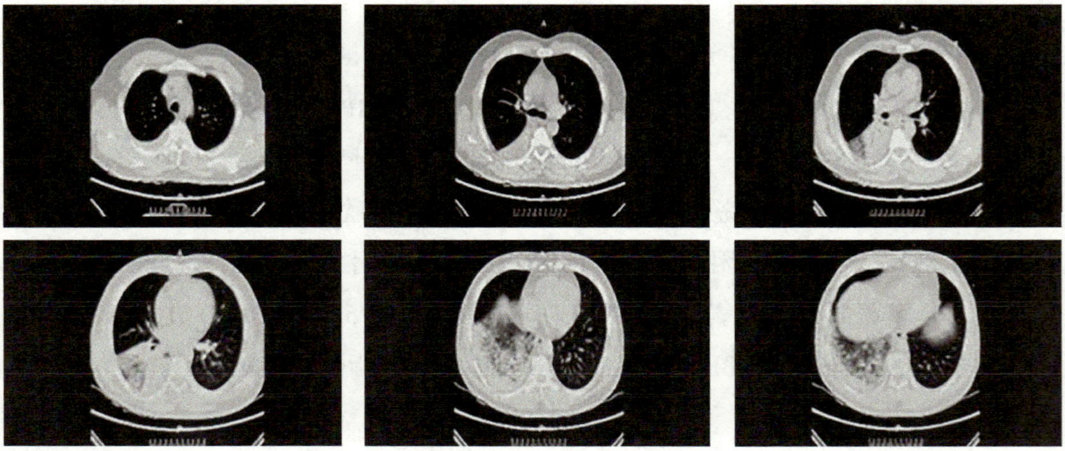

图 7–16　病程第 2 天肺部 CT

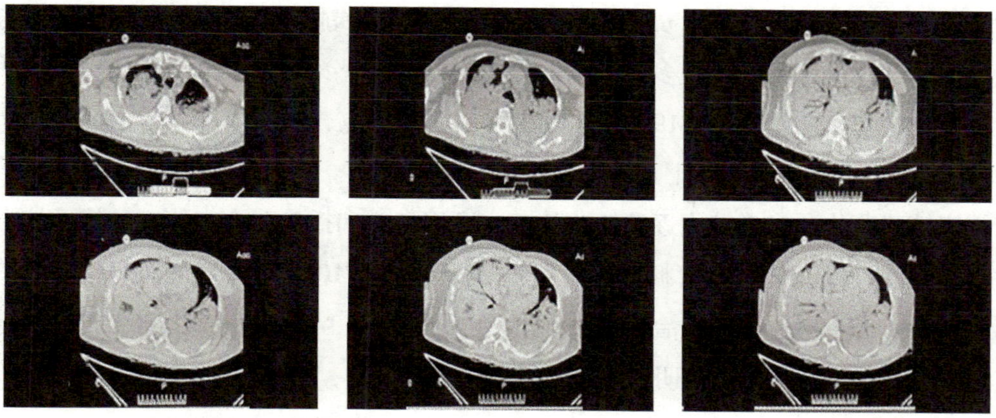

图 7-17　病程第 5 天

进一步追问病史，患者的职业是厨师，既往有与活家禽及鸟类接触史。结合患者的临床表现、辅助检查结果、禽鸟类动物接触史及 BALF 的 NGS 报告检测结果，确诊为重症鹦鹉热衣原体肺炎。故于病程第 8 天（7 月 23 日）改用多西环素联合莫西沙星抗感染治疗。调整治疗方案后，患者体温逐渐下降，于病程第 12 天（7 月 27 日）左右体温降至正常，血沉逐渐下降，复查肺部 CT 示（图 7-18）：肺部感染情况较前减轻。病程第 17 天（8 月 1 日）起患者呼吸及血流动力学趋于平稳，撤除 ECMO。可见肺部感染情况较前减轻。

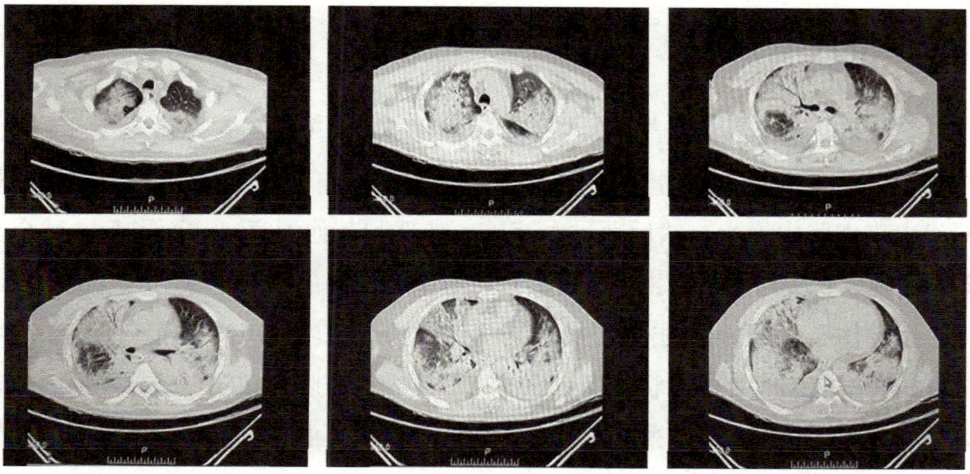

图 7-18　7 月 27 日肺部 CT 示：肺部感染情况较前减轻

病程第 18 天（8 月 2 日）患者体温再次升高，最高体温 39℃，同时纤维支气管镜检查，发现黄白黏痰，量较多，送痰培养及肺泡灌洗液 GM；检查所有导管穿刺点，无红肿及渗血渗液；尿常规复查正常，无腹胀、腹泻，大便常规无异常；WBC $8.56 \times 10^9/L$，N

79%，PCT 0.56，CRP 78.56 mg/L，ESR 4 mm/h；肝胆胰脾、泌尿系彩超无异常。考虑继发性肺部感染，给予调整多西环素联合头孢他啶抗感染治疗。病程第 19 天（8 月 3 日）复查肺部 CT 示（图 7–19）：原有肺渗出明显吸收，而其他肺野渗出病灶有所扩大。病程第 21 天（8 月 5 日）患者体温再次恢复正常。病程第 22 天（8 月 6 日）减量镇痛镇静药物，患者神志逐渐转为清楚，可用点头和摇头配合查体，肢体可按指令做简单动作，顺利拔出气管插管。病程第 26 天（8 月 10 日）转普通病房，继续单用多西环素联合头孢他啶抗菌治疗。病程第 29 天（8 月 13 日）复查胸部 CT 提示双肺炎症明显改善，肺部渗出病灶明显吸收，顺利出院。

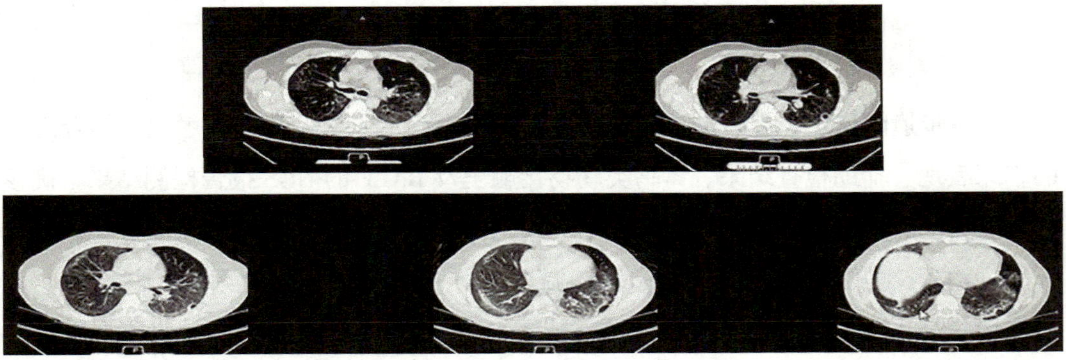

图 7–19　8 月 3 日肺部 CT 示：原有肺渗出明显吸收，而其他肺野渗出病灶有所扩大

五、讨论

鹦鹉热感染多发生于中青年人群，大多数有鸟类接触史。人类感染的主要途径是通过呼吸道吸入动物排泄物气溶胶。在吸入病原体后，鹦鹉热衣原体首先在肝和脾的网状内皮细胞中增生，然后通过血液进入肺部和其他器官，从而引起一种全身性感染，其中以呼吸道感染为主。临床表现可能从轻度到暴发性不等。突发性症状通常在接触病原体 5 ~ 21 天后出现。最常见的症状是高热、恶寒、头痛、肌痛、咳嗽和肺部浸润性病变等。其他症状包括意识改变、畏光、肝脾大和咽炎。暴发性鹦鹉热发展为多器官衰竭是少见的。这些患者早期可能没有明显的特殊症状，但随着病情的发展，尤其是病变累及到肺部时，治疗时常需要机械通气。当暴发性鹦鹉热伴有不同程度的感染性休克和认知功能障碍，肾和肝功能衰竭，以及血液系统的异常时，治疗上则需要体外膜肺（ECMO）、机械通气以及床边 CRRT 等支持治疗。暴发性鹦鹉热合并多器官衰竭往往预后不佳。患者病情发展迅速，在入院后 4 天低氧血症加重，伴有 ARDS。转入重症监护室，接受了机械通气治疗，病程中并发多器官衰竭。疗程

中，NGS 提供有效诊断线索，患者立即得到有效的个体化抗感染治疗方案。同时配合 ECMO 氧合、机械通气及床边 CRRT 等支持治疗 29 天后出院，预后良好。

鹦鹉热的确诊依赖实验室检查。虽然有研究调查显示 80% 患者在胸片上有异常表现，表现为不同程度的渗出和实变，仅依靠影像学资料是不能确诊的。传统的实验室检查包括细胞培养和血清学试验。传统病原体培养通常作为其他诊断测试的补充，其要求较高。同时血清学测试结果干扰因素多，包括疾病的急性期和早期使用抗生素情况，易出现假阴性结果，使得早期诊断价值低。近几年来二代测序检测虽然尚未作为鹦鹉热衣原体感染常规病原检测技术，但因其相比传统的 PCR 和基于培养的病原检测方法高效且无偏倚等优点，以及对疑难病例的稀有病原菌诊断的优势，使得变得越来越流行。本例患者中年男性，春季急性起病，高热、头痛、低氧血症，呼吸窘迫，干咳，少痰；胸部 CT 短时间内变化大；血白细胞、PCT、CRP 无明显升高，需与病毒性肺炎相鉴别。但结合患者甲流 + 乙流检测阴性，呼吸道七联：阴性，以及既往病史，考虑病毒性肺炎可能性不大。本例临床和影像学表现为重症肺炎，患者厨师有明确的鸟类和禽类接触史，二代测序检出高序列数鹦鹉热衣原体，支持暴发性鹦鹉热衣原体肺炎的诊断。

到目前为止，细胞内活性高的抗生素是治疗鹦鹉热的首选药物，如四环素、大环内酯类（红霉素、阿奇霉素等）和多西环素，其中多西环素是近年来推荐的首选药物。对于暴发性病例，口服药物或肠道吸收不良的药物可静脉注射多西环素 14 天。近年来，米诺环素已广泛应用于临床。大环内酯类药物是孕妇和 8 岁以下儿童的首选药物。

综上所述，鹦鹉热衣原体感染是一种人畜共患疾病，一旦发现人类感染，应立即进行隔离治疗。在现代高度集中的家禽养殖社会，鹦鹉热衣原体感染的监测具有一定的公共卫生和经济意义，应引起重视。要及时发现染疫家禽或疫情，避免接触有疫情的禽类，消除传染源，阻断病原体传播途径。同时对于疑难病原体感染，在经验性治疗效果不佳的情况下，明确病因具有重要意义。NGS 技术作为新一代检测技术，在传统检测方法无能为力的情况下，不失为一种很好的检测方法。

（瞿星光）

参考文献

[1] 马小芹，亢翠翠，韩宝金，等. 重症医学与院前急救[M]. 上海：上海交通大学出版社，2023.

[2] 张众慧，刘新转，李铭明，等. 实用急危重症医学[M]. 哈尔滨：黑龙江科学技术出版社，2023.

[3] 杨秀娟. 实用临床急危重症诊治[M]. 长沙：湖南科学技术出版社，2020.

[4] 魏士海. 临床常见急危重症诊断与急救[M]. 汕头：汕头大学出版社，2020.

[5] 李伟东，赫英龙，张雪云，等. 急诊与重症医学科诊治实践[M]. 北京：中国纺织出版社，2020.

[6] 黄征. 急危重症医学科临床实践[M]. 福州：福建科学技术出版社，2020.

[7] 陈哲，岳彩芳，滕艳萍. 重症监护与治疗[M]. 西安：西安交通大学出版社，2020.

[8] 熊旭东，封启明. 实用危重症医学[M]. 上海：上海科学技术出版社，2023.

[9] 刘婧，张丽华，宋娜娜. 妇产科常见疾病治疗与重症监护[M]. 上海：上海交通大学出版社，2023.

[10] 韩成龙. 临床重症医学综合救护[M]. 北京：中国纺织出版社，2022.

[11] 宫晔，童朝阳，申捷. 急重症医学[M]. 上海：复旦大学出版社，2022.

[12] 刘英姿，张志业，张超，等. 临床急重症抢救与监护技术[M]. 成都：四川科学技术出版社，2022.

[13] 吕建农. 重症医学[M]. 南京：东南大学出版社，2021.

[14] 白静. 重症医学监护与应用[M]. 南昌：江西科学技术出版社，2021.

[15] 刘志强，徐振东，俞卫锋，等. 产科重症监护与治疗[M]. 上海：上海科学技术出版社，2021.

[16] 蒋晨茜，雷雅彦. 常见急危重症临床诊疗新思维[M]. 北京：中国纺织出版社，2021.

[17] 马春丽. 实用重症医学[M]. 长春：吉林大学出版社，2020.

[18] 王宏伟. 实用危重症医学[M]. 天津：天津科学技术出版社，2020.

[19] 徐峰. 急危重症医学临床案例精粹[M]. 济南：山东大学出版社，2020.

[20] 刘庆芝. 现代危重症监护治疗与急诊医学[M]. 哈尔滨：黑龙江科学技术出版社，2020.